DR. FEDERICA AMATI

Ieder lichaam moet dit weten

De essentiële voedingsgids voor alle fasen in je leven

Vertaald door Robert Neugarten

VOLT

AMSTERDAM · ANTWERPEN

First published as *Every Body Should Know This*
in 2024 by Michael Joseph. Michael
Joseph is part of the Penguin Random House group of companies

Omslag Villa Grafica
Foto auteur John Rowley
Binnenwerk Michiel Niesen / ZetProducties

ISBN 978 90 622 2345 9 / NUR 860
www.uitgeverijvolt.nl

MIX
Papier | Ondersteunt verantwoord bosbeheer
FSC® C004472

Voor mijn geliefde dochters; door jullie moeder te worden ging ik houden van de wonderen van het menselijk lichaam.

INHOUD

VOORWOORD

WAAROM IK DIT BOEK SCHREEF

Toen ik opgroeide, gaven mijn ouders me een bijnaam die op zijn minst gedeeltelijk lief bedoeld was: *maestrina*, Italiaans voor 'kleine lerares'. Ze noemden me zo omdat ik niets heerlijker vond dan mijn kennis delen over wat ik had geleerd. Ik deelde die zaken voortdurend met iedereen die maar wilde luisteren, of ze nu geïnteresseerd waren of niet. Zoals iedere ouder van jonge kinderen weet, zijn er dagelijks honderden ontdekkingen en nieuwe inzichten. Ik heb inmiddels zelf kinderen en ik kan me heel goed voorstellen hoe vermoeiend mijn eindeloze updates moeten zijn geweest. Mijn geliefde *nonna*, mijn oma aan vaderskant, zat in het onderwijs en droeg me op handen zoals ik ook haar op handen droeg. Vandaar dat ik dat etiket 'maestrina' koesterde, want het bracht me dichter bij haar. Ik schreef en vertelde ook graag verhaaltjes, waarin de hoofdrol meestal was weggelegd voor een van onze huisdieren. Ons huishouden had veel weg van een dierentuin. Terugkijkend lijkt het heel natuurlijk dat ik me als volwassene ging bezighouden met educatie over voeding en dat ik schrijf over wetenschap. Maar de echte inspiratie voor dit boek ontleen ik aan de mensen met wie ik werk.

In mijn werk als voedingsdeskundige wil ik mensen meer begrip bijbrengen voor het belang van een van onze dagelijkse benodigdheden: het voedsel dat we consumeren om in leven te blijven. Het belangrijkste aspect van mijn werk met cliënten is vaak de connectie herstellen met ons voedsel, het genot dat we eraan kunnen ontlenen en de rol die het speelt. Niet als onze vijand, maar als bondgenoot. Als voorlichter over voeding is het mijn voorrecht en mijn verantwoordelijkheid om te vertellen over de impact die ons dieet heeft op gezondheid, het vermogen om oud te worden en de ziekten die we oplopen. Ik ontmoet in mijn werk allerlei soorten mensen: studenten geneeskunde, scholieren, bezoekers van buurtcentra, journalisten, topmensen uit het bedrijfsleven en wetenschappers, mijn collega's.

Ik zit in mijn kantoor te luisteren naar een van mijn cliënten. Ze vertelt over haar dieet. Ik hoor haar zeggen dat ze elke dag van haar leven moe is, dat ze zichzelf niet herkent als ze in de spiegel kijkt. Ze denkt dat de perceptie die ze van zichzelf heeft en haar eigenlijke zelf twee verschillende mensen zijn. Ze voelt geen connectie met haar lichaam en geniet nooit van wat ze eet. Ze consumeert voedsel dat haar niet lichamelijk of geestelijk voedt. Ze heeft het gevoel dat haar lichaam haar voortdurend teleurstelt. Ze gaat naar de sportschool om een specifiek getal op een weegschaal te halen dat buiten haar bereik blijft. Dit is onze eerste sessie. Mijn hoofddoel is om haar te begrijpen, haar context en haar wensen. Ze gaat beginnen aan een vruchtbaarheidsbehandeling, een enorme emotionele, lichamelijke en financiële investering. Ik ben lid van haar team, een rol die ik zeer serieus neem.

Samen onderzoeken we hoe en waarom voedsel zo'n grote impact heeft op haar ovulatie, de kwaliteit van haar eitjes, het eventuele succes van haar vruchtbaarheidsbehandeling en de toekomstige gezondheid van haar en haar kinderen. Tijdens ons derde consult, enkele maanden na de veranderingen die ze heeft doorgevoerd, voelt ze zich al veel beter. Ze staat niet meer elke dag op de weegschaal, geniet voor het eerst in haar volwassen leven van eten en vóélt zich beter in haar eigen lichaam. Haar bloedwaarden zijn verbeterd. Haar artsen zijn blij met haar vooruitgang en willen beginnen met de behandeling. Ik vertel haar over de invloed van haar menstruatiecyclus op haar stofwisseling, bereid haar voor op de mogelijke bijwerkingen van de medicijnen die ze gaat gebruiken en stel haar gerust door te zeggen dat haar voedingsstatus zo sterk is verbeterd dat ze klaar is voor haar avontuur. Ze kijkt me aan en zegt met haar melodieuze Schotse accent: 'Weet je, Fede? Je hebt mijn leven veranderd. Iedereen zou deze dingen moeten weten.' Zo werd het zaadje geplant voor dit boek, dat al voorkwam op het lijstje met dingen die ik wilde doen als ik ooit volwassen zou worden. Het is geïnspireerd door mijn cliënten, met wie ik heb gewerkt in al hun levensfasen, en hun overweldigend positieve feedback over hoe bevrijdend ze het vonden om voeding te gebruiken als een instrument. Het is bemoedigend dat het onderzoek en de innovatie op het gebied van voeding volop in ontwikkeling zijn en de positieve effecten van voeding voor ons welzijn blijven versterken. Ik wil mensen helpen om een unieke gereedschapskit samen te stellen en op basis van gezonde dagelijkse voedingskeuzes te werken aan gezondheid en geluk op de lange termijn. Ik wil met name het belang van de levensloopbenadering uitdragen omdat we allemaal leven in een complex continuüm en ons in verschillende levensfasen druk maken om onszelf en onze dierbaren.

Een van mijn andere favoriete cliënten is een man van begin zestig. Zijn vrouw was bij me geweest en kreeg hem zo ver dat hij ook een afspraak met me maakte. Hij was aanvankelijk sceptisch over wat ik hem kon leren over een betere gezondheid door goed te eten. Het gezicht van mannen die in feite zijn gestuurd door hun partner is altijd vermakelijk. Ze zijn beleefd, maar geven geen krimp en zijn duidelijk niet van plan om het over de gezondheid van hun darmen te hebben. Deze man, afkomstig uit het gebied rond de Middellandse Zee, was erg gehecht aan zijn geliefde voedsel. Hij vond dat hij een prima gezondheid had voor zijn leeftijd en dacht mijn inzichten niet nodig te hebben. Maar de onderzoeksresultaten toonden aan dat er voor zijn specifieke doelstelling ruimte voor verbetering was en we gingen samen aan de slag. Hij volgde mijn adviezen nauwgezet op en stopte zelfs na tientallen jaren met roken. Hij vindt het inmiddels heerlijk om dagelijks bonen en linzen te eten, een gedachte waar hij op dag één een vies gezicht bij trok. Zijn gezondheidsindicatoren zijn verbeterd op manieren waarop we geen van tweeën hadden durven hopen, en hij en zijn prachtige vrouw voelen zich veel beter en halen samen hun gezondheidsdoelen.

Ik heb van iedereen met wie ik heb gewerkt wel iets nieuws geleerd over mensen. Het is makkelijk om in de academische wereld te blijven en aspecten van de volksgezondheid te onderzoeken, de data van miljoenen mensen te analyseren, conclusies uit het bewijsmateriaal te trekken en interventies te bedenken die zouden moeten werken. In theorie weten we allemaal wat wel werkt en wat niet werkt: we moeten meer groente eten en genoeg slapen. Een groot deel van de wijsheid over voeding en diëten die van generatie op generatie wordt overgedragen, is wetenschappelijk goed onderbouwd. Overal ter wereld ligt de nadruk op dezelfde ideeën en waarheden: er gaat niets boven plaatselijk geteelde planten, onbewerkt fruit is gezond, je kunt allerlei voedsel langer bewaren als je het laat fermenteren, en een ontspannen avondwandeling (*passegiatta*) na de zelfbereide maaltijd, die in alle rust wordt gegeten met de hele familie, is een absolute must. Ik ben Italiaanse, dus veel van mijn voorbeelden komen uit die regio, maar ik zal parallellen trekken. Ik weet zeker dat mijn lezers er nog veel meer zullen vinden omdat ze overeenkomsten zien met hun eigen ervaringen en culturele achtergrond.

Het menselijk lichaam heeft me altijd gefascineerd. Ik weet nog dat ik als kind in de jaren negentig, toen ouders zich nog niet druk maakten om wat hun kinderen op schermen bekeken, een cartoon zag waarin de functies van het lichaam werden afgebeeld als stripfiguren. Ik keek gebiologeerd toe, verbijsterd als ik was over alles wat zich binnen in ons afspeelde. Ik was nog heel jong en ging experimenteren met wat ik had geleerd door bijvoorbeeld een week lang niet mijn tanden te poetsen om te zien of ik gaatjes zou krijgen. (Dat gebeurde prompt, en een traumatisch bezoek aan de tandarts leerde me dat ik mijn lichaam beter moest verzorgen.) Ik prijs me gelukkig dat ik de eerste zeven jaren van mijn leven in Italië heb gewoond, in een voedselklimaat met veel extra virgine olijfolie en seizoensfruit en relatief weinig ultrabewerkt voedsel. Dat is helaas voor veel kinderen anders, vooral in het Verenigd Koninkrijk en de Verenigde Staten, waar vijfenzestig procent van hun dagelijkse voedselinname bestaat uit ultrabewerkt voedsel.[1]

Ultrabewerkt voedsel heeft onze supermarkten en krantenkoppen overgenomen. Er zijn tientallen studies gepubliceerd die de impact van ultrabewerkt voedsel op de gezondheid van verschillende leeftijdsgroepen en met het oog op specifieke gezondheidsuitkomsten onderzoeken. Er verschijnen steeds meer studies die laten zien welke componenten van ultrabewerkt voedsel de schadelijkste zijn. Er is bijvoorbeeld veel belangstelling voor emulgatoren en kunstmatige zoetstoffen, en er woedt een verhitte discussie over de vraag of de definitie van ultrabewerkt voedsel wel behulpzaam is. De kern van het argument is dat ultrabewerkt voedsel in fabrieken geproduceerd, voorverpakt voedsel is dat we thuis niet kunnen maken. Ik vind dat de definitie van ultrabewerkt voedsel irrelevant is omdat al het beschikbare bewijs onomstotelijk uitwijst dat het ongezond is. En dat terwijl die voeding verantwoordelijk is voor ruim de helft van onze dagelijkse energie-inname. Laten we dat spul liever uit de buurt van ons bord houden voordat we gaan kibbelen over de vraag of we witte bonen in tomatensaus moeten demoniseren. Witte bonen in tomatensaus zijn niet de populairste vorm van ultrabewerkt voedsel, dus het is niet productief om ons met die vraag bezig te houden.

Onze grootmoeders hadden over allerlei zaken gelijk. De wetenschap begrijpt elk jaar beter waarom bepaalde dingen werken: vezels in groenten zijn goed voor de flora in onze dikke darm en maken belangrijke chemische stoffen aan; voldoende slaap geeft ons lichaam en brein de kans om zich via het lymfevatenstelsel en het glymfatische systeem te ontdoen van ongewenste nevenproducten en gifstoffen; extra virgine olijfolie is het beste vet om te eten en om mee te koken omdat het beschikt over een unieke combinatie van gezonde vetzuren en een veel hogere hoeveelheid gezonde plantaardige chemische stoffen dan andere vetten en oliesoorten. Ik zal nooit vergeten hoe mijn oma haar neus optrok als ze de voorverpakte *schifezze* (ongeveer te vertalen als 'smerig spul') zag die mijn broer en ik soms aten. Dan zei ze met veel handgebaren: 'Eet toch echt voedsel als je trek hebt.' Ze had gelijk, maar we consumeren tegenwoordig meer voorverpakt voedsel dan ooit tevoren.

Ik geef binnen de module LMAP (lifestyle medicine and prevention – leefstijl, geneeskunde en preventie) colleges aan studenten geneeskunde van Imperial College London. Dat dwingt me om creatief te blijven in mijn vermogen om epidemiologische data interessant te maken. Veel studenten dommelen weg als je woorden als 'epidemiologisch' en 'data' gebruikt, dus het is zaak om er een goed verhaal van te maken. Ik denk dat er wel degelijk belangwekkende redenen zijn om voeding een hoge prioriteit te geven: wereldwijd zou een op de vijf sterfgevallen kunnen worden voorkomen met betere voeding. Tachtig procent van de chronische ziekten zou voorkomen kunnen worden met aanpassingen van diëten en leefgewoonten. Duizelingwekkende getallen, vind je niet? Lees ze gerust nog eens. Geen enkele andere verandering van onze leefstijl kan het risico op sterven en ziek worden zo drastisch terugdringen voor de hele wereldbevolking. Hart- en vaatziekten, kanker en stofwisselingsziekten zijn de grootste moordenaars. De belangrijkste doodsoorzaken worden aangestuurd door drie factoren: sigaretten roken, een zittende leefstijl en ons voedsel. Ons dieet heeft betrekking op allerlei dingen en gaat veel verder dan simpele voedingsstoffen en maaltijden. Het is een patroon van gedragingen en levensmiddelen dat van dag tot dag, van maand tot maand en in de loop van een leven verandert. Of we nu meer groente en fruit eten (goed idee) of meer bonen en peulen op ons bord scheppen (uitstekend!) of te veel alcohol drinken (niet goed) of fabrieksvoeding met veel zout en suiker consumeren (slecht), ons dieet is ook verweven met de tijd die we doorbrengen met vrienden en familie als sociale activiteit en is van invloed op hoe we omgaan met andere levende wezens en onze omgeving. Ons dieet is complex, nooit statisch; het evolueert mee met ons, als individuen, binnen gezinnen en gemeenschappen.

Ik heb levendige herinneringen aan de dozen met muesli-repen en flessen feloranje frisdrank die we kregen op mijn nieuwe school nadat we naar Londen waren verhuisd. Raar spul, vond ik, dat er helemaal niet uitzag als voedsel. Het was ook veel minder lekker dan de cakejes die ik in Italië altijd had gekregen, dus ik vond het onaantrekkelijke voedingsalternatieven. Ik heb enorm geboft met een voortreffelijke opleiding en schatten van ouders – mama was arts en wetenschapper op het gebied van regelgeving, papa was elektronisch ingenieur en uitvinder – die me de kans gaven mijn eigen keuzes te maken, ook al waren die licht afwijkend. Ik was dol op de bètawetenschappen, vooral biologie. Met scheikunde had ik minder affiniteit, maar onze relatie verbeterde toen ik farmacie ging studeren. Ik was ook dol op Engelse literatuur en geschiedenis. Ik vertikte het om die vakken te laten vallen, zodat ik eindexamen deed met talloze extra vakken, en ik had natuurlijk mijn liefde voor schrijven, wetenschap en leren.

De voedingswetenschap heeft een opwindend omslagpunt bereikt. Er is nog nooit zoveel belangstelling geweest voor de impact van voeding op onze gezondheid. We hebben onvoorstelbaar veel technologische hulpmiddelen en data tot onze beschikking die gedetailleerd laten zien wat ons uniek maakt.

Dankzij gebruiksvriendelijke apps kunnen we bijhouden wat we eten, de samenstelling van levensmiddelen begrijpen en bijhouden hoe we ons door onze dieetkeuzes gaan voelen, welke invloed ze hebben op onze gezondheid en hoe we het beter kunnen doen. Gepersonaliseerde voeding en begrip van de nuances van onze darmflora liggen binnen handbereik. De volgende grens is dat we al die draadjes samenvlechten tot een verhaal dat betrekking heeft op ons hele levensspectrum. Dit boek gaat over de fasen van dat spectrum, onze levensloop, en wat we weten over elk stadium. We maken kennis met de opwindende invloed van voedsel en hoe het ons kan helpen om tijdens alle transformaties van ons leven te blijven floreren.

In de tijd waarin ik studeerde en onderzoek deed, van mijn tienerjaren tot nu, heb ik veel kennis opgedaan en soms zelfs iets bijgedragen aan de wetenschap. Het is altijd mijn passie geweest om te communiceren wat ik heb geleerd. Ik wil graag iets doorgeven van de verwondering die ik voel als ik ontdek hoe onze lichamen werken, hoe we ze kunnen helpen en welke zaken in de loop der tijd onze gezondheid veranderen. Ik wil met dit boek de relatie tussen voedsel en ons lichaam toegankelijk maken, zodat iedereen een beter inzicht krijgt in de dingen die voor hem persoonlijk werken, en het genot en de kracht van voedsel weer voor zichzelf kan opeisen.

INLEIDING

WAT SCHORT ERAAN, DOKTER?

Het voedsel dat we eten, heeft dag in, dag uit, week in, week uit impact op ons lichaam en bouwt zich op tot dieetpatronen die we vaak maanden- of jarenlang aanhouden en van generatie op generatie overdragen. Het kan bevrijdend werken om een beter beeld te krijgen van onze dieetpatronen als een krachtige indicator van onze gezondheid. Het is veel makkelijker om te weten van welke soorten voedsel we meer moeten eten dan om onze energie te richten op de samenstelling van individuele maaltijden en abstracte zaken als macronutriënten en calorieën tellen. Afgezien van tafelsuiker kan ik geen levensmiddel bedenken dat correct wordt weergegeven door het simpele gehalte aan calorieën en macronutriënten. En zelfs bij suiker verschilt de impact op onze lichamen sterk van persoon tot persoon, en bij een en dezelfde persoon zelfs van moment tot moment. Dat is het aspect van voeding dat ik wil belichten. Ons leven is niet een sprint, maar een marathon. Wat we nodig hebben om gezond te blijven, is maar net afhankelijk van de fase van de race waarin we zitten.

Het is belangrijk dat we ons individuele verhaal begrijpen, maar er zijn ook dingen die eigenlijk iedereen moet doen om zichzelf elke dag in leven te houden. Er zijn talloze dingen nodig om te floreren, maar overleven berust in feite op vijf pijlers: ademhaling, slaap, voeding, beweging en sociaal contact. In die volgorde. Een mens kan enkele minuten overleven zonder adem te halen, enkele dagen zonder water, een week of twee zonder voedsel en slaap en sterk verschillende perioden zonder beweging of menselijk contact. De huidige eenzaamheidsepidemie van alleenstaande bejaarden maakt duidelijk dat het een enorme impact op de gezondheid, de kwaliteit van leven en zelfs de levensduur kan hebben als mensen geen sociale contacten hebben. Gevangenen die lange tijd in een isoleercel doorbrengen, hebben een verhoogd risico om jong te sterven. Al in de negentiende eeuw brachten onderzoeken aan het licht hoe belangrijk sociaal contact is. Ze lieten zien dat kinderen overlijden als je hun sociaal contact ontzegt, zelfs als aan alle andere primaire levensvoorwaarden is voldaan. Tegenwoordig zouden we zulke wrede studies niet meer uitvoeren.

Dat verbaast allemaal niet. Maar is het niet opmerkelijk dat ons onderwijssysteem en onze leefstijlen die vijf fundamentele behoeften zo vaak over het hoofd zien? Er is de afgelopen vijf jaar sprake geweest van een heropleving van belangstelling voor de menselijke biologie en wat we kunnen doen om onze levens te verbeteren, een opleving die is geïnspireerd door onze schokkende ervaringen tijdens de COVID-19-pandemie. Eerst waren er boeken over snel gewichtsverlies en strenge leefregels die je moest gehoorzamen om financieel binnen te lopen. Daarna kwam er een golf boeken over het zoeken van de connectie met onze geestelijke gezondheid, hoe we onze ademhaling kunnen gebruiken om spanningen te reduceren, hoe we zelf ons voedsel kunnen telen en beter kunnen slapen.

Het mocht eens tijd worden. Onze kinderen leren op school niet hoe ze moeten voorzien in hun primaire behoeften, en als volwassenen mogen we in onze handjes knijpen als we een beter inzicht hebben. Zelfs studenten geneeskunde leren pas sinds een jaar of tien over voeding, geestelijke gezondheid en de impact van sociale ongelijkheid, slaap en beweging. Ik kan het weten: ik doceer over die onderwerpen aan een van de beste universiteiten ter wereld en ik heb maar een paar uur om met de studenten over voeding te praten. Als de overgrote meerderheid van onze artsen, verplegers, zorgwerkers, vroedvrouwen, docenten en politici geen toegang heeft tot educatie om een elementair begrip van voedingskunde op te doen, is het misschien niet zo vreemd dat het slecht gaat met ons voedingsklimaat en onze aan voeding gerelateerde gezondheidsuitkomsten (spoileralert: de meeste chronische ziekten waarmee we te maken krijgen als we ouder worden, hebben te maken met slechte voeding).

Epidemiologie is de wetenschap die onderzoek doet naar hele populaties en de trends die we observeren op het gebied van risicofactoren en gezondheidsuitkomsten. Epidemiologische studies hebben bijvoorbeeld de relatie geanalyseerd tussen koffieconsumptie en kanker (beschermend) en het effect van alcoholconsumptie op borstkanker (verhoogd, vooral na de menopauze). Het grote voorbehoud dat we altijd moeten maken bij epidemiologische studies is dat ze alleen associaties kunnen observeren, waarop we vervolgens theorieën over causatie kunnen baseren. Aangezien epidemiologische studies mensen met verschillende leefstijlen en verschillende maten van 'blootstelling' – bijvoorbeeld aan koffie en alcohol – observeren over een langere tijd en niet altijd beschikken over de gedetailleerde biochemische data om de analyse te ondersteunen, en in plaats daarvan termen als 'dood' en 'kankerdiagnose' gebruiken, kunnen we zeker zijn van plausibele biologische associaties, maar we kunnen daaruit geen causatie afleiden.

Het is juist die biologische plausibiliteit die soms ontbreekt aan interpretaties van associaties. We kunnen een verschijnsel pas biologisch plausibel noemen als er een duidelijk mechanisme is. Het is bijvoorbeeld biologisch plausibel om aan te nemen dat ik 's ochtends moe ben als ik de avond ervoor te veel wijn heb gedronken. Het is immers algemeen bekend dat alcohol een gifstof is die impact heeft op allerlei processen in ons lichaam en er onder meer voor zorgt dat we ons brak voelen. Het is moeilijker om biologische plausibiliteit aan te tonen voor dingen die niet zijn verbonden met een duidelijk mechanisme. Ik vind het heerlijk om bij epidemiologische colleges grafieken te gebruiken die laten zien dat het aantal films met Nicolas Cage correleert met het aantal mensen dat is verdronken in zwembaden. Het moge duidelijk zijn dat films met Nicolas Cage niets te maken hebben met dodelijke ongelukken in zwembaden (of toch?), maar diezelfde mate van gezond biologisch en fysiologisch verstand wordt niet altijd toegepast op gezondheidskwesties, en al helemaal niet op voeding. Als er geen plausibel mechanisme is dat blootstelling (aan films met Nicolas Cage) in verband brengt met een uitkomst (sterfgevallen in zwembaden), mogen we niet uitgaan van causaliteit. Er zijn miljoenen andere factoren die vermoedelijk een grotere rol spelen.

Afbeelding 1. De correlatie tussen het aantal mensen dat is verdronken nadat ze in een zwembad zijn gevallen en films met Nicolas Cage.

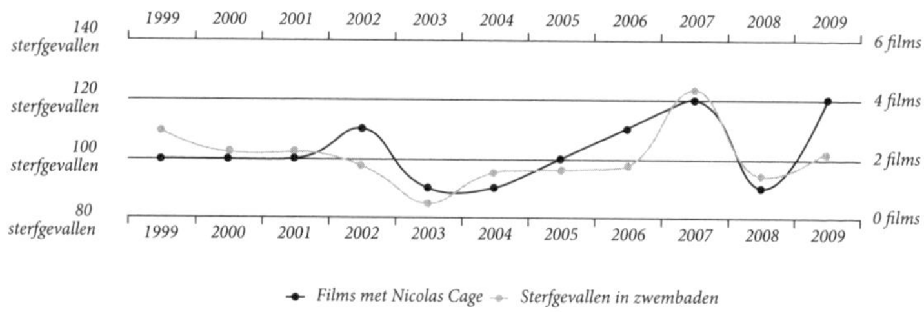

Maar ik dwaal af. Ik wil het hebben over het vermogen van dieetaanpassingen om de heersende wereldwijde gezondheidscrisis te verlichten. We naderen het punt waarop de helft van alle volwassenen en een derde van alle kinderen overgewicht heeft, de helft van de wereldbevolking op een gegeven moment kanker zal krijgen en twintig procent van de mensen problemen ervaart met de geestelijke gezondheid. Dat betekent dat de kans groot is dat er op elk moment in elk huishouden sprake is van multimorbiditeit (de aanwezigheid van twee of meer gezondheidsaandoeningen met een langere looptijd, zoals hart- en vaatziekten en diabetes type 2) terwijl het vanwege de snel verouderende wereldbevolking juist cruciaal is dat we de prioriteit geven aan een langere gezondheidsboog. Wereldwijd kan een op de vijf sterfgevallen worden voorkomen met betere voeding. Op individueel niveau gaat het vooral om de vermogens van onze dagelijkse voedingskeuzes bij de preventie van ziekten en een slechte gezondheid. Ik ontmoet zelden volwassenen, van welke leeftijd dan ook, die niet te maken hebben met gezondheidsproblemen, van voor de hand liggende, dieetgerelateerde aandoeningen zoals diabetes type 2 en obesitas tot depressie, angststoornissen, ontstekingsziekten, allergieën, hart- en vaatziekten, beroertes, constipatie, een opgeblazen gevoel of schildklierproblemen. Al deze aandoeningen tasten onze kwaliteit van leven aan en kunnen op termijn leiden tot ernstigere beperkingen en ziekten. Voeding speelt een dubbelrol; goede voeding beperkt het risico om deze aandoeningen op te lopen, en kan bovendien de symptomen ervan zo effectief bestrijden dat de impact van de gezondheidsproblemen op onze levens en die van onze dierbaren drastisch wordt teruggedrongen.

Voedsel is iets wat alle mensen gemeen hebben. We hebben het nodig om te overleven, het omringt ons overal en altijd, en onze voedselkeuzes hebben rechtstreekse gevolgen voor onze gezondheid en ons geluk. Maar we zijn het contact met ons voedsel kwijtgeraakt. Het wordt ver van onze dagelijkse levens geproduceerd en arriveert, klaargemaakt en verpakt, in onze huizen, op onze werkplekken en in onze winkels. De voedselomgeving die we hebben gecreëerd, is niet gericht op de vervulling van biologische voedingsbehoeften, maar op marketing en schijnbaar willekeurige doelstellingen. We zijn niet toegerust om daar voor onszelf goed mee om te gaan. Hetzelfde geldt maar al te vaak voor de mensen die het voor het zeggen hebben als het over onze voeding gaat. Tot overmaat van ramp is de voedingsindustrie nauwelijks gereguleerd. Omdat producenten zo ongeveer alles kunnen beweren en hun waren kunnen adverteren zoals ze maar willen, worden we doodgegooid met marketing die ons stimuleert om steeds meer te consumeren van spullen die ons uiteindelijk ziek maken.

Een in 2023 door Tortoise Media gepubliceerd rapport over de huidige toestand van onze voedselomgeving toonde aan dat zeventig procent van het voedsel dat wordt geproduceerd voor onze supermarkten ultrabewerkt is. Er zijn in het Verenigd Koninkrijk zelfs bedrijven die alleen ultrabewerkt voedsel maken. Ultrabewerkt voedsel is per calorie significant goedkoper dan minimaal bewerkt of niet bewerkt voedsel van hetzelfde bedrijf. Al deze feiten tonen aan dat winst maken belangrijker is dan onze gezondheid. De voedselindustrie is een vrije, op winst gerichte markt. De vraag is dus: wie gaat er iets aan doen? Zie maar eens een aandeelhouder te vinden die bereid is om druk uit te oefenen om de winst te laten dalen ten bate van de publieke gezondheid. Daarom leven we in een voedselomgeving die hoofdzakelijk bestaat uit hapklaar, smakelijk, makkelijk verpakt, felgekleurd ultrabewerkt voedsel dat zorgvuldig is getest om te waarborgen dat we er steeds meer van willen en dat het vooral niet vullend is. Hoe meer we eten, hoe meer er wordt verdiend. Het succes van dit voedsel is gebaseerd op hoogwaardige wetenschappelijke inzichten.

Maar het kan ook anders. Samen met Tim Spector en Sarah Berry maakte ik voor de BBC-serie *Panorama* een documentaire waarin we de gevaren van ultrabewerkt voedsel lieten zien voor zowel de lange als de korte termijn. We werden geholpen door vrijwilligers van TwinsUK die zo aardig waren om zich te laten gebruiken als proefpersonen in een mini-experiment. Veel mensen reageren geschokt als ze ontdekken welk gedeelte van het dieet van kinderen uit ultrabewerkt voedsel bestaat en hoe schadelijk dat is voor hun lichamen en breinen, die nog volop in ontwikkeling zijn. Veel andere landen doen het op dit gebied beter dan het VK en de VS. Zo wordt in bijvoorbeeld Italië en Roemenië minder ultrabewerkt voedsel geconsumeerd: slechts ongeveer vijftien procent van de dagelijkse calorieconsumptie, vergeleken met vijftig à vijfenzestig door de Britse bevolking. Meer dan de helft van het voedsel dat we in het VK eten, is ultrabewerkt. De hoogste percentages komen nota bene van data over het dieet van kinderen. We moeten iets opsteken van de landen die het (nu nog) beter doen en prioriteit geven aan de productie van vers, gedroogd en ingevroren, onbewerkt of minimaal bewerkt voedsel. We zouden restricties kunnen opleggen aan marketing die is gericht op kinderen, zoals we al eerder het gebruik van stripfiguren op de verpakking van ontbijtgranen verboden. We kunnen ook ons begrip van voedsel en het belang ervan voor ons en onze gezondheid in ere herstellen door maaltijden, thuis, op school en op het werk, weer belangrijk te maken, iets waarop we trots kunnen zijn.

Ik hoor vaak van mijn cliënten dat ze nauwelijks kunnen geloven dat ze altijd zo weinig wisten over het belang van goede voeding. Tegen de tijd dat ze bij me aankloppen, hebben ze vaak al het een en ander geprobeerd, zoals flinke caloriebeperkingen. Deze mensen hebben voldoende financiële armslag om te betalen voor mijn tijd. Ze zijn maar het topje van de ijsberg. Ze zeggen dat ze geen idee meer hebben wat ze moeten eten en dat het wetenschappelijk debat over voeding zo ingewikkeld is dat ze niet weten bij wie ze te rade kunnen gaan. Het is mijn werk als medisch wetenschapper en voedingsdeskundige om het kaf van het koren te scheiden en met deugdelijke, op feiten gebaseerde adviezen mensen te helpen om weer een connectie te vinden met hun voedsel en vooral met zichzelf.

Als ik word uitgenodigd om gemeenschappen toe te spreken, hoor ik altijd ontroerende verhalen. Toen ik niet lang geleden in een prachtig buurtcentrum in Londen een praatje hield over de darmflora, vertelde een vrouw me over de wanhoop die ze ervoer rond de behandeling van haar man, die ernstige psoriasis had over zijn hele lichaam. Toen hij op een bloedhete zomerdag met een brandende huid naar de spoedeisende hulp was gegaan, hadden de artsen hem cortisonezalf gegeven en gezegd dat het een chronische aandoening was waarmee hij moest leren leven. Maar het probleem verergerde en door de cortisonen scheurde en brandde zijn huid. Hij kon niet naar zijn werk, maar dat konden hij en zijn gezin zich niet veroorloven. Ik ontdekte dat hij leed aan leververvetting, een aandoening die het risico op psoriasis vergroot. Maar niemand had hem geadviseerd over dieetaanpassingen die het probleem konden oplossen. Hij dronk veel suikerhoudende energiedrankjes, maar niemand had hem verteld dat hij daar beter mee kon stoppen of dat hij meer groente en fruit moest eten. Ik wil de artsen die hem hielpen niets verwijten, want ik ben me terdege bewust van de druk waaronder de National Health Service en veel jonge artsen moeten werken. Maar er zijn miljoenen mensen die hun gezondheid ingrijpend en onmiddellijk zouden kunnen verbeteren met betere voorlichting, die in veel gevallen helaas niet beschikbaar is.

Het is een deprimerende gedachte dat slechts een klein deel van de mensen – welgestelde mensen met de middelen en het juiste netwerk om de benodigde voorlichting te krijgen – de hulp kan inroepen van mensen zoals ik. We weten allemaal dat voeding een van de belangrijkste oorzaken is van de gezondheidskloof in veel westerse landen. De rijkste huishoudens hebben het kleinste risico op aandoeningen zoals obesitas, terwijl de risico's van de armste huishoudens van jaar tot jaar toenemen. De kloof is vooral goed zichtbaar bij kinderen. Een krantenkop als AANTAL KINDEREN MET OBESITAS GECONSOLIDEERD maskeert dan ook het echte, verontrustende nieuws: 'Kinderen in rijke huishoudens hebben minder kans op obesitas maar het risico van de armste kinderen blijft toenemen.'

Denk ik dan dat voorlichting over voeding het wondermiddel is dat een einde zal maken aan voedselongelijkheid en de gezondheidskloof? Nee, al dacht ik dat misschien op mijn tweeentwintigste wel. Ik denk dat er kennis is, die ik heb verwerkt in dit boek, waar iedereen baat bij kan hebben. En als ook maar één arts, leraar, verpleegkundige, politicus, ouder, leerkracht op een kleuterschool, grootmoeder, winkelier, restauranthouder of influencer op sociale media besluit deze informatie door te geven, dan is het rimpeleffect van dit boek het wat mij betreft al helemaal waard. Als het mensen helpt om prioriteiten te stellen en politici en machthebbers te steunen die werk maken van onze voedselomgeving, kan dat bijdragen aan een gezondheidsrevolutie voor de toekomst van onze kinderen en onze planeet. Dat verlangen om voorlichting te geven over goede voeding is ook mijn motivatie om samen te werken met het in voedingskunde gespecialiseerde bedrijf ZOE. ZOE richt zich op 'de verbetering van de gezondheid van miljoenen mensen' en wil dat doel bereiken door meer hoogwaardige kennis over voeding beschikbaar te maken met behulp van studies, een app, podcasts, sociale media en eersteklas content die grondig en zorgvuldig is onderzocht, geschreven en geverifieerd. We hebben tot mijn grote trots al meer dan een miljoen mensen bereikt.

WELKOM IN JE LICHAAM

We vinden het allemaal belangrijk hoe we ons vandaag voelen, en veel mensen willen ook hun toekomstige zelf een steuntje in de rug geven. Voedsel heeft een directe impact, zelfs al voordat we een hap hebben genomen. Het voedselpatroon dat we in de loop van ons leven aanhouden, is een van de meest betrouwbare voorspellers van toekomstige gezondheid. Investering in de juiste voedingskeuzes is de eenvoudigste en betrouwbaarste optie voor wie zich wil voorbereiden op de toekomst. Positieve uitkomsten zijn gegarandeerd. In dit boek, het eerste in zijn soort, ontmoeten voeding, de medische wetenschap en de volksgezondheid elkaar om een simpele, op feiten gebaseerde gids te creëren met dingen die we allemaal moeten weten over voedsel, dingen die we heerlijk zouden moeten vinden aan voedsel, en welke invloed voedsel op ons heeft.

Het begint er allemaal mee dat we onszelf beter gaan begrijpen en dat we weer de connectie vinden met onze aangeboren wijsheid. Menselijke lichamen zijn wonderbaarlijke, opwindende holobionten* die zijn geëvolueerd om te overleven met de biljoenen micro-organismen die ons hun thuis noemen. Ieder mens is net zo complex als het hele universum. Elke specifieke functie in elke cel is gericht op dat ene einddoel: de overleving van onze soort. Al die wonderen, de complexiteit en de eindeloze ontdekkingen (we weten nog altijd niet veel over een groot deel van de biljoenen microben die ons hebben helpen evolueren of de achtennegentig procent van ons genoom dat 'niet-coderend' is) leiden tot het besef dat alles wat we nodig hebben om te gedijen al in ons zit. Maar we moeten wel de basisfeiten kennen en iets begrijpen over onszelf. De rest heeft de evolutie al voor ons geregeld.

Mijn werk met kinderen en ook het ouderschap hebben me belangrijke leermomenten opgeleverd. Baby's geven uiting aan hun behoeften totdat eraan tegemoet wordt gekomen; peuters vinden het heerlijk om nieuwe vormen van voeding te ervaren die hun ouders veilig vinden; kleuters eten niet als ze geen honger hebben en brengen je op de hoogte zodra ze het wel hebben. Honger, dorst, moeheid, de behoefte om te bewegen, de behoefte aan connectie: jonge kinderen en baby's hebben nog niet geleerd die drijfveren te onderdrukken. Ze missen de neurobiologische vermogens om dat te doen. Hoe ze moeten omgaan met stress, hoe ze hun bevrediging moeten uitstellen en hoe ze hongersignalen moeten onderdrukken, dat leren ze allemaal van ons. Maar eisen dat kinderen eten als ze geen trek hebben of hun leren dat ze niet moeten eten als ze honger hebben, is de eerste stap naar het verlies van contact met individuele voedingsbehoeften. Op mijn basisschool mochten we niet van tafel gaan voordat we ons bord helemaal hadden

* Een holobiont is een conglomeraat van een gastheer en alle gerelateerde organismen die samen functioneren als een ecologische eenheid.

leeggegeten. Ik hoor vaak ouders met de beste bedoelingen van de wereld tegen hun kinderen zeggen: 'Je kunt geen honger hebben! Je krijgt niets meer. Je hebt genoeg gehad,' waarmee ze het signaal afgeven dat het kind zijn of haar honger niet kan interpreteren. Dat valt het kind niet te verwijten; het is een gevolg van sociale conditionering. Dieetcultuur speelt hierbij een belangrijke rol. Ik houd mezelf voor dat die kinderen het beter hebben dan ik toen ik opgroeide in de jaren negentig, toen veel water drinken als je honger had en het koffie-, het appel- en het sigarettendieet werden gezien als acceptabele oplossingen.

De meerderheid van mijn volwassen cliënten is zo geobsedeerd door wat ze eten dat ze hun liefde voor voedsel zijn kwijtgeraakt. Ze hebben vaak al tientallen jaren een problematische relatie met voedsel. Ze proberen hele voedingsgroepen te vermijden of hun trek op alle mogelijke manieren te onderdrukken, meestal omdat ze willen afvallen. Het gevolg is dat ze niet meer weten wat ze moeten eten. In het ergste geval zijn ze compleet losgezongen van het belang van voedsel. Ze worden overweldigd door de constante ruis en tegenstrijdige adviezen die voorbijkomen in alle uithoeken van het internet en via podcasts en de traditionele media. Ik zeg niet dat ik alle antwoorden heb; die heeft niemand. Maar ik ben ervan overtuigd dat een beter begrip van een aantal basisprincipes je kan helpen beoordelen of die laatste verrassende update nu echt kans van slagen heeft of niet. Het eerste deel van dit boek gaat over die basisprincipes. Daarna duiken we in de veranderingen die ons allen uniek maken door die principes toe te passen op onze besluitvorming.

Dit boek is een handleiding voor levenslang eten; het gaat niet erg diep in op specifieke gebieden en aandoeningen. Ik wil je laten zien dat voedsel op basis van een levensloopbenadering onze bondgenoot voor gezondheid kan zijn. Ik zal ingaan op de vensters van mogelijkheden die de menselijke ontwikkeling ons aanreikt: sleutelmomenten in de tijd als onze fysiologie, stofwisseling en behoefte aan bepaalde voedingsmiddelen veranderen. Want dat zijn ook ideale momenten om onze relatie met voedsel te veranderen.

Elke levensfase is relevant voor ieder lichaam. Tegen de tijd dat je dit boek leest, heb je de vroegste stadia – de eerste duizend dagen en meer – achter je gelaten. We hebben, hoe oud we ook zijn, allen mensen gekend – en van hen gehouden – in elk stadium van de levenscyclus. Toch hebben veel mensen ondanks de cruciale rol van voeding nooit geleerd hoe ze moeten omgaan met de veranderingen. Eerst komen de conceptie, de zwangerschap en de eerste twee jaren van ons leven. Deze periode, de zogeheten 'eerste duizend dagen', biedt een unieke, vaak onderschatte kans waarin het dieet grote gevolgen heeft voor moeder en kind (of kinderen). De babytijd en jonge jeugd zijn bepalend voor de vorming van een blauwdruk voor latere gezondheid. De wetenschap die deze levensfase onderzoekt, heeft overtuigend bewijsmateriaal opgeleverd dat we in die periode zouden moeten bestuderen.

In de latere jeugd en puberteit vragen zaken als de groeispurt, hormonale veranderingen en belangrijke veranderingen in de structuur van het brein om gerichte aandacht. Hoewel pubers een sleutelrol spelen bij de vorming van de nabije toekomst, wordt deze groep slecht bediend door de wetenschap en de samenleving. In deel 2 en deel 3 onderzoeken we hoe verbeterde voeding in onze reproductieve periode kan helpen om geestelijke problemen en auto-immuun- en stofwisselingsziekten te voorkomen, aandoeningen die in opmars zijn.

De drie laatste delen van het boek zijn gewijd aan de 'levensdoelen'-groep bij uitstek: gezonde bejaarden die niet alleen maar ouder zijn geworden tot voorbij de middelbare leeftijd, maar er echt doorheen hebben geleefd. Ik hoop dat de meeste lezers het grootste deel van hun leven doorbrengen in dit deel van het boek, ouder dan vijftig en jonger dan honderdtwintig… Een enorme leeftijdscategorie! Toch hebben veel mensen geen oog voor de veranderende behoeften die je nu eenmaal krijgt als je langer leeft. Dat geldt zelfs voor wetenschappers, want zo lang leven is een recent verschijnsel dat we nu in hoog tempo onderzoeken om het beter te begrijpen.

Ik zeg het maar vast: dit boek bevat geen biologische sluipweggetjes. Ik wijs je niet de weg naar gegarandeerde onsterfelijkheid en ga je niet vertellen hoe je er tot na je tachtigste kunt blijven uitzien alsof je twintig bent. Ik geloof namelijk oprecht dat een lang en gezond leven een voorrecht is dat we niet moeten vrezen, verhullen of vermijden, maar juist moeten koesteren. Ik ben ervan overtuigd dat het arrogant en onwetend is om de illusie te hebben dat we het verouderingsproces te slim af kunnen zijn. Er is nog altijd ontzettend veel wat we niet weten over de complexiteit die ons menselijk maakt. Het zou lachwekkend zijn om te denken dat we een machine, supplement, therapie of protocol hebben ontwikkeld met behulp waarvan we de natuur ervan kunnen weerhouden haar ding te doen.

DE BASISPRINCIPES

Er zijn universele waarheden over ons lichaam en onze stofwisseling die we inmiddels begrijpen. Ze vormen de basis van ons fundamentele begrip van voedsel: bouwstenen, energie, genot, herstel, beweging, verwijdering van nevenproducten en gifstoffen. Al het voedsel dat we aantreffen in de natuur, dat uit de grond is gegroeid of dingen heeft gegeten die uit de grond zijn gegroeid, beschikt over een combinatie van die elementen. Er is voedsel dat ons bouwstenen toedient (eiwitten en vetten), ander voedsel geeft ons meer energie (koolhydraten en vetten), en weer ander voedsel bevat elementen die repareren of ons helpen gifstoffen af te voeren (vezels en fytochemicaliën). Verschillende soorten voedsel bevatten kleine hoeveelheden elektrolyten en mineralen zoals natrium en koper, die we onder meer nodig hebben voor een gezonde werking van het zenuwstelsel en de structuur van bindweefsel. Het is belangrijk om nu al te onderkennen dat het meeste onbewerkte voedsel de meerderheid van deze elementen – zo niet alle – in verschillende hoeveelheden bevat en dat ons lichaam die opneemt, afbreekt, herverdeelt en verspreidt naar de plaatsen waar ze nodig zijn. In sommige gevallen maakt het er zelfs zijn eigen versie van.

Het is belangrijk om goed te begrijpen dat ons lichaam erop is toegerust om te overleven met veel minder voedsel dan we vandaag de dag voorhanden hebben. We zijn in de loop van miljoenen jaren geëvolueerd tot het punt waarop we kunnen overleven en ons voortplanten met behulp van een onvoorspelbare combinatie van een overvloed aan voedsel. Dat is de reden waarom onze lever, een magisch orgaan, letterlijk dingen voor ons kan maken: glucose, eiwitten en vetten. Het bouwt met behulp van kleine stukjes van wat we hebben gegeten (of van opgeslagen lekkernijen) de dingen die we nodig hebben. Als een ware Lego-tovenaar breekt onze lever wat we hebben af om het om te bouwen tot wat we nodig hebben. Ook onze darmmicroben creëren nuttige bouwwerken uit het voedsel dat we eten. De consumptie van een verscheidenheid aan voedingsstoffen waarborgt dat we altijd een grote voorraad Legostenen hebben voor de vereiste bouwwerkzaamheden.

Afbeelding 2. Overlappende macrovoedingsstoffen in ons eten.

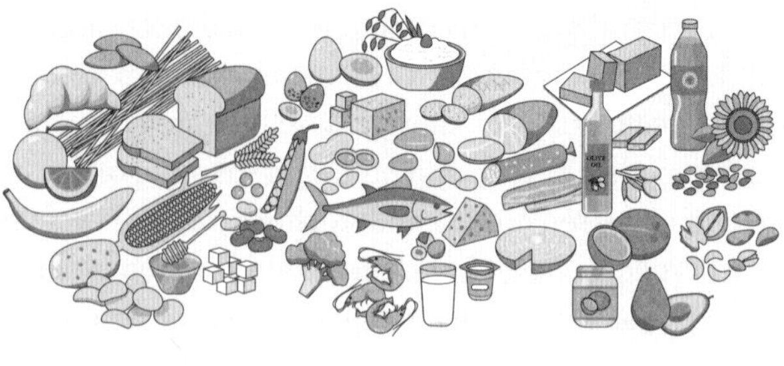

Als we dat weten, kunnen we beter begrijpen waarom het zo nuttig is om allerlei verschillende soorten voedsel te eten. Als we meer soorten Lego-blokjes hebben, kunnen we interessantere, kleurrijkere bouwwerken maken. Als we dag in, dag uit hetzelfde voedsel eten, zoals mensen met ernstige voedselfobieën die jarenlang slechts een beperkt aantal soorten voedsel kunnen eten, vindt de lever geen manieren meer om alle componenten te maken die we nodig hebben om gezond te blijven en maakt de darmflora maar een beperkt aantal bruikbare stukjes. Voordat we er erg in hebben, kampen we met tekorten die kunnen leiden tot functieverlies en gezondheidsproblemen.

Dit heeft ook te maken met het feit dat er dingen zijn die we niet zelf kunnen aanmaken: bepaalde fytochemicaliën die we ook wel microvoedingsstoffen noemen. We hebben van bepaalde essentiële aminozuren, vitaminen en mineralen, van tryptofaan en vitamine A tot ijzer, kalium en magnesium, maar heel kleine hoeveelheden nodig. Maar ze zijn essentieel voor onze gezondheid en we moeten ze uit onze voeding halen. Vitamine D, vitamine K en vitamine B12 kunnen we dankzij onze huidcellen en darmflora zelf maken, maar dat neemt niet weg dat we behoefte hebben aan een breed scala aan voedingsstoffen. Als we een verscheidenheid aan voedselsoorten consumeren, met name voedsel dat uit de aarde komt en veel macro- en microvoedingsstoffen bevat, krijgen we het leeuwendeel binnen van wat we nodig hebben.

Een andere universele waarheid is dat onze cellen glucose als brandstof gebruiken voor de mitochondria, de minuscule accu's die in onze cellen leven (maar niet in rode bloedcellen). Mitochondria creëren de energie die we nodig hebben voor allerlei taken: de aanmaak van nieuwe huidcellen, de choreografie waarmee onze neuronen elektrische impulsen en chemische berichten versturen door ons zenuwstelsel, en de snelle immuunrespons als we schaafwonden oplopen. Het is verleidelijk om je te laten meeslepen in de wetenschap van mitochondria. Er zijn over dit onderwerp briljante boeken geschreven. Maar voor de dagelijkse realiteit van ons leven en onze gezondheid kijk ik niet alleen naar de accu's, maar naar de werking van de machine als geheel. Als we willen begrijpen waarom ons lichaam is geprogrammeerd om op zoek te gaan naar glucose en voedsel te eten waar het in zit, is het goed om te weten dat glucose een cruciale rol speelt bij alle denkbare functies van de cellen en nauw betrokken is bij een gezonde stofwisseling.

We nemen voedsel dus op en splitsen het in bruikbare stukjes, we kunnen nuttige onderdelen produceren als we maar goed zorgen voor de levering van enkele essentiële componenten, en onze cellen opereren op glucose. Een andere universele waarheid is dat we voedsel niet meteen opnemen in onze bloedbaan. Ik durf zelfs te zeggen dat we niet zijn gebouwd om voedingsstoffen rechtstreeks op te nemen in de bloedsomloop; het is dan ook problematisch om infusen te gebruiken buiten een medische context. Ons spijsverteringssysteem en onze lever werken keihard om elke hap en elke slok die langs onze lippen komt selectief op te breken, te vervoeren, te verpakken en te distribueren. Al in de mond, waar de spijsvertering begint, zijn microben hard aan het werk om voedings- en chemische stoffen te splitsen en te creëren; daarnaast analyseren ze alle potentiële ziektekiemen en gifstoffen en communiceren ze met ons immuunsysteem door met microbiologische rode vlaggen te wapperen als ze iets verdachts aantreffen. Dit proces verloopt niet altijd rimpelloos; het is zo complex dat het kwetsbaar is voor haperingen, zoals voedselallergieën.

Het laatste basisprincipe dat een groot deel van onze biologische constitutie onderbouwt, is het concept van homeostase. Het woord is afgeleid van de Griekse woorden *homoios* en *stasis* en betekent zoveel als 'in dezelfde staat blijven'. De term werd aan het begin van de twintigste eeuw gelanceerd door de fysioloog Walter Bradford Cannon. Hij gebruikte het woord voor het vermogen van het lichaam om ondanks veranderingen in de externe omstandigheden een stabiel intern klimaat aan te houden. Homeostase omvat verschillende fysiologische processen die het interne klimaat van het lichaam reguleren en in balans houden, zoals temperatuur, zuurgraad, vochthuishouding en de concentraties van elektrolyten en voedingsstoffen. Ik kan niet voldoende benadrukken hoe fundamenteel dit concept is. Het is prima als je nu stopt met dit boek, want homeostase rekent genadeloos af met allerlei mythen over voeding en gezondheid en is een sleutelconcept als we biologische plausibiliteit willen begrijpen.

Laten we beginnen met een van mijn favoriete voorbeelden: de pH-waarden in ons lichaam. Volgens een veelgehoorde en hardnekkige mythe zou je de pH-waarde in je lichaam kunnen veranderen door 'alkalisch' water te drinken of 'alkalinesupplementen' te gebruiken. Maar als je bedenkt dat de pH-waarde van ons lichaam van orgaan tot orgaan verschilt – van een onvoorstelbaar lage (zure) pH-waarde in onze maag, die letterlijk is gevuld met zoutzuur, tot de zeer basische galzouten die worden geproduceerd door de galblaas – druist het idee dat we alles maar moeten alkaliseren in tegen onze intuïtie. Maar laten we terugkeren naar homeostase. Ons lichaam werkt keihard om de juiste pH-waarde aan te houden in elk weefsel en op celniveau. Dat is nodig omdat, zoals gezegd, verschillende cellen in het lichaam op verschillende pH-niveaus moeten zijn om goed te functioneren. Als onze pH-waarden als bij toverslag zouden veranderen tot het niveau dat ze zouden moeten hebben (volgens sommige mensen is dat basisch), zouden we waarschijnlijk sterven. Het idee dat we onze pH-waarde zouden moeten beïnvloeden met slim in de markt gezet 'alkalisch' water (als je het wilt weten: de pH-waarde ligt doorgaans rond de 7 en is dus neutraal) en na het opstaan meteen citroenwater (dat met een pH-waarde van 3 tot 5 ronduit zuur is) achterover zouden moeten slaan of allerlei supplementen moeten gebruiken, is een belediging van de intelligentie en subtiliteit van onze fysiologie.

Ik hoop dat ik je ervan heb overtuigd dat een goed begrip van de werking van ons lichaam niet alleen interessant is, maar ook nuttig, en dat de weg naar voren een avontuur is vol plezier, empathie voor jezelf en waardering voor je levensreis. We kijken in dit boek naar voedsel en de impact die het heeft in verschillende levensfases. Ik zal gebruikmaken van voorbeelden en verhalen uit mijn eigen ervaring en die van mensen met wie ik heb mogen samenwerken. Als je meer wilt weten, vind je achter in dit boek verwijzingen naar belangrijke wetenschappelijke studies, gepubliceerde werken en aanbevolen bronnen. Ik heb ook simpele tips en adviezen opgenomen die veel van mijn cliënten nuttig vinden. Ik hoop dat meer mensen zullen beginnen om hun voedingspatronen positief te veranderen en dat ze de mensen die ons voedselklimaat vormgeven onder druk zullen zetten om hetzelfde te doen.

EEN BETER BEGRIP VAN VOEDINGSLEER

De voedingsleer is een extreem luidruchtig wetenschappelijk vakgebied. Er zijn bijvoorbeeld lang niet zoveel mensen die hun mening geven over ademhaling en slaap – andere gangbare menselijke activiteiten – en er zijn maar weinig mensen die beweren dat ze experts zijn op die terreinen. Sporten en beweging hadden ooit hetzelfde probleem omdat iedereen – je familieleden, Hollywoodsterren en olympische topatleten – zijn platform greep om ideeën over die onderwerpen te ventileren. Inmiddels heb ik het gevoel dat verkeerde informatie over voeding een piek heeft bereikt. Ik hoop tenminste dat die piek in zicht is, want allerlei bespottelijke ideeën krijgen tegenwoordig aandacht in het publieke debat.

Een wetenschappelijke aanpak is een van onze beste hulpmiddelen om duidelijkheid te scheppen en een einde te maken aan de chaos. Stel altijd vragen en neem nooit klakkeloos aan dat iets wel moet kloppen omdat iemand het heeft gezegd, zelfs als diegene ervaren en overtuigend overkomt. Ruimdenkende mensen zijn altijd blij met vragen. Het is cruciaal voor het wetenschappelijk debat dat we ideeën kritisch benaderen. Wees op je hoede voor mensen die zich niet kritisch laten bevragen en zich onttrekken aan het debat. Zulk gedrag belooft weinig goeds.

En dan nog iets over wetenschap: het evolueert voortdurend en is altijd in beweging. En met name voedingsleer evolueert razendsnel. Een goed voorbeeld is de lang gekoesterde overtuiging dat voedsel met een hoog cholesterolgehalte tot een verhoogde concentratie cholesterol in het bloed zou leiden. We weten inmiddels dat die gedachte niet klopt – vetzuren spelen een veel grotere rol[1] – maar tientallen jaren lang hebben overheden de consumptie van eieren, schaaldieren en sardines afgeraden, hoewel die voedselsoorten rijk zijn aan voedingsstoffen. Ik denk dat we inmiddels op het punt komen dat er over bepaalde fundamentele aspecten geen twijfel meer kan bestaan; als er nog iets verandert, zit het in de details. We weten bijvoorbeeld dat het goed voor ons is om dingen te eten die niet industrieel zijn bewerkt.

Er is veel ruis met marketingcampagnes om ons levensmiddelen te laten kopen met budgetten die Mariah Carey betaalbaar laten lijken, met branding die ons afleidt en moet verleiden om de nieuwste, hipste, eiwitrijke, ketogene, glutenvrije agavenectarreep te kopen zodat we vergeten dat kikkererwten en kool, hoe nederig ook, fantastische voedingsmiddelen zijn. Er is geen wetenschappelijke controverse over de gezondheidsvoordelen van onbewerkt voedsel. Ik durf mijn laatste centen erom te verwedden dat we daar niet opeens heel anders over gaan denken. Er wordt nog wel gediscussieerd over details, zoals de vraag of emulgatoren slechter zijn dan kunstmatige zoetstof. En zijn alle kunstmatige zoetstoffen slecht? Moeten we ons zorgen maken over ultrabewerkt voedsel zoals witte bonen in tomatensaus? Maar als we naar het grote plaatje kijken, zijn deze zaken irrelevant. Het zou kunnen dat we er in de komende jaren anders over gaan denken, maar dat doet niets af aan de premisse dat onbewerkt voedsel beter voor ons is, zeker als we het zelf thuis klaarmaken.

Veel mensen doen na hun veertiende niet meer aan wetenschap. Wetenschap is nu eenmaal niet voor iedereen weggelegd, maar er zijn een paar belangrijke en nuttige tools die wij wetenschappers gebruiken om te bepalen hoeveel gewicht we moeten toekennen aan bewijsmateriaal. De piramide van bewijskracht, waarvan je hieronder een versie aantreft, schetst de hiërarchie van bewijsmateriaal. In de meeste gevallen beginnen ideeën onder aan de piramide en werken ze zich omhoog. Als het idee deugt en met bewijs kan worden ondersteund, kan het even duren voordat het boven is, want de juistheid van het idee moet op elk niveau worden aangetoond.

Afbeelding 3. De piramide van bewijskracht

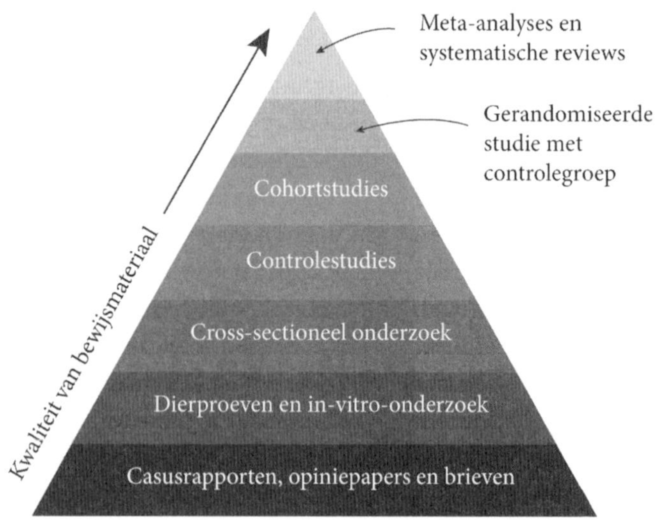

Een wetenschapper zou bijvoorbeeld kunnen denken dat de darmflora effect heeft op de menselijke gezondheid. Omdat de kans niet groot is dat mensen op grond van alleen die mening anders gaan denken over darmgezondheid of het microbioom, voert hij een reeks onderzoeken uit om zijn idee te testen. Een eerste stap zou kunnen zijn dat hij kijkt naar dierproeven. Deze proeven en in-vitro-onderzoek (dat wordt uitgevoerd in reageerbuisjes) worden gebruikt om te onderzoeken of het plausibel is dat er een mechanisme van het idee bestaat.* Hij test verschillen tussen biomen bij honderden identieke tweelingen en toont aan dat ze allemaal een unieke microbiële signatuur hebben, ook al zijn ze genetische klonen (de tweelingen zitten dan in een zogeheten cohortstudie).

Vervolgens ontwerpt de wetenschapper in samenwerking met collega's die ook geïnteresseerd zijn in het onderwerp een cohortstudie om de impact van het darmmicrobioom op gezondheidsuitkomsten te bepalen. Dat doet hij door enige tijd een aantal proefpersonen te volgen (prospectieve studie); dit is belangrijk omdat je geduld moet hebben om te zien wat er gebeurt, ook als de gebeurtenissen uiteindelijk niet verenigbaar zijn met de oorspronkelijke theorie. In dit voorbeeld is de wetenschapper professor Tim Spector en heet de cohortstudie PREDICT 1. De studie bracht significante verschillen aan het licht in de responsen van verschillende proefpersonen op dezelfde maaltijd. De conclusie was dat de microbiomen verschilden op een manier die het waarschijnlijk maakt dat ze een mediator zijn voor die verschillen. Dit was het eerste van een groot aantal onderzoeken die de basis vormden voor ZOE, het bedrijf dat gepersonaliseerde voeding maakt.

* In-vitrostudies worden vaak gebruikt as 'bewijs' voor supplementen en hun gunstige effecten voor de gezondheid. Maar mensen zijn geen reageerbuisjes; dat een chemische stof kanker remt in een glazen buisje, wil niet zeggen dat hetzelfde zal gebeuren in onze complexe, intelligente, met allerlei systemen uitgeruste lichamen.

De volgende stap is een gerandomiseerd onderzoek met een controlegroep. Deze studies zijn kostbaar en vereisen een zorgvuldige planning. Maar een goed gerandomiseerd onderzoek kan een enorme invloed hebben op het begrip van een onderwerp. De deelnemers aan het onderzoek METHOD werden gerandomiseerd en kregen ofwel de volledige ZOE-ervaring ofwel alleen een standaard dieetadvies met extra steun. Dit was een manier om te testen of ZOE (of een andere interventie, zoals een medicijn of dieet) een meetbare impact had op gezondheidsuitkomsten. Tim en zijn team van wetenschappers wisten opnieuw niet wat er zou gebeuren, maar goede gerandomiseerde onderzoeken moeten worden aangemeld en je hebt de verplichting om de resultaten te publiceren, ook als ze negatief uitpakken. METHOD toonde aan dat mensen die de adviezen van ZOE opvolgden een klinisch waarneembare impact op hun gezondheid ervoeren, waaronder een enorme verbetering van hun darmflora.

Naarmate er meer gerandomiseerde onderzoeken met controlegroep worden uitgevoerd om dezelfde vragen te beantwoorden – werkt gepersonaliseerde voeding, en is de darmflora belangrijk voor je gezondheid? – worden de antwoorden steeds duidelijker. Als er uiteindelijk genoeg data zijn, kan een review de data van de verschillende onderzoeken verzamelen en wegen om te bepalen hoe waarschijnlijk het is dat de interventie (in dit geval op de persoon afgestemde voeding) een positieve of negatieve invloed heeft op gezondheidsuitkomsten. Dit proces, de zogeheten meta-analyse, vormt de top van de piramide.

Data zijn essentieel voor een meta-analyse. Zonder data is het onmogelijk om resultaten samen te voegen en te analyseren. Hoe meer data van hoogwaardige onderzoeken hoe beter, en hoe betrouwbaarder het bewijsmateriaal. De voordelen van het mediterrane dieet als positieve voedingsinterventie zijn een goed voorbeeld. Het mediterrane dieet is (in tegenstelling tot gepersonaliseerde voeding, een relatief nieuw concept dat nog weinig is getest) in de loop van de afgelopen decennia onderzocht, geanalyseerd en door tientallen onderzoeksgroepen als interventie gebruikt bij miljoenen patiënten. We hebben inmiddels zoveel data over het mediterrane dieet dat we een 'systematische metareview' hebben: deze analyse van de analyses zweeft in feite nog boven de top van de piramide.

Iedereen die nog durft te beweren dat er geen dieetpatronen bestaan die het risico op chronische ziekten, met inbegrip van geestelijke aandoeningen, terugdringen, zou eens dat paper en de talloze systematische reviews over het mediterrane dieet moeten lezen. De overweldigende hoeveelheid bewijsmateriaal maakt een einde aan alle twijfel: een dieet dat hoofdzakelijk bestaat uit onbewerkt voedsel, groenten, peulvruchten, granen en zaden met regelmatig een dosis vette vis en extra virgine olijfolie, wat zuivel en eieren en alleen zo nu en dan vlees is het fundament voor een gezonde leefstijl. Die stelling is volledig gebaseerd op overtuigend bewijsmateriaal.

Wat we niet in de piramide zien, zijn al die andere informatiebronnen die we tegenwoordig hebben. YouTubefilmpjes, podcasts, documentaires, posts op sociale media, boeken, blogs, tijdschriften, kranten en andere media: ze staan niet in de piramide omdat ze niets bewijzen. Het zijn meningen, waarin weliswaar bewijs wordt besproken, maar ze dragen niet bij aan ons begrip van welke interventies verandering bewerkstelligen en hoe ze dat doen. Sommige meningen zijn meer op bewijs gebaseerd dan andere en citeren misschien bewijs uit de wetenschappelijke literatuur die is opgenomen in onze piramide. De reden waarom het verstandig is om er zorgwerkers bij te halen als je besluiten gaat nemen over je gezondheid, is dat bij de registratie van de meeste zorgwerkers de eis wordt gesteld dat ze zich op de hoogte houden van de stand van onderzoek op hun gebied. Diëtisten, voedingsdeskundigen, psychotherapeuten en artsen moeten jaarlijks aantonen dat ze blijven leren.

Zorgwerkers moeten bij de les blijven, en ze hebben een zorgverplichting. Anderen hebben die verplichting niet. Nu je de piramide van bewijskracht kent, kun je geïnformeerd de vraag stellen: waar komt het bewijs of de expertise eigenlijk vandaan? Wees op je hoede voor influencers en 'biohackers' die zeggen dat ze hun beweringen niet hoeven te onderbouwen met bewijsmateriaal omdat wetenschap doorgestoken kaart is. Dat is een alarmerende trend. Want hoewel wetenschappelijk onderzoek niet perfect* is, is het in elk geval betrouwbaarder dan persoonlijke anekdotes of halfbegrepen verhalen. Ik durf te beweren dat de overgrote meerderheid van de wetenschappers en onderzoekers een gemeenschappelijk doel heeft: ze streven naar verbetering van ons begrip en de toepassing van wetenschap ten bate van de volksgezondheid.

Het is altijd oppassen geblazen als studies worden betaald door commerciële partijen. Dat is vooral relevant als de partij in kwestie een product wil verkopen dat schadelijke gevolgen kan hebben, bijvoorbeeld wanneer Coca-Cola gezondheidsresearch financiert of British American Tobacco onderzoek laat doen naar de voordelen van vapen. Ik zeg niet dat door het bedrijfsleven gefinancierd onderzoek altijd partijdig is. Het is moeilijk om financiering voor onderzoek te vinden en private bedrijven hebben vaak de benodigde financiële middelen. Het zou naïef zijn om te zeggen dat het nooit mag gebeuren, maar het is verstandig om de verbazend positieve resultaten van een onderzoek naar huidverbetering dat is gefinancierd door een bedrijf dat collageensupplementen verkoopt met een korreltje zout te nemen. Ze zijn niet noodzakelijkerwijs onjuist, maar er hangt een schijn van partijdigheid omheen.

Als je na alles wat ik tot nu toe heb besproken overweegt om je leefstijl en/of dieet aan te passen, is het belangrijk om voor ogen te houden dat die aanpassingen je kijk op wat voedsel doet voor jouw gezondheid én die van de planeet ingrijpend zal veranderen.

---

* *The Diet Myth* van Tim Spector en *Bad Science* van Ben Goldacre zijn voortreffelijke boeken over dit onderwerp.

- Eén enkel levensmiddel of een voedingsstof is nooit het antwoord op alle gezondheidsklachten. 'Superfoods' bestaan niet.
- Ultrabewerkt voedsel is dominant in de schappen van onze supermarkten en onze huishoudens en heeft negatieve effecten op onze gezondheid. We moeten het herkennen en terugdringen.
- Voedsel zo vaak mogelijk onbewerkt eten en zelf maaltijden maken met verse ingrediënten is een fantastische manier om je gezondheid te verbeteren en tegelijkertijd meer te ontdekken over hoe voedsel wordt bereid.

Afbeelding 4. De dubbele piramide van het mediterrane en het planetaire dieet.

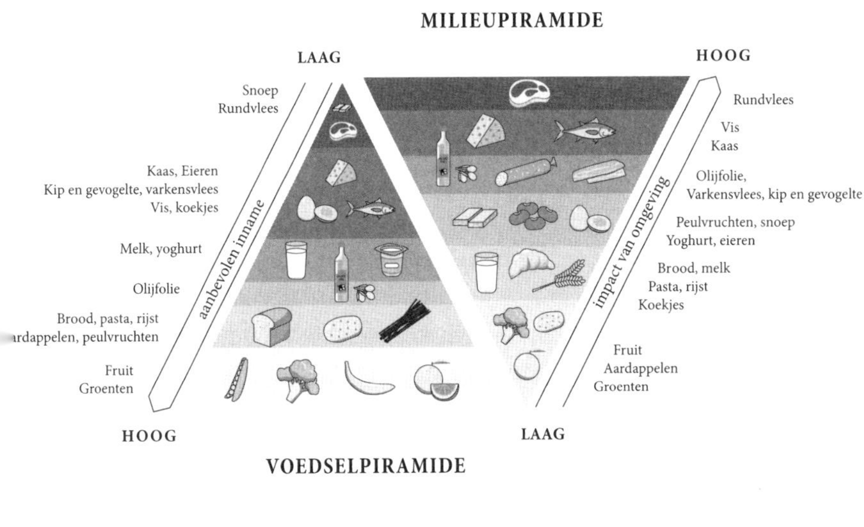

- Wees op je hoede voor onrealistische beweringen, superfoods en 'wonderbaarlijke' voedingsoplossingen. Een gezond dieet draait om voedselpatronen die je aanhoudt in de loop van dagen, weken, maanden. Kijk met een groothoeklens naar de soorten voedsel die je vaak eet en probeer zo veel mogelijk in lijn te blijven met de piramide van het mediterrane/planetaire dieet.
- Vooral in de VS en het VK is het voedselklimaat gericht op winstmaximalisatie, niet op gezondheid. Dat moeten we weten om de eerste stap te kunnen zetten om betere voedselkeuzes te maken.
- Biologische plausibiliteit is belangrijk. Als er geen duidelijk mechanisme is waarmee een factor een uitkomst kan bewerkstelligen, is er vermoedelijk geen causaal verband. Als iets buitenissig lijkt, klopt het waarschijnlijk niet. Dat brengt ons bij het volgende punt:
- Homeostase is een krachtig fenomeen. De voortdurende ijking van onze systemen om ons gezond te houden en alles terug te brengen naar de basistoestand is onze manier om te overleven. We kunnen nooit slimmer zijn dan onze biologische constitutie. We kunnen ermee samenwerken om gezonder te worden, eindeloos veel tijd en geld investeren om het te slim af te zijn en vergeten te leven, of we kunnen het negeren maar daar hangt een prijskaartje aan.
- Wetenschappelijk bewijsmateriaal is belangrijk. Een elementair begrip van hoe het werkt, kan je helpen om het onderscheid te maken tussen feiten en fictie, tussen data en anekdotes. Als we de tools in handen nemen om wetenschap te begrijpen, kunnen we eigenmachtig goed onderbouwde beslissingen nemen en hoeven we niet te vertrouwen op externe invloeden.

DEEL I

HET GOUDEN VENSTER: DE EERSTE DUIZEND DAGEN EN ONS VROEGE LEVEN

De term 'de eerste duizend dagen' refereert aan een specifieke periode, vanaf de dag van conceptie tot de tweede verjaardag van het kind. Dat komt in totaal op duizend dagen, al kan het iets afwijken als het kind prematuur wordt geboren. De eerste duizend dagen: het klinkt als iets wat we belangrijk moeten vinden. Het heeft een zwaarwichtige klank, als een film met Arnie Schwarzenegger over het begin van de tijd. Ach, kreeg het maar zoveel aandacht als films met Arnie meestal krijgen. Want het is een significante periode waarin allerlei belangrijke dingen gebeuren die wel een postercampagne en dure reclamespotjes verdienen. Toch wordt er nauwelijks over de eerste duizend dagen gesproken, behalve in wetenschappelijke studies. Daar zijn er gelukkig meer dan genoeg van. Ik zou het heerlijk vinden als we anders over deze levensfase gaan denken en er de aandacht aan zouden geven die deze fase verdient.

Een van mijn presentaties over de eerste duizend dagen begint met de stelling: 'Achtenveertig van de tweeënvijftig celdifferentiaties die een volwassene nodig heeft, zijn al compleet op de dag van de geboorte.' We beginnen allemaal als één enkele cel (het eitje) dat tot actie wordt aangezet door een andere cel (het zaadje). Daarna volgt een reeks celdifferentiaties: de cellen veranderen om de basis van onze organen te vormen. Of we het nu hebben over het brein of de ogen of de voeten, de oorspronkelijke cel is gedifferentieerd om verschillende cellen te maken die zich dan opdelen. Zo ontstaan de eindeloze hoeveelheden cellen waaruit ons lichaam bestaat. Achtenveertig van de tweeënvijftig celdifferentiaties die een mens nodig heeft om onder meer ons hart, ons brein, onze vingers en onze oogbollen te vormen, hebben zich al voltrokken tegen de tijd dat we worden geboren. Een verbijsterend gegeven dat duidelijk maakt dat een groot deel van de steigers en bouwblokken voor de rest van ons leven al wordt gecreëerd als we in de baarmoeder zitten.

Ik zal je maar even waarschuwen: dit is een onderwerp waar ik erg enthousiast van kan worden. En het is ook nog eens een moeilijk onderwerp. Als ik van de daken wil schreeuwen hoe belangrijk de eerste duizend dagen zijn, als ik wil hameren op het kritieke belang van die periode, nemen de meeste mensen een hap lucht of trekken ze hun wenkbrauwen op. Sommige podcasters zeggen: 'Die informatie kunnen we niet meenemen, dat vinden de mensen angstaanjagend.' Uitgevers zeggen: 'Boeken over vruchtbaarheid en de periode voor de conceptie verkopen niet goed, er is helaas geen markt voor.' Maar veel wetenschappers, medici, ouders en zeer zeker mijn cliënten die zwanger willen worden, zeggen juist hoe cruciaal deze informatie voor hen is. Dus ik volg mijn instinct en deel deze nuttige informatie met je. Het zou kunnen dat je er aanvankelijk van schrikt. Ik heb het zelf ook meegemaakt tijdens mijn zwangerschappen. Maar het gaat niet weg als je het negeert, en deze informatie kan ons helpen om de gezondheid van toekomstige generaties significant te verbeteren. Waarom zouden we de dingen niet beter willen maken voor onze kinderen?

Het is fundamenteel om te begrijpen hoe we zijn gecreëerd en welke rol voeding speelt bij de constructie van die blauwdruk voor het leven. Dat helpt ons de risico's die we als volwassenen lopen te herkennen, en het heeft positieve gevolgen voor de gezondheid van onze kinderen en kleinkinderen. Ik weet bijna zeker – en hoop – dat het je op andere gedachten zal brengen over de marketing van voedsel voor kinderen en jonge ouders.

Het begint met een eitje. Een eitje dat al aanwezig was in de eierstokken van je moeder toen ze nog in de baarmoeder van haar moeder – jouw grootmoeder – zat. Dit eitje bevat genetische en epigenetische informatie die is overgedragen door je moeder en is beïnvloed door de keuzes van je grootmoeder. Ik gebruik graag een muzikale analogie voor genetica en epigenetica. De genen die je meedraagt, zijn als muzieknoten op een partituur. Ze zijn de symfonie van het leven, in afwachting van het moment dat ze worden gespeeld. Epigenetica zijn de aantekeningen die bij de genen zijn geplaatst om aan te geven hoe ze moeten worden gespeeld en in welk tempo: pianissimo voor de zachte, rustige passages, crescendo voor de dramatische gedeelten. Epigenetische markers worden gekenmerkt door de methylering van bepaalde genen, wat erop neerkomt dat aan die genen een 'noot' wordt toegevoegd die bepaalt hoe en wanneer die moet worden gespeeld. En hoe zit het met het orkest en de pianist die de muziek uitvoeren? Dan moet je denken aan het microbioom, de miljoenen microben, compleet met hun genetische informatie en producten, die je vanaf je geboorte verzamelt: virussen, bacteriën, parasieten en andere piepkleine wezentjes die zich hebben gevestigd in je lichaam en een belangrijke rol spelen in je symfonie. De concertzaal is je lichaam; de structuur ervan is cruciaal en ondervindt op een fundamentele manier de effecten van het dieet van je moeder.

We kunnen onze genetica niet zomaar veranderen, en epigenetische markers zijn vaak onvoorspelbaar en vluchtig. We hebben wel invloed op de structuur van de concertzaal, hoe we die onderhouden, en welke musici er optreden. Je snapt het vast al: je dieet is het hoofdprogramma.

Laten we even terugkeren naar de eicel en de zaadcel, de blauwdruk en het fundament van de concertzaal. Ze hebben voorafgaand aan hun ontmoeting negentig dagen moeten rijpen. Die negentig dagen, waarin een oerkiemcel uitgroeit tot een cel met het potentieel om leven te maken, zijn behoorlijk intens. Elke bevruchting is een wonder: de kans op een succesvolle ontmoeting tussen twee verenigbare cellen (de eicel kiest uit honderden mogelijkheden welke zaadcel hij wil binnenlaten) op het juiste moment in de menstruatiecyclus, precies in de periode van vierentwintig uur waarin de kans optimaal is voor bevruchting en succesvolle implantatie in de ontvankelijke, met slijmvlies bedekte binnenwand van de baarmoeder, is statistisch gezien kleiner dan dat je de hoofdprijs in een loterij wint. Er gaan grootscheepse voorbereidingen vooraf aan deze ontmoeting. Van de tientallen rijpende eicellen wordt er uiteindelijk één (of soms meer) van de eierstokken naar de eileider vervoerd dankzij een nog niet goed begrepen mechanisme dat niet afhankelijk is van het feit dat de eileider vastzit aan de eierstokken. Als jij en je partner een vruchtbaarheidsbehandeling ondergaan, wordt dit pad kunstmatig gesimuleerd. Dat kan soms verschillende eicellen opleveren. Er is dan ook een verhoogde kans op meereiige tweelingen. Ongeveer een op de vijf ivf-geboorten in het VK zijn tweelingen,[1] maar dat aantal neemt af omdat veel klinieken inmiddels werken met betere apparatuur en slechts één eicel transporteren in plaats van twee of drie.

Als je een vruchtbaarheidsbehandeling ondergaat, weet je al dat de 'kwaliteit' van ei- en zaadcellen onlosmakelijk is verbonden met ons dieet en onze leefstijl. Mensen beginnen op allerlei verschillende manieren aan hun reproductieavontuur. Sommige mannen doneren sperma, sommige vrouwen stellen zich beschikbaar als draagmoeder, andere vriezen hun eicellen in, en er zijn stellen die het hele proces doorlopen en embryo's in vitro creëren (ivf) om hun kans te vergroten om ouders te worden. De moderne medische wetenschap geeft allerlei soorten ouders de kans om een gezin te stichten, ook onder omstandigheden die het ouderschap tot vijftig jaar geleden onmogelijk zouden hebben gemaakt. Voordat ze beginnen met de kostbare behandeling, krijgen stellen het advies om hun dieet en leefstijl aan te passen. Het gaat meestal om voor de hand liggende ingrepen: stoppen met roken, minder alcohol drinken, een gezond gewicht bereiken om de enorme metabolische veranderingen te vergemakkelijken die gepaard gaan met een zwangerschap. Ook een gezond gewicht bij de vader (of spermadonor) is van belang met het oog op psychiatrische en neurocognitieve aandoeningen. Er is tegenwoordig ook oog voor andere zaken dan de gezondheid van de moeder. Het belang van de gezondheid van de man en zijn sperma wordt tegenwoordig veel beter begrepen. Er is veel discussie over omdat zich de afgelopen vijftig jaar veranderingen in de kwaliteit en concentratie van het sperma hebben voltrokken die veel wetenschappers en mensen in de medische wereld alarmerend vinden. Een tekort aan bepaalde voedingsstoffen kan leiden tot niet goed gevormde zaadcellen en 'traag zaad'. Roken en een hoge BMI kunnen de kwantiteit van het sperma ingrijpend aantasten en veroorzaken een groter risico op genetische afwijkingen, die weer de kans op miskramen verhogen.

Het is voor mannen die een kind willen krijgen net zo belangrijk als voor de moeder om zich te houden aan een voedzaam, gevarieerd dieet, veel te bewegen en zich verre te houden van roken, alcohol en plastic. Ook aan leeftijd gerelateerde veranderingen kunnen een rol spelen bij mannen, al wordt dat vaak niet opgemerkt omdat de veranderingen minder drastisch zijn dan bij vrouwen. Maar de wetenschap laat er geen twijfel over bestaan: de vruchtbaarheid van mannen neemt potentieel af als ze ouder worden, en hun dieet en leefstijl hebben een directe, onafhankelijke impact op de toekomstige gezondheid van hun nakomelingen. Als ik in mijn praktijk stellen ontvang die een kindje willen krijgen, geef ik altijd het advies dat beide toekomstige ouders hun dieet en leefstijl aanpassen.

Er zijn talloze vruchtbaarheidssupplementen op de markt

die voedingsstoffen bevatten die in verband worden gebracht met verbeterde vruchtbaarheid. Foliumzuur of folaat is het bekendst. Er is overtuigend bewijs dat het inderdaad effectief is. Ook ijzer lijkt het goed te doen. Voor de voordelen van andere voedingsstoffen zoals zink, seleen, co-enzym Q10 en koper bestaat enig klinisch bewijs. Ze kunnen nuttig zijn. Dit is een van de weinige levensfasen waarvoor ik geneigd ben om het gebruik van supplementen aan te moedigen. Maar we zullen in dit boek zien dat het niet meevalt om voor andere levensfasen overtuigend bewijs boven tafel te krijgen dat supplementen veel uithalen.

Vrouwen die ongewenst zwanger zijn, krijgen misschien niet te maken met deze overwegingen en supplementen. Zeker niet bij een eerste zwangerschap, als veel jongvolwassenen prettig (of minder prettig) verrast worden door hun zwangerschap. Bedenk dat zestig procent van de zwangerschappen in het VK ongepland is, al daalt dat percentage inmiddels omdat we minder seks hebben. Wat betekent dat voor de succesvolle zwangerschappen die niet waren gepland? Hoe zit het met die tientallen vrouwen die me op gedempte toon vragen of ze zich zorgen moeten maken omdat ze op vakantie cocktails hebben gedronken voordat ze ontdekten dat ze zwanger waren? Het goede nieuws is dat het meestal niet zo erg is. Een paar alcoholhoudende drankjes leidt tot afnemende remmingen en toenemende seksuele activiteit op dat specifieke moment in de menstruatiecyclus van een vrouw waarin haar hormonen haar aanmoedigen om meer seks te hebben. Bij vrouwen die over het algemeen gezond leven, verantwoord eten en niet roken, geen drugs gebruiken en niet excessief drinken zullen die paar cocktails geen rampzalige gevolgen hebben. Een slechte noot in een opera valt meestal niet op. We horen het pas als het een aaneenschakeling van valse noten en disharmonie wordt.

BELANGRIJKE VOEDINGSTIPS VOOR MANNEN EN VROUWEN DIE PROBEREN EEN KINDJE TE KRIJGEN

Algemeen dieetpatroon	• Het mediterrane dieet: veel plantaardig voedsel en onverzadigde vetten, gematigd qua zuivel en vette vis; weinig toegevoegde suiker en rood vlees.
Plantaardig voedsel	• Je dieet zou voor minstens de helft moeten bestaan uit plantaardig voedsel. • Eet een regenboog aan kleuren voor een verscheidenheid aan voedingsstoffen en polyfenolen. • Zorg voor een verscheidenheid aan verschillende soorten plantaardig voedsel, zoals zaden, noten, fruit en groenten. • Vermijd als het even kan pesticiden. • Liever onbewerkte vruchten dan sappen.
Koolhydraten	• Kies bij voedsel dat je regelmatig eet een variant met meer vezels; ruil bijvoorbeeld witte rijst in voor parelgort. • Kies volkorenproducten in plaats van bewerkte en geraffineerde opties. • Beperk suiker en zoetstoffen in drankjes, snacks, bij het bakken en koken; kies als het even kan honing als zoetstof. • Vermijd ultrabewerkt voedsel.
Eiwitten	• Plantaardig voedsel is soms een prima bron van eiwitten, verpakt met andere voedingsstoffen. • Wees voorzichtig met rood vlees en bewerkt vlees. • Hoewel eerdere studies leken aan te tonen dat soja slecht is voor de spermakwaliteit, heeft een recente meta-analyse aangetoond dat normaal gebruik geen nadelige effecten heeft.[2] Als er onvruchtbaarheid voorkomt bij de mannen in je familie, neem dan niet te veel (geen drie porties per dag).

Vetten	• Extra virgine olijfolie, plantaardig voedsel (zoals noten, zaden en avocado) en vette vis zijn uitstekende bronnen van gezonde onverzadigde vetten die cruciaal zijn voor vruchtbaarheid. • Omega 3 is enorm belangrijk; probeer elke week twee porties vette vis te eten. • Omega 3 in plantaardig voedsel is ook nuttig, maar daarnaast heb je misschien supplementen nodig. • Beperk verzadigde vetten van lage kwaliteit zoals gefrituurd voedsel en bewerkt vlees. • Vermijd transvetten, die we in ultrabewerkt voedsel aantreffen.
Zuivel en zuivelvervangers	Voor vrouwen: • Volle melk en zuivel zijn goed voor de vruchtbaarheid. • Zuivel is een uitstekende bron van calcium en jodium. • Gebruik per dag 1 à 2 porties gefermenteerde melkproducten zoals kefir of volle yoghurt. • Als je geen koemelk drinkt, kies dan opties met jodium en calcium. Voor mannen: • Het is minder belangrijk om volle zuivelproducten te gebruiken.

ALTIJD IN ONTWIKKELING

De bevruchting heeft zich voltrokken, een succesvolle zaadcel is samengesmolten met een gezonde eicel en het gouden venster van mogelijkheden is officieel geopend. Er worden in de eerste dagen duizelingwekkende stappen gezet. Die enkele gefuseerde cel met gemengd genetisch materiaal van een zaadcel en een eicel transformeert tot een georganiseerde massa die uit talloze cellen bestaat. Waar komt de energie voor dat proces vandaan? En waar komen de bouwmaterialen vandaan? Al voordat de zich ontwikkelende embryo zich nestelt en de ontwikkeling van een gloednieuw, complex orgaan – de placenta – plaatsvindt, scheidt de endometriale voering van de baarmoeder een combinatie van groeifactoren en voedingsstoffen af die we 'baarmoedermelk' noemen. Dit bereikt de zich snel delende trofoblast (de cellen die zich organiseren om een embryo te worden) en laat de baarmoeder weten dat die zich moet voorbereiden op ingrijpende structurele veranderingen.

In de eerste tien weken is de zich ontwikkelende embryo afhankelijk van de bestaande reserves van de eicel en de zaadcel. Daarom is het voor een zwangerschap zo belangrijk om goed gevoede ei- en zaadcellen te hebben. Ook baarmoedermelk levert steun, en dan is er nog de onvoorspelbare magie van succesvolle genetische combinaties. De kans dat een vruchtbaar stel zwanger wordt als ze seks hebben in de voor bevruchting gunstige periode van vierentwintig uur is slechts één op vijf. Na de bevruchting gaat nog één op de vier zwangerschappen mis in het eerste trimester, vermoedelijk vanwege slechte genetische combinaties.

Hoewel miskramen biologisch onvermijdelijk zijn en veel vrouwen niet eens weten dat ze een miskraam hebben gehad, is dit vaak een hartverscheurende gebeurtenis. Iedereen die weleens een vroege zwangerschapsscan heeft gehad, herinnert zich het geluid van die onmogelijk snelle hartslag. Iedereen die weleens na tien weken een scan heeft gezien, staat versteld van de complexiteit die dan al zichtbaar is. De eerste tekenen van een hoofdje, het begin van armen en benen, vingers en tenen in de knop. Als een klein buitenaards wezen dat niet kan wachten om zijn definitieve vorm aan te nemen. En dan, als het embryo al een kloppend hart en het fundament van een zenuwstelsel heeft – zaken die afhankelijk zijn van voldoende voedingsstoffen, waaronder folaat – begint de baby rechtstreeks voeding binnen te krijgen via de placenta. De placenta is uniek in die zin dat het een volledig nieuw orgaan is dat het lichaam bouwt om nieuw leven te ondersteunen. De bouwinstructies liggen vast in de zygote, die wordt gevormd door de eicel en de zaadcel. De helft van de zygote wordt de embryo en later de foetus, de andere helft wordt de placenta. De blauwdruk voor het nieuwe leven en het orgaan dat het nieuwe leven ondersteunt is een creatie van de combinatie van eicel en zaadcel. Recent wetenschappelijk onderzoek lijkt aan te tonen dat de zaadcel – en dus de gezondheid van de vader – een veel belangrijkere rol speelt bij de aanmaak van een gezonde placenta dan de eicel.

We hebben een goed begrip van de mijlpalen in de ontwikkeling van de zygote, de embryo en de foetus dankzij de ontwikkelingsbiologie en de wonderbaarlijke scans die ons de kans geven de baby in ontwikkeling van alle kanten en tot in de kleinste details te observeren. Het is een ontzagwekkend proces hoe de juiste cellen op de juiste momenten naar de juiste plaatsen migreren om organen te vormen. Het is nog fascinerender om te zien hoe de ontwikkeling zich aanpast als er iets verkeerd gaat met de migratie. Sommige baby's worden geboren met een hartje dat naar de verkeerde kant gericht staat, of met gespiegelde organen. Meestal past het lichaam zich aan en kan de ontwikkeling worden vervolgd.

Een ernstig probleem voor het volgen van een gevarieerd en voedzaam dieet in het eerste trimester is de misselijkheid waarmee veel vrouwen te maken krijgen en waarvoor ze vaak behoefte hebben aan medische interventie. Hyperemesis gravidarum (HG) is een ernstige zwangerschapsaandoening die kan leiden tot misselijkheid en braken. Vrouwen die aan deze aandoening lijden, kunnen uitgedroogd raken en hebben meestal medische hulp nodig om te waarborgen dat zij en hun baby gezond blijven. Wat kunnen vrouwen die een groot deel van de dag misselijk zijn doen om ervoor te zorgen dat ze alles eten wat ze nodig hebben om de belangrijke ontwikkelingsmijlpalen in het eerste trimester te ondersteunen? Preconceptiezorg speelt hierbij een belangrijke rol en onze darmflora is onze trouwste bondgenoot.

Afbeelding 5. De stadia van foetale ontwikkeling

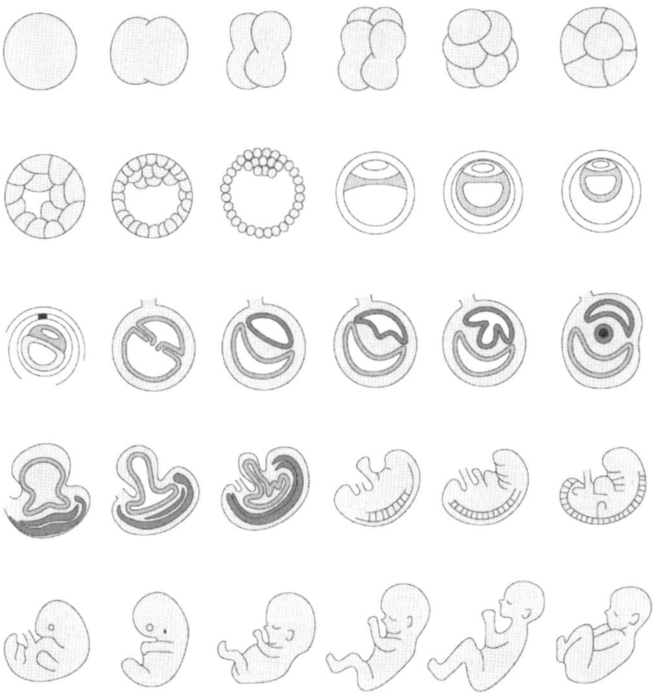

Het is tegenwoordig geen populaire gedachte, maar dat we ons met onze voeding moeten voorbereiden op een mogelijke zwangerschap, gewenst of niet, is iets wat we allemaal moeten overwegen als de kans bestaat dat we zwanger zullen worden of iemand zwanger zullen maken. Het zal je niet verbazen dat dieten die vruchtbaarheid ondersteunen ook goed zijn voor onze algehele gezondheid.

Ik wil natuurlijk niet beweren dat het tijdens de zwangerschap niet ook heel belangrijk is om op je dieet te letten. Denk vooral niet dat het te laat is om aanpassingen te doen als jij en je partner bijvoorbeeld achttien of zelfs tweeëndertig weken zwanger zijn. Elk trimester van de zwangerschap stelt op voedingsgebied weer andere eisen. Wat we eten voorafgaand aan de zwangerschap heeft een grote invloed op de kwaliteit van de gameten en de vroege ontwikkeling, maar ook ons dieet tijdens de zwangerschap speelt allerlei cruciale rollen.

HET EERSTE TRIMESTER: DE ENTREE VAN BAARMOEDERMELK

We hebben al gezien dat de embryo in ontwikkeling gedurende het grootste deel van het eerste trimester niet vastzit aan de placenta. De voedingsstoffen maken dan nog niet, zoals ze later tijdens de zwangerschap wel doen, gebruik van de bloedbaan om de zich snel delende en differentiërende cellen te bereiken. Al twee weken na de bevruchting vormt zich een dooierzakje dat voedingsstoffen levert aan de embryo en uiteindelijk de plaats wordt waar de navelstreng vastzit aan de placenta. Er zijn interessante nieuwe wetenschappelijke vondsten gedaan over de baarmoederslijmvliesklieren en de rol die ze spelen bij het vrijgeven van voedingsstoffen zoals eiwitten. Ze nemen zelfs de noodzakelijke immunosuppressie voor hun rekening zodat ons immuunsysteem het embryo niet afwijst als een 'indringer'.[3]

Toen je nog een klein klompje cellen in je moeders baarmoeder was, was het de taak van die baarmoederslijmvliesklieren om je alles te geven wat je nodig had voor het dooierzakje en om je verder te ontwikkelen. Ze stuurden ook de juiste groeisignalen naar de placenta. Veel van mijn cliënten die een vruchtbaarheidsbehandeling ondergaan, weten hoe belangrijk een goede slijmvliesvoering is voor een succesvolle innesteling. Het heeft er alle schijn van dat de voering zelf en de mate waarin ons lichaam in staat is om de klieren te voorzien van voedingsstoffen en groeifactoren cruciaal zijn in de eerste weken.

VOEDING IN DE EERSTE WEKEN VAN DE ZWANGERSCHAP

Wat betekent dit voor de moeder? Ze zit in de eerste weken van de zwangerschap. De eicel en de zaadcel hebben hun bijdrage geleverd. De aanmaak van de placenta door middel van de uitwisseling van voedingsstoffen in het bloed begint pas na tien à twaalf weken. Hoe kunnen we vrouwen in deze periode helpen om hun voedingsstatus zo goed mogelijk op peil te houden? De focus is om vast te houden aan goede voeding ondanks misselijkheid. Acht van de tien vrouwen hebben in het eerste trimester last van misselijkheid en moeten braken. Complexe maaltijden met allerlei uitgesproken smaken? Ze worden van de gedachte alleen al misselijk. Ik weet nog dat ik tijdens mijn eerste zwangerschap een keer suikermais, rösti van zoete aardappelen en gepocheerde eieren met avocado had besteld – een maaltijd vol voedingsstoffen – maar op de vlucht sloeg toen het eten voor mijn neus werd gezet. Zwangerschapsmisselijkheid is geen pretje! En de meeste vrouwen hebben er een groot deel van de dag last van.

Mijn advies is om een bepaalde periode van de dag te vinden waarin je je het minst beroerd voelt. Plan voor dat moment een voedzame maaltijd in. Kleine porties, want je hebt minder trek. Smoothies kunnen handig zijn. IJskoude smoothies met voedzame, onbewerkte ingrediënten zijn meestal wel te behappen als je misselijk bent. Vermeng bijvoorbeeld een paar ingevroren bessen, diepvriesspinazie, een avocado of een banaan, biet, gemengde zaden, of een lepel notenboter met wat ijsklontjes. Kleurrijke groenten bevatten nuttige plantaardige chemische stoffen die goed zijn voor de bloedsomloop, vezels voor een gezond microbioom (we komen later nog terug op het microbioom van de moeder!) en allerlei noodzakelijke vitaminen en mineralen.

Een ander advies is om levensmiddelen die je goed kunt verdragen zo voedzaam mogelijk te maken. Toen ik zwanger was van mijn jongste dochter, ontdekte ik dat chips met zeezout- en azijnsmaak hielpen tegen de misselijkheid. Omdat ik niet kon overleven op een dieet van louter chips, vond ik alternatieven voor de momenten waarop mijn misselijkheid het ergst was. Ik had altijd dunne zeewierwafels met zeezout- en azijnsmaak, gebakken kikkererwten met zeezout- en azijnsmaak en gemengde noten met zeezout- en azijnsmaak in mijn handtas. Toen ik zwanger was van mijn oudste dochter, was ik dol op komkommer, munt en appel, die ik makkelijk kon verwerken in een snack van kaasblokjes, appel en komkommer met soms wat blauwe druiven en selderij. Dat was een snack waarvan ik de hele dag kon genieten.

Het is belangrijk om te onthouden dat het eerste trimester je vaak dwingt om het rustig aan te doen. Dat is alleen maar goed, want aan stress en de daaraan gerelateerde hormonen heb je niets. Een probleem is wel dat veel vrouwen er doodmoe van worden. Maar je kunt de aanvoer van voedingsstoffen en de bloedsomloop die je in deze periode nodig hebt goed ondersteunen met een juiste combinatie van eten als het kan, je voedsel zo voedzaam mogelijk maken, dutjes als het ook maar even mogelijk is (meer dan twintig minuten voor drie uur 's middags heb je niet nodig) en in de loop van de dag voldoende bewegen. Blijf niet urenlang zitten, want dan hoopt je bloed zich op in je bekken. En vind een manier van bewegen met weinig impact die je prettig vindt, zoals wandelen, zwemmen, dansen of fietsen.

Ik wil nog iets zeggen over miskramen en abortus. Als de zwangerschap verkeerd afloopt of je het vreselijke besluit moet nemen om die te beëindigen, weet dan dat je er niet alleen voor staat. Er zijn fantastische steungroepen en vrouwen die je al kent die je op allerlei manieren kunnen en willen bijstaan. Het verlies van een zwangerschap, in welk stadium dan ook, is een ernstig emotioneel en lichamelijk verlies. Gun jezelf de ruimte en de tijd om te helen en al die energie bij te tanken die je hebt geïnvesteerd in de vroege fase van een nieuw leven. Houd een voedzaam dieet aan met veel ijzer, plantaardige chemische stoffen, vezels en eiwitten, en trek minimaal drie maanden uit om je cyclus de kans te geven om te normaliseren.

DIEETADVIEZEN BIJ ZWANGERSCHAPSVERLIES

Voedingsstof	Beschrijving	Voedingsbronnen
Eiwitten	Eiwitten, die aminozuren bevatten, zijn cruciaal voor celreparatie, vooral na zwangerschapsverlies. Ze spelen een belangrijke rol bij helen en herstellen.	Rood vlees, kip en gevogelte, vis/zeevruchten, eieren, melk/zuivel, peulvruchten, noten (voor vegetariërs).
Fruit en groenten	Rijk aan vitaminen, mineralen en antioxidanten. Helpen bij herstel en beperken het risico op herhaalde miskramen. Een verscheidenheid aan fruit en groenten waarborgt de inname van essentiële voedingsstoffen zoals vitamine C en vitamine A, en foliumzuur.	Bladgroenten (spinazie, boerenkool), bessen, citrusvruchten, groenten van de kruisbloemenfamilie (broccoli, bloemkool).
Vitamine E	Deze krachtige antioxidant ondersteunt het herstel na miskramen door ontstekingen te bestrijden en weefselherstel te bevorderen.	Plantaardige oliën (olijf, zonnebloem), rijstzemelen, zonnebloempitten, amandelen, hazelnoten.

Voedingsstof	Beschrijving	Voedingsbronnen
IJzer	IJzer is essentieel voor de aanmaak van rode bloedcellen, die zuurstof vervoeren en je energie op peil houden. IJzer helpt bij het herstel en de reparatie van het lichaam, vooral na de hevige bloedingen die een miskraam vaak met zich meebrengt.	Ontbijtgranen met extra vitaminen en mineralen, grasgevoerd rundvlees, linzen, spinazie, donkere chocolade, tofu.
Vitamine C	Ondersteunt de herstelprocessen van het lichaam, versterkt het immuunsysteem en helpt bij weefselherstel en regeneratie. Essentieel ten tijde van de fysieke stress van een miskraam.	Citrusvruchten (sinaasappel, grapefruit), bessen, kiwi, paprika, bladgroenten (spinazie, boerenkool).
Calcium	Belangrijk voor gezonde botten, werking van zenuwen en spieren, en bloedstolling. Calcium is essentieel voor herstel, zeker na het verlies van voedingsstoffen ten gevolge van een miskraam.	Zuivelproducten (melk, kaas, yoghurt), bladgroenten (spinazie, boerenkool), noten en zaden, tofu.
Foliumzuur	Noodzakelijk voor weefselherstel en de vorming van nieuwe rode bloedcellen. Het is belangrijk om met een arts te spreken en je te laten testen op het MTHFR-gen* voor absorptie van folaat.	Groene bladgroenten (waterkers, choisam), mungbonen, rode kidneybonen, gedroogd zeewier (nori).

* Het MTHFR-gen is een gen dat codeert voor een eiwit dat betrokken is bij folaatmetabolisme.

Voedingsstof	Beschrijving	Voedingsbronnen
Magnesium	Bestrijdt ontstekingen, bevordert een gezonde celgroei en is essentieel voor weefselherstel na een miskraam. Wordt ook geassocieerd met een kleinere kans op depressie.	Cacaopoeder, pompoenzaden, noten (amandelen, pijnboompitten, cashewnoten), quinoa.
Hydratatie	Essentieel voor herstel en algehele gezondheid, want water voorkomt uitdroging en minimaliseert het risico op bloedingen. Het is belangrijk om een goed niveau van hydratatie aan te houden.	Mik op minimaal twee liter water per dag.

HET TWEEDE TRIMESTER: DAAR KOMT DE PLACENTA

Je zit inmiddels in week twaalf. Je hebt nu dankzij een of meer echo's je baby zien bewegen en hopelijk goed zien groeien. Het gevaar van zwangerschapsverlies neemt in deze fase af. Slechts ongeveer drie procent van de zwangerschappen die het redden tot week twaalf eindigt met een miskraam. Veel vrouwen beginnen nu te ontspannen, tenzij ze een verhoogd risico hebben of al eerder zwangerschapsverlies hebben ervaren. Jij en de baby delen inmiddels officieel voedingsstoffen door de placenta, een verbijsterend orgaan. Het complexe vasculaire systeem van de placenta is uniek; het kan voedings- en afvalstoffen en gassen zoals zuurstof en koolstofdioxide uitwisselen.

Afbeelding 6. De foeto-placentaire eenheid

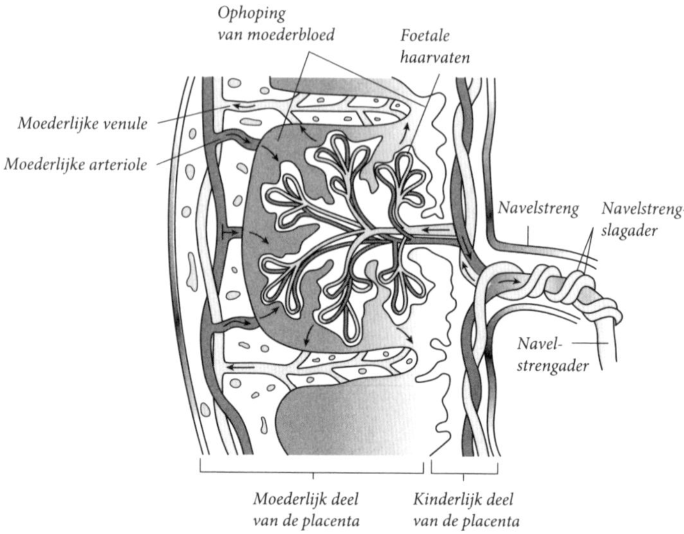

Afbeelding 7. Een ontwikkelde menselijke placenta met navelstreng

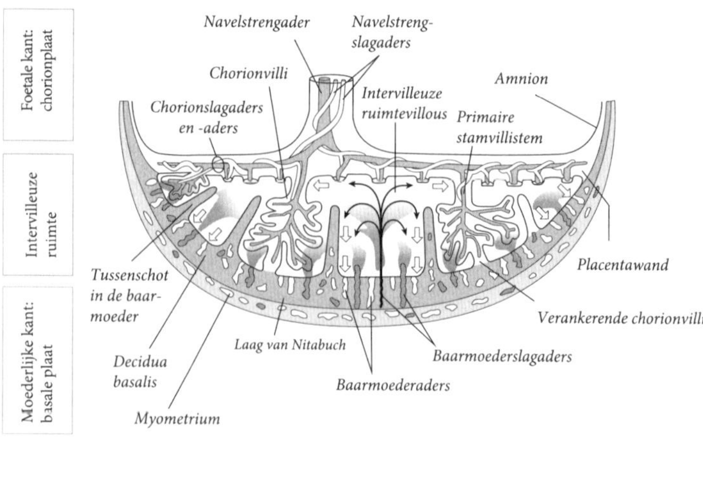

Moederbloed hoopt zich op rond de foetale haarvaten om de uitwisseling tussen moeder en baby mogelijk te maken van wat de foetus nodig heeft en wat overbodig is geworden. Alles wat in het bloed van de moeder zit, bereikt dit doorgeefluik en kan worden gedeeld met de baby in ontwikkeling. Vandaar dat een goede bloedtoevoer en vascularisatie (het aantal bloedvaten) zo belangrijk zijn. Als er op die gebieden problemen zijn, ondervindt de baby de gevolgen. Een gebrekkige bloedtoevoer kan leiden tot intra-uteriene groeirestrictie (IUGR) of dysmaturiteit en een vertraging van de groei en ontwikkeling van de baby. Ongezonde bloedvaten of problemen met hoge bloeddruk bij de placenta kunnen hypertensie, pre-eclampsie en uiteindelijk zelfs de ernstige aandoening eclampsie veroorzaken.

Gelukkig kun je de kans op deze zwangerschapscomplicaties drastisch terugdringen. Voor pre-eclampsie is er een richtlijn gebaseerd op bestaande literatuur die het belang benadrukt van een vezelrijk dieet met veel fruit en groenten en weinig suiker, zout en vet. Ook probiotisch gefermenteerd voedsel zoals natuurlijke yoghurt wordt aanbevolen, omdat het aantoonbaar bevorderlijk is voor het moederlijke microbioom[4] en een meetbare impact heeft op het verminderen van het risico op pre-eclampsie.

In het tweede trimester voelen vrouwen zich over het algemeen beter. Ze hebben meer energie en zijn minder vaak misselijk. Als dit je eerste zwangerschap is, zijn de wanden van je baarmoeder niet eerder significant opgerekt en zou je nu een net buikje kunnen hebben. Latere zwangerschappen zijn doorgaans eerder zichtbaar omdat de elasticiteit al eerder op de proef is gesteld. Je hebt weer meer energie en trek. Je kunt nieuwe lichamelijke ontwikkelingen waarnemen, die te maken hebben met hormonale veranderingen. Dit is het trimester van razendsnelle ontwikkeling en definitie, belangrijke mijlpalen in de neurologische ontwikkeling en een uitgelezen kans om te regelen dat alle bouwstenen die nodig zijn voor optimale groei voorhanden zijn.

Je hebt als je zwanger bent meer behoefte aan eiwitten dan normaal. Volwassenen krijgen in het VK, Europa en de VS gemiddeld alleen al via voeding twee keer zoveel eiwitten binnen als ze nodig hebben. Geloof me maar: als je voldoende eet, hoef je je geen zorgen te maken over eiwittekort, ook al wil de industrie die eiwitsupplementen aan de man brengt ons anders doen geloven.

Tijdens de zwangerschap zijn hoogwaardige eiwitten uit voeding essentieel. Eiwitsupplementen worden meestal niet aanbevolen aangezien studies groeivertraging hebben waargenomen bij baby's van wie de moeders hun eiwitinname aanvulden met supplementen. Als we een gevarieerd dieet aanhouden, kunnen de eiwitten die we binnenkrijgen uit voeding alle verbijsterende bouwwerken creëren die het proces nodig heeft: de placenta, die meegroeit met de groeiende baby, de baby zelf, alle benodigde hormonen, enzymen en neurotransmitters. Zwangerschap is een taak die grote hoeveelheden eiwitten vereist.

Ook calcium en ijzer zijn belangrijk. Het bloedvolume van zwangere vrouwen neemt toe met vijfenveertig procent. Veel zwangere vrouwen hebben zonder het te weten een tekort aan ijzer. IJzer is cruciaal voor de aanmaak van de gezonde rode bloedcellen die alle voedingsstoffen, gassen en hormonen door de placenta naar de baby vervoeren en weer afvoeren. Dit proces kan niet optimaal verlopen bij een tekort aan ijzer. Gelukkig bevatten de meeste eiwitbronnen ook veel ijzer: vlees, eieren, vis, linzen, noten en bonen zijn goede voorbeelden. Calcium moet worden gegeten in een verscheidenheid aan levensmiddelen: zuivel, met calcium verrijkte tofu, bladgroenten en sardines in blik of ansjovis met graten. Veel van die levensmiddelen zijn ook weer rijk aan eiwitten en sommige ook aan ijzer.

WELK VOEDSEL MOETEN WE VERMIJDEN TIJDENS DE ZWANGERSCHAP?

Het probleem in veel westerse landen is dat ultrabewerkt voedsel in onze voedselomgeving veel makkelijker beschikbaar is dan de hierboven genoemde producten. Er wordt weinig gekookt met verse ingrediënten en veel vrouwen eten tijdens hun zwangerschap voorverpakt of kant-en-klaar voedsel. Dat is makkelijker en goedkoper. Maar er is overweldigend veel bewijsmateriaal dat aantoont dat ultrabewerkt voedsel en suikerhoudende drankjes, verfijnde koolhydraten en andere voorverpakte producten schadelijk kunnen zijn voor moeder en kind.

Het tweede trimester is een ideale periode om de juiste dieetgewoonten te kiezen voor de rest van de zwangerschap en later. Het is nagenoeg onmogelijk om ultrabewerkt voedsel helemaal buiten de deur te houden. Maar je zou kunnen proberen je te houden aan de 80/20-regel waarbij je ernaar streeft dat tachtig procent van het voedsel dat je eet niet ultrabewerkt is. Het loont de moeite om te investeren in pogingen om de consumptie van ultrabewerkt en voorverpakt voedsel terug te dringen en de gelegenheid aan te grijpen om onbewerkt, gezond voedsel te eten.

HET DERDE TRIMESTER: EERSTE SMAKEN EN VOORBEREIDING OP DE GEBOORTE

In het derde trimester bereidt de moeder zich voor op de geboorte, maar voor de baby in ontwikkeling draait alles om eerste smaken. De meeste moeders voelen hun kindje bewegen in deze periode. Moeder en kind hebben hun eerste interacties. Baby's reageren al op aanraking, geluid, temperatuurveranderingen en zelfs smaken. De chemische stoffen die ons voedsel smaak geven, belanden in het vruchtwater dat de baby omringt. De baby's slikken die stoffen in en proeven ze terwijl hun smaakzin nog volop in ontwikkeling is. Fascinerende studies hebben aangetoond dat baby's die al in de baarmoeder worden blootgesteld aan de smaak van bijvoorbeeld knoflook, kruiden en broccoli die smaken makkelijker accepteren als ze later vast voedsel krijgen.

Wist je dat al dan niet van knoflook houden genetisch bepaald kan zijn? Onderzoeken bij tweelingen tonen aan dat smaakvoorkeuren (knoflook lekker vinden of een hekel hebben aan koriander) een component van genetische variatie bevatten. Voor de meeste smaken geldt dat blootstelling in de baarmoeder (at je moeder Marmite toen ze zwanger was?) en in de prille jeugd de kans verhoogt dat je dat voedsel later lekker zult vinden. Dat maakt de keuze voor een verscheidenheid aan gezonde levensmiddelen tijdens de zwangerschap extra belangrijk; je traint zo al de smaakpapillen van je kindje.

Het kan heerlijk zijn om te experimenteren met je voedsel en te genieten van krachtige smaken als je geen last meer hebt van misselijkheid. Je kunt deze periode gebruiken om het verhemelte van je baby te laten wennen aan allerlei gezonde planten. Dit is ook een kritieke periode voor de ontwikkeling van het brein. Je kindje leert luisteren, begint veranderingen in het licht waar te nemen, proeft de verschillende soorten voedsel die mama eet en wordt zich in algemene zin beter bewust van zijn omgeving. Het brein ondergaat ingrijpende veranderingen. Ik kom daar later uitgebreid op terug, maar ik wil zwangere moeders nu al op het hart drukken om alcohol te mijden, ook in het derde trimester. Veel vrouwen denken dat het derde trimester minder kritiek is. Dat klopt in een aantal opzichten wel, maar alcohol beschadigt het zich ontwikkelende brein. Alcohol is een kankerverwekkend neurotoxine waarvoor in deze periode van ongeveer veertig weken in ons leven geen plaats is.

Er voltrekken zich verbijsterende veranderingen in ons lichaam als het zich voorbereidt op de geboorte. Het bekken heeft zich aangepast om de geboorte optimaal te faciliteren en de borsten staan te popelen met colostrum, dat bioactieve componenten bevat die je immuniteit versterken: antilichamen, lactoferrine, lysozym, lactoperoxidase, α-lactalbumine, β-lactaglobuline, en vet dat belangrijke vitaminen en meervoudig onverzadigde vetzuren bevat. Het is uniek, en het is er alleen in de eerste dagen na de geboorte. Daarna wordt het vervangen door moedermelk, dat een heel andere samenstelling heeft. Over colostrum moet nog worden opgemerkt dat het voorafgaand aan de geboorte zo nodig veilig kan worden gekolfd en opgeslagen in ingevroren injectienaalden. Maar ga daar vooral niet over stressen. Sommige vrouwen hebben – vooral tijdens hun eerste zwangerschap – in de weken voorafgaand aan de bevalling geen gestage aanmaak van colostrum. Maak je geen zorgen als je tot die groep behoort.

Het is een drukke tijd. Het lichaam van de moeder wordt tot aan zijn grenzen opgerekt, de baby groeit snel en slaat onderhuids vet op dat de energie levert die het nodig heeft om de eerste dagen buiten de baarmoeder te overleven. Er circuleert nog altijd veel extra bloed en de moeder torst het nodige extra gewicht mee. De moeder heeft nieuw borstweefsel, ze moet melk produceren en ze moet zich voorbereiden op de bevalling, die in essentie een fysiologisch trauma is.

Een geboorte is een verbijsterende gebeurtenis. Ik stond na mijn eerste bevalling versteld van mijn lichaam. Het had een klein mensje geproduceerd en naar buiten geduwd, en een dag later wandelde ik het ziekenhuis uit. Ondanks al mijn angsten voor de onbekende dimensie van een geboorte heb ik ontzettend geboft met een vaginale bevalling met alleen wat gas en lucht en geen gescheurd perineum. Het gebeurde op een avond in januari en er werd fantastisch voor me gezorgd. September is een veel drukkere maand voor geboorten (dat komt door het grote aantal bevruchtingen rond Kerstmis en oudjaar); dat zou invloed kunnen hebben op hoe rustig je bevalling kan zijn en de kwaliteit van de zorg.

Ik weet natuurlijk dat vrouwen sterk uiteenlopende ervaringen hebben met bevallingen. Mijn tweede bevalling was dankzij stuitligging en een met spoed uitgevoerde keizersnede veel zwaarder dan mijn eerste, wat nog werd verergerd door het feit dat ik in die tijd zou promoveren (het is een wonder dat het allemaal is gelukt). Bevallingen zijn niet alleen heel natuurlijk maar ook heel onvoorspelbaar. We mogen niet vergeten dat er gevaren aan verbonden zijn. De statistische cijfers over bevallingsuitkomsten verschillen sterk van land tot land. Het VK doet het slecht in vergelijking met veel andere Europese landen.[5] Dat heeft volgens mij te maken met de manier waarop we onze faciliteiten hebben opgezet en bemand. Het personeel bestaat uit fantastische, lieve mensen met eindeloos veel mededogen, maar er zijn er gewoon niet genoeg, ze krijgen niet voldoende betaald en ze hebben niet genoeg vrije dagen. Door personeelstekorten, een gebrek aan continuïteit in de zorg en een gebrek aan de benodigde tijd, ruimte en voorbereiding om te waarborgen dat vrouwen een positieve ervaring hebben, zijn de bevallingservaringen in het VK zo variabel. Hetzelfde geldt voor de VS.

Een goede mentale en lichamelijke voorbereiding op de bevalling is erg belangrijk. We verliezen tijdens de bevalling veel vloeistof, ondergaan grote fysiologische veranderingen – hormonen, hartslag, spiertrekkingen in de baarmoeder – en verliezen altijd bloed. Wat we eten in de weken voorafgaand aan de bevalling kan helpen bij de aanleg van behoorlijke reserves die ons lichaam helpen om te repareren en te herstellen. Geef een hoge prioriteit aan voedsel met veel eiwitten en ijzer. Eet voldoende fruit en groenten, want dat is cruciaal voor de algehele toestand van voedingsstoffen, zodat we de kleine ster van de show goed kunnen voeden.

HET MOEDERLIJKE MICROBIOOM

Het moederlijke microbioom besteedt een groot deel van haar tijd aan communicatie met de baby in ontwikkeling door chemische berichten (de zogeheten postbiotica) te versturen die een rechtstreekse impact hebben op de ontwikkeling. Het is betrokken bij de vorming van een gezonde placenta. Het ondersteunt de gezondheid van moeder en foetus door nog meer postbiotica te produceren dan normaal door hormonen om te zetten in noodzakelijke vitaminen en enzymen, en enorme hoeveelheden aminozuren voor de aanmaak van gezond weefsel.

Voorafgaand aan de bevalling ondergaat het vaginale microbioom, dat zich voorbereidt op de kolonisatie van de darmen van het kindje, enorme veranderingen. Het standaard schild, dat overwegend bestaat uit lactobacillus en dat ziektekiemen moet afweren, wordt ingrijpend getransformeerd. De darmflora van de moeder neemt het vaginale microbioom over met stammen die lijken op de populatie van de darmen van de moeder. Zo wordt een blauwdruk gecreëerd voor de darmflora van de baby, een verbluffend slimme manier om de eerste stappen te zetten in de richting van een functionerend immuunsysteem als de baby de wereld betreedt.

Daarom ook wordt een vaginale bevalling geassocieerd met een betere gezondheid. Kinderen die met een keizersnede op de wereld worden gezet, hebben een verhoogd risico op astma, hooikoorts en auto-immuunziekten als coeliakie en diabetes type 1.[6] De reden is waarschijnlijk dat die eerste zaaiing van de darmflora een cruciaal moment in de ontwikkeling van een gezond immuunsysteem is. Ons immuunsysteem is afhankelijk van constante communicatie met de darmflora aangezien tachtig procent van het weefsel van het immuunsysteem in de darmen zit. Zonder de zorgvuldig geplande overdracht van het microbioom van de moeder missen we een stap in de evolutie van een gezonde darmflora.

Zoals ik al schreef, werd mijn jongste dochter geboren met een keizersnede. Dankzij die bevalling leven we beiden nog en zijn we gezond en ongeschonden. Keizersneden kunnen in noodgevallen levens redden, en een verhoogde kans op astma wil niet zeggen dat je die aandoening zeker zult krijgen. Zoals we al hebben gezien, zijn er tijdens de zwangerschap eindeloos veel mogelijkheden om de beste bouwstenen aan te dragen voor een gezond en gelukkig leven. In het vervolg zullen we zien dat er ook na de geboorte allerlei mogelijkheden zijn om dat te doen. Ik maak me wel zorgen over het groeiende aantal vrijwillige keizersneden (ingrepen die niet medisch noodzakelijk zijn om redenen van lichamelijke of geestelijke gezondheid). Hoewel deze ingrepen in medisch opzicht voorspelbaarder zijn, bieden ze niet dezelfde voordelen en hetzelfde hersteltraject als vaginale bevallingen. Ik maak me met deze mening niet populair, maar ik vind het belangrijk dat vrouwen goed worden voorgelicht over de gevaren die keizersneden op de korte en de langere termijn meebrengen voor hen en hun baby's. Keizersneden en vaginale bevallingen worden vaak gepresenteerd als gelijkwaardige opties. Dat is niet correct. We zouden naar mijn smaak meer moeten doen om vrouwen te begeleiden in de richting van een betere kans op een succesvolle vaginale bevalling.

Er wordt spannend onderzoek verricht dat probeert de microbiële kloof tussen vaginale bevallingen en keizersneden te dichten. Het bedrijf BoobyBiome gebruikt de unieke stammen die voorkomen in moedermelk en de poep van baby's om optimale probiotica te creëren voor baby's die wel wat hulp kunnen gebruiken. Anderen onderzoeken een aanpak die ze *vaginal seeding*[7] noemen, waarbij het gezichtje van de baby na een keizersnede wordt ingesmeerd met een gaasje met vloeistoffen uit de vagina van de moeder. Terwijl ik dit schrijf, zijn de resultaten van het eerste gerandomiseerde onderzoek net gepresenteerd. Het lijkt erop dat deze methode veilig en gunstig is. Ik heb het zelf niet gedaan na de bevalling van mijn jongste dochter omdat er toen nog weinig bekend was over de veiligheid en doeltreffendheid, maar ik sluit niet uit dat dit binnen korte tijd populair gaat worden.

Het goede nieuws is dat we een ander slim mechanisme tot onze beschikking hebben met behulp waarvan het moederlijke microbioom de gezondheid en immuniteit van het kindje kan blijven ondersteunen. Nog meer goed nieuws: het is gratis. Het heet borstvoeding.

GEBOORTE EN BORSTVOEDING

De dagen en weken na de bevalling zijn een wervelwind van veranderingen: je moet herstellen van de bevalling en je leven ligt overhoop omdat er opeens een klein wezentje is dat compleet afhankelijk is van jou. Je moet je hele leefstijl omgooien. Het is een veelgehoord misverstand na de geboorte dat vrouwen niet voldoende melk kunnen produceren voor hun baby. Dat klopt alleen voor een minderheid en deze vrouwen kunnen geen borstvoeding geven om fysiologische of medische redenen. De informatieverstrekking over borstvoeding in het VK en de VS is schandalig en ondermaats. Veel zorgverleners die meteen na de bevalling met vrouwen werken, zijn nauwelijks geschoold in de ondersteuning van borstvoeding.

Tegelijkertijd doneren de producenten van flesvoeding tientallen dozen melkpoeder aan de afdelingen verloskunde voor moeders die hulp nodig hebben. De geschiedenis van flesvoeding is fascinerend en schokkend en verdient een eigen boek, maar laat ik het er maar op houden dat ik zelf geen fan ben. Een product dat ooit is gecreëerd om de levens te redden van baby's die geen toegang hadden tot moedermelk, wordt nu gezien als een gelijkwaardige optie. Dat is in allerlei opzichten problematisch. Maar voordat ik iets vertel over de voordelen van borstvoeding en hoe je het kunt ondersteunen met het juiste dieet, wil ik duidelijk maken dat ik vind dat ouders die geen borstvoeding kunnen of willen geven zelf de keuze moeten kunnen maken. Ik heb zelf flesvoeding gegeven toen mijn eerste kindje niet snel genoeg aankwam, en ik heb talloze verhalen gehoord van vrouwen die met veel pijn en moeite urenlang probeerden voldoende melk te produceren of die om twee uur 's nachts zaten te kolven hoewel ze om zes uur naar hun werk moesten.

Mijn standpunt, dat is gebaseerd op wetenschappelijk bewijsmateriaal en de overduidelijke relatie tussen borstvoeding en een goede gezondheid, is dat alle baby's toegang moeten hebben tot moedermelk, of die nu afkomstig is van hun eigen moeder of van een melkbank. De toekomst heeft gevriesdroogde moedermelk van een Amerikaans bedrijf voor ons in petto, en misschien ook microben die worden gemanipuleerd om componenten van moedermelk te creëren. Dat lijken me prima alternatieven voordat we gaan nadenken over mogelijkheden als bewerkte koeien- of geitenmelk in poedervorm. Ik durf zelfs te zeggen dat het onverantwoord is om vrouwen aan te moedigen om flesvoeding te kiezen, tenzij het echt niet anders kan. Ouders moeten al van tevoren goede voorlichting krijgen over de mogelijke gezondheidsuitkomsten van de verschillende opties. Het is onvermijdelijk dat sommige baby's aangewezen zijn op flesvoeding. Die optie moet uiteraard beschikbaar en betaalbaar blijven.

Maar de markt voor flesvoeding groeit onvoorstelbaar snel en zal volgens schattingen in 2030 80 miljard dollar groot zijn. De VS neemt bijna twintig procent van de mondiale consumptie van flesvoeding voor zijn rekening en het VK tien procent.[8] Er is in China een enorme toename van het gebruik van flesvoeding als eerste keuze, al vanaf de geboorte. De enorme markt in West-Europa en Noord-Amerika draagt bij aan lage mondiale borstvoedingscijfers. Het is verbijsterend dat slechts ongeveer dertig procent van de moeders in West-Europese landen na zes maanden nog aan enige mate van borstvoeding doet.[9] Bedenk dat de World Health Organization adviseert dat moeders hun baby's tot zes maanden exclusief borstvoeding geven en dat in combinatie met vast voedsel blijven doen tot een leeftijd van minimaal twee jaar.

Dit is een goed moment om de verschillen tussen borstvoeding en flesvoeding beter te bekijken. Voor de lacterende moeder ondersteunt borstvoeding het herstel na de bevalling vanwege het nuttige neveneffect dat het de baarmoeder terugbrengt naar haar gebruikelijke afmetingen. Het verlaagt de kans op borst- en eierstokkanker, verstevigt onze botten en verkleint de kans op osteoporose en op stofwisselingsaandoeningen zoals hoge bloeddruk en diabetes type 2. Bovendien kan borstvoeding de band met de baby versterken dankzij de oxytocine die vrijkomt als onderdeel van de symfonie aan hormonen die wordt ontketend. Al deze associaties worden al tientallen jaren lang uitvoerig gedocumenteerd in de medische literatuur en verklaren waarom borstvoeding wordt aangemoedigd voor de gezondheid van de moeder.

Ook de voordelen voor de baby zijn uitgebreid gedocumenteerd en worden goed begrepen. Moedermelk bevat een complexe, flexibele combinatie van voedingsstoffen en eiwitten (goed voor de immuniteit!), levende microben en prebiotische vezels die bij elke voeding verandert. Een ochtendvoeding van een baby van twee weken in de winter is heel anders dan een avondvoeding van een baby van vier maanden in de zomer. Hormonen veranderen, antistoffen veranderen, microben veranderen en zelfs de hoeveelheid water verandert om in warme maanden meer hydratatie te genereren. Borstvoeding biedt onmiddellijke bescherming tegen infecties in het maag-darmstelsel die – vooral bij premature kindjes – fataal kunnen zijn. Het verkleint de kans op diabetes en obesitas als het kind volwassen is en levert alle voeding die het nodig heeft voor optimale groei en ontwikkeling. Het is gratis (!) en je hebt er geen apparatuur voor nodig.

Ik heb zoals ik al zei zelf flesvoeding gebruikt voor mijn oudste dochter. Ik heb echt wel oog voor de voordelen. Het is geen gedoe en het is makkelijk klaar te maken als je maar de beschikking hebt over schoon water, of als je rijk genoeg bent om kant-en-klare voeding te kopen. Iedereen kan de baby voeden, wat de geestelijke en lichamelijke druk op de moeder verlicht. Dat kan belangrijk zijn voor vermoeide vrouwen die gebukt gaan onder de fysieke last van het prille moederschap. Het is meetbaar, zodat je de baby per voeding een exacte portie kunt toedienen, wat een einde maakt aan het 'troostsabbelen' waarop veel baby's zo dol zijn. Als je baby minder snel aankomt dan je huisarts of verloskundige zou willen, kan flesvoeding de oplossing zijn. Als je baby allergisch is voor iets wat in je moedermelk zit, kan hypoallergene flesvoeding een enorme uitkomst zijn die je helpt om de wekenlange diëten te vermijden om uit te vogelen wat de boosdoener is terwijl je baby pijn lijdt.

Voor baby's zonder allergieën heeft flesvoeding voor zover ik weet geen voordelen. Er zijn situaties waarin flesvoeding letterlijk levens kan redden voor vrouwen die na de bevalling problemen hebben met hun geestelijke gezondheid of uitgeput zijn. Kunnen donormelk of de oplossingen die nog in de pijplijn zitten alle voordelen van flesvoeding verschaffen? Ja, zonder enige twijfel. En dat is wat ik hoop dat de lezers van dit boek zullen meenemen. Ik wil absoluut niet suggereren dat exclusieve borstvoeding geschikt is voor iedere moeder en iedere baby. Maar ik vraag je om te bedenken dat het veel beter is om menselijke melk als alternatief te hebben voor menselijke baby's.

We hebben de borstvoedingscijfers met behulp van gerichte interventies verhoogd in landen als Rwanda (zevenentachtig procent), Zweden (tweeënzestig procent) en Sri Lanka (tweeentachtig procent) met als einddoel om de volksgezondheid te verbeteren. Ik ben ervan overtuigd dat we ook in het VK en de VS vooruitgang kunnen boeken. Het VK scoort momenteel van alle landen ter wereld het slechtst (slechts één procent van de moeders geeft de eerste zes maanden exclusief borstvoeding), dus het kan alleen maar beter worden.[10]

EEN RICHTLIJN VOOR JE BEHOEFTE AAN VOEDINGSSTOFFEN IN DE PERIODE VAN BORSTVOEDING

Behoefte aan voedingsstoffen	Porties (per dag).
Energie	Neem een extra snack of schep je bord iets voller bij maaltijden, want je hebt extra energie nodig.
Eiwitten	2 à 3 porties peulvruchten, mager vlees, kip en gevogelte of vis.
Calcium	Eén portie zuivel of calciumrijke alternatieven (zoals met calcium verrijkte tofu).
IJzer	2 porties ijzerrijk voedsel.
Vitamine A	1 kop wortelen (2 grote of 12 kleine wortelen) of zoete aardappelen (een gemiddeld grote aardappel) en een portie zuivel.
Vitamine C	1 sinaasappel en 1 kop aardbeien of rode paprika's.
Vitamine D	10 à 15 minuten zonlicht; voedsel als zalm, zuivel en paddenstoelen.
DHA	2 porties vette vis per week.
Vezels	5 à 6 porties fruit en groenten, noten en zaden.
Vloeistoffen	8 à 10 glazen water plus andere dranken zoals thee en koffie.

HET GESCHENK VAN VOEDSEL: HET PRILLE BEGIN

De introductie van nieuw voedsel is een heerlijke fase. Veel ouders zien huizenhoog op tegen deze periode, die wordt gekenmerkt door angst voor stikken (een serieus maar grotendeels vermijdbaar gevaar), het constante schoonvegen van het gezichtje van je kindje (wen er maar aan), verspilling en een hele verzameling kostbare apparaten en spullen om je kind te laten zitten, te voeden en volledig toe te dekken, voedsel te bereiden en op te slaan en zo ongeveer je hele keuken opnieuw in te richten. Toen je zelf een baby was, was dit de periode waarin je veel van de smaakvoorkeuren opdeed waarvan je je vermoedelijk nog altijd bewust bent.

Ik werk vaak met moeders en geef workshops over voeding voor baby's. Ik sta ervan te kijken hoe intimiderend dit cruciale onderdeel van de ontwikkeling voor veel mensen is. Iedereen die weleens zo'n workshop heeft bijgewoond, weet hoe simpel mijn adviezen zijn. Meer dan een blender heb je niet nodig (al kom je met een vork ook al een heel eind), en dan een paar niet te harde lepels waarop je baby kan leren kauwen, en een paar slabbetjes om te voorkomen dat al die schattige outfitjes worden geruïneerd door gemorst voedsel. Het enige prijzige item dat zijn investering terugbetaalt, is een goede kinderstoel met een verstelbare voetensteun en hoogte. Er zijn talloze merken die zulke stoelen fabriceren en zo baby's en jonge kinderen de onafhankelijkheid geven om plaats te nemen en op te staan en op een gepaste hoogte aan tafel te zitten met het gezin.

Het probleem met veel moderne westerse voedingsgewoonten, die zijn ingegeven door strakke schema's en de merkwaardige gedachte dat kinderen gescheiden moeten eten van de rest van het gezin, is dat ze kinderen isoleren in hun voedselervaring. Kinderstoelen met een eigen serveerblad hebben tot verschillende eettijden geleid. Ik denk dat veel mensen onvoldoende begrijpen dat ze hun kinderen kunnen leren eten door zelf het goede voorbeeld te geven. Je ziet op sociale media kostelijke filmpjes van baby's die bij hun moeder op schoot zitten en hopen dat het voedsel op de vork die boven hun hoofd heen en weer gaat voor hen bestemd is. Met wijd geopende mond of smakkende lippen strekken ze vol verwachting hun nekje als er alweer zo'n heerlijk hapje voorbijgaat dat helaas bestemd is voor mama. Die filmpjes laten kinderen zien die eten herkennen, er vol verwachting naar uitkijken, het kauwen en uiteindelijk doorslikken.

Als we kinderen onder een dikke laag slabbetjes in een kinderstoel zetten en hen voeren terwijl we hen aankijken zonder de context van een echte maaltijd, missen we de kans om gezamenlijk van voedsel te genieten. Het is een belangrijk onderdeel van de zintuiglijke en gedragsontwikkeling van kinderen dat ze eten kunnen voelen, kneden, platdrukken, proeven, uitspugen, ermee kunnen spetteren en het zelfs op de grond kunnen smijten. Kinderen moeten al die stapjes zetten om meer te leren over voedsel en hoe ze ermee moeten omgaan. Ze houden nauwlettend hun verzorgers en later hun leeftijdsgenoten in de gaten om te ontdekken welke levensmiddelen veilig zijn om te proberen en welke niet. We zien tegenwoordig een toenemend probleem met de voeding van baby's: sommige baby's gaan na de eerste flesvoeding meteen over op plastic knijpzakjes met gepureerd, gepasteuriseerd voedsel en krijgen niet de kans om verschillende soorten voedsel te proeven en die eerste smaken te ervaren.

Ben ik een principieel tegenstander van knijpzakjes voor kinderen? Natuurlijk niet. Ze kunnen hun nut bewijzen als snacks die geen troep maken, of als noodvoedsel als een van mijn kinderen trek krijgt als we in de speeltuin zijn. Wat me wel zorgen baart – ik zie het in mijn praktijk en in de data – is de dominantie van ultrabewerkt voedsel (in de vorm van ontbijtgranen, biscuits en snacks) in het dieet van jonge kinderen. In het VK halen kinderen eenenzestig procent (bijna twee derde dus) van hun dagelijkse energie-inname uit ultrabewerkt voedsel,[11] meer dan kinderen in de VS of Australië of waar ook ter wereld. Ik probeer ouders in verwachting en jonge ouders uit te leggen dat de periode van nieuw voedsel niet een last is, maar juist een kans. Zo kun je baby's tijdens het koken laten kennismaken met nieuwe smaken, hen op schoot nemen en hen laten spelen met het veilige voedsel op hun bord. Zo kunnen ze plezier hebben met eten als concept. Laat ze gerust een keer troep maken, laat zien hoe je vers fruit eet, en groente, hoe je een hardgekookt ei pelt en hoe mais smaakt als je het van de kolf eet.

Houd wel altijd de veiligheid in de gaten. Leer het onderscheid herkennen tussen kokhalzen en stikken. Onderken het belang van een goede bereiding van voedsel, zodat het veilig is. Weet welke levensmiddelen je moet vermijden (denk aan knapperige chips of hele olijven, die vast kunnen blijven zitten in het keeltje van je kind). Het loont de moeite om voedsel te wassen en te koken om pathogenen te vermijden en je moet baby's niet alleen laten als ze nieuw voedsel proberen in de eerste maanden. Binnen die parameters kun je een kind gerust laten experimenteren.

Ik wil nog even kwijt dat het belangrijk is om je kind te laten kennismaken met allergenen (de acht belangrijkste zijn melk, eieren, vis, schaaldieren, pinda's, tarwe, sojabonen en noten). In de jaren negentig van de vorige eeuw dachten veel kinderartsen dat je het risico op allergieën kon beperken door kinderen niet bloot te stellen aan allergenen. Zwangere vrouwen en moeders die borstvoeding gaven, kregen het advies om pinda's, schaaldieren, sesam, gluten en zuivel te laten staan. Ik werk nog altijd weleens met vrouwen die dat advies hebben gekregen. Maar net als het advies om kinderen op hun buik te laten slapen (dat verhoogt de kans op wiegendood, en het advies is afkomstig van één Amerikaanse arts) deed dit advies het tegenovergestelde van wat de bedoeling was. De allergiecijfers rezen de pan uit. Toen daarna de wetenschap aantoonde dat het microbioom van baby's hun immuunsysteem laat zien wat wel en niet veilig is in de wereld, begrepen we de kwestie veel beter.

Tenzij de zwangere moeder zelf allergisch is, kan het risico op allergieën significant worden gereduceerd door baby's al vroeg te laten kennismaken met allergenen via moedermelk of tijdens de kennismaking met vast voedsel (na een maand of negen dus).[12] Eet dus met je baby, doop je vinger in pindakaas, voed je kindje een klein hapje roerei en laat hem of haar volle organische yoghurt proeven zodra hij of zij enige belangstelling toont (dat zal doorgaans niet eerder gebeuren dan na zeventien weken). Geniet van de eerste fase van nieuw leven en geef je kindje bittere groenten zoals broccoli en voedsel dat rijk is aan voedingsstoffen, zoals bonen en tofu. De meeste baby's proberen alles wat je aanbiedt. Het wordt pas moeilijk in de peuterjaren, zoals we zullen zien in het volgende deel van dit boek.

GEBRUIK JE GEZOND VERSTAND: DE WETENSCHAP VAN ZWANGERSCHAP

De feiten over zwangerschap en de eerste duizend dagen leveren inzichten op die zijn gebaseerd op degelijk bewijsmateriaal en die kunnen leiden tot goede adviezen. Het mediterrane dieet is een effectief dieetpatroon met universele voordelen dat zowel op de korte als op de lange termijn de gezondheid van moeder en kind bevordert. Het vergroot ook de kans op bevruchting, vooral als beide ouders zo eten. Ik vat het zo samen: elke dag volkorenproducten, peulvruchten, bonen, fruit, noten en groenten met extra virgine olijfolie, een paar keer per week vette vis, eieren, gevogelte en gefermenteerde zuivel zoals yoghurt en ambachtelijke kaas, alleen zo nu en dan rood vlees en zoetigheid.

Ultrabewerkt voedsel en drankjes met suiker of zoetstoffen zijn niet goed voor ons, en tijdens de zwangerschap al helemaal niet. Laat kinderen kennismaken met onbewerkt voedsel, niet met voorverpakt voedsel in knijpzakjes. Ik ontdekte tot mijn schok dat er steeds meer kinderen zijn met verzwakte onderkaakspieren omdat we hun de kans ontnemen om te kauwen op hun voedsel. Kinderen die gepureerd, superzacht ultrabewerkt voedsel eten, leren niet kauwen. Die vaardigheid, die ze idealiter aanleren tussen de zes en de negen maanden, vraagt om voedsel met verschillende texturen. Maar kinderen onder de twee jaar halen soms tot negenenzestig procent van hun dagelijkse calorieën uit ultrabewerkt voedsel. Daar moeten we iets aan doen. We moeten het beter doen voor onze kinderen, bijvoorbeeld door te stemmen op politici die een hoge prioriteit geven aan een gezond voedingsklimaat voor toekomstige generaties.

Als afsluiting van dit deel over zwangerschap en wat iedereen die aan deze levensfase begint moet weten, wil ik kritisch kijken naar een aantal minder populaire thema's: alcohol, cafeïne en eeuwige chemische stoffen. Ik zal het kort houden, want ik denk dat het heel eenvoudig is, en het is reductionistisch om gedetailleerd in te gaan op chemische en epidemiologische details als we ons ook kunnen beperken tot een beperkt aantal fundamentele feiten.

Zoals we al zagen, zijn de eerste duizend dagen een kritieke periode in de bouw van een nieuw leven. In deze periode wordt de blauwdruk gevormd van de cellen en organen en het bindweefsel die samen een mensenlichaam vormen dat als het goed is ongeveer honderd jaar stand moet houden. De paden van zintuiglijke verwerking, de structuur van ons brein en de vorming en educatie van ons immuunsysteem: het gebeurt allemaal in die duizend dagen. Het brein van een kind van drie is ongeveer tachtig procent van het volledig gevormde volwassen brein. Dit specifieke moment in de levensloop biedt eenmalige mogelijkheden. Er komt nooit meer een periode met zoveel planning en waarin zo'n groot gedeelte van het structurele fundament wordt gelegd. De bedrading van onze hypothalamus-hypofyse-bijnieras voorspelt hoe gestrest we zijn als volwassenen, hoe groot de kans is dat we te maken zullen krijgen met hoge bloeddruk.

En bedenk dan dat alcohol een teratogene, kankerverwekkende gifstof is. Teratogenen zijn substanties die aangeboren afwijkingen bij foetussen en embryo's in ontwikkeling veroorzaken. We weten dat alcohol de ontwikkeling beïnvloedt en onder meer epigenetische veranderingen in belangrijke zenuwbanen veroorzaakt die impact hebben op het gedrag, de gelaatstrekken en de ontwikkeling van de baby.[13] Alcohol is een carcinogeen van categorie 1a, wat betekent dat het gebruik rechtstreeks kanker veroorzaakt bij mensen. Alcohol bereikt ook de placenta. Als je tijdens je zwangerschap alcohol drinkt, stel je dus ook je baby bloot aan dit risico. En dan is alcohol ook nog eens neurotoxisch oftewel giftig voor neuronen, de cellen waaruit ons brein en ons zenuwstelsel bestaan.

Volgens sommige interpretaties van de beschikbare epidemiologische data is het niet zo heel gevaarlijk om te drinken als je zwanger bent. Maar ik heb nog nooit een collega ontmoet uit de wereld van de volksgezondheid, de kindergeneeskunde of de medische wereld in het algemeen die een zwangere vrouw aanraadt om alcohol te drinken. Als de onderliggende biologische mechanismen zo eenduidig aantonen dat drinken tijdens de zwangerschap schadelijk is, lijkt het me ronduit kortzichtig om te kiezen voor die paar epidemiologische, cross-sectionele studies die misschien aantonen dat er vermoedelijk niets mis is met een paar borrels. Het is een feit dat de meeste vrouwen veel minder gaan drinken of er helemaal mee ophouden als ze zwanger zijn. Het klopt ook dat veel vrouwen gezonde baby's krijgen hoewel ze tijdens hun zwangerschap van tijd tot tijd hebben gedronken. Maar er zijn simpelweg te veel onbekende variabelen. Hoe effectief verwerkt de moeder alcohol? Zit de foetus in een bij uitstek kwetsbare ontwikkelingsfase? Is er sprake van een genetische ontvankelijkheid die door alcoholgebruik wordt geactiveerd? Hoe vaak en hoeveel drinkt de moeder? Gebruikt ze medicatie of narcotica? Wat mij betreft laat het bewijsmateriaal er geen twijfel over bestaan: als je zwanger bent of seks zonder voorbehoedsmiddelen hebt om zwanger te worden, drink dan geen alcohol.

Cafeïne is interessanter, omdat de effecten ervan minder goed worden begrepen. Toch pleit het bewijsmateriaal eenduidig tegen het gebruik van cafeïne tijdens de zwangerschap.[14] Het goede nieuws is dat goede koffie zonder cafeïne al het goede van koffie bevat zonder de risico's voor de zwangerschap van cafeïne. Het spijt me dat ik de boodschapper van slecht nieuws moet zijn. Ik ben zelf ook dol op koffie. Maar als we zwanger zijn, is koffie niet onze vriend.

Ten slotte de eeuwige chemische stoffen en plastic. Het is een relatief recent fenomeen, die plastics en chemische stoffen die voor altijd in ons lichaam blijven. Het ongeboren kind erft een deel van die stoffen, zoals PFAS en BPA, rechtstreeks van de moeder. Er wordt relatief weinig aandacht aan besteed, en de meeste mensen die dit lezen wisten vermoedelijk niet dat dit probleem speelt. Maar er is overweldigend veel bewijs dat aantoont dat deze stoffen een negatieve impact hebben op ons lichaam. Ze worden geassocieerd met de sterke afname van de menselijke vruchtbaarheid (die daalt elk jaar met één procent, zodat we inmiddels als soort vijftig procent minder vruchtbaar zijn dan vijftig jaar geleden).

Het probleem met deze stoffen is dat ze overal in zitten. De eerste stap is dat we ze herkennen. De tweede is dat we moeten proberen ze zo goed mogelijk te ontlopen, zeker tijdens die gouden periode van de eerste duizend dagen. Heel simpel gezegd: verwijder plastic uit je leven: Tupperware, borden, bekers en bestek, meubilair, douchegordijnen en huishoudfolie zijn spullen die je als het maar even kan moet verwijderen of vervangen door natuurlijke vezels. Ook pannen met een antiaanbaklaag, vlekvrije materialen, veel verfsoorten en brandvertragende meubels bevatten eeuwige chemische stoffen. Mijn advies is om als het kan je potten en pannen te vervangen en je huis en de kinderkamer tijdens de zwangerschap niet aan te kleden met nieuwe materialen. Zet dagelijks de ramen open om frisse lucht binnen te laten. Deze chemische stoffen worden geabsorbeerd door de huid en in de lucht. Vermijd geparfumeerde lotions, huidproducten, luchtjes, shampoo en zeep. Ik gebruik natuurlijke producten met het aroma van etherische oliën zoals jasmijn, sinaasappelbloesem en patchoeli. En ten slotte: wees voorzichtig met paracetamol. Er zijn zorgen over de veiligheid van het gebruik van dat middel tijdens de zwangerschap. Als ik de huidige stand van het onderzoek goed begrijp, moeten we er niet al te scheutig mee zijn. Goed spul in een noodgeval, maar vooral laten staan als het niet nodig is.

IEDER LICHAAM MOET DIT WETEN

- Met de term 'de eerste duizend dagen' bedoelen we een exacte periode vanaf de dag van bevruchting tot de tweede verjaardag van het kind. Dat komt uit op duizend dagen (of iets meer of minder, afhankelijk van een eventuele vroeggeboorte).
- We noemen de bevruchting en de zwangerschap niet zomaar het wonder van het leven; het is een verbijsterende levensfase waarin leven ontstaat, een fase die we moeten beschermen door goede keuzes te maken qua dieet en leefstijl.
- Wat we eten en drinken, heeft rechtstreekse, meetbare gevolgen voor onze gezondheid en de toekomstige gezondheid van onze baby.
- Borstvoeding is beter dan flesvoeding en moet toegankelijk zijn voor alle moeders en hun baby's.
- Kennis maakt macht: om beslissingen te nemen over risico's moeten we die risico's begrijpen. Alcohol, cafeïne en bepaalde door mensen gemaakte chemische stoffen zijn gevaarlijk voor ons.
- Landen die een hoge prioriteit geven aan beleidsprogramma's voor jong leven hebben betere gezondheidsuitkomsten. De mensen daar zijn productiever en tevredener met hun leven. Het is altijd verstandig om te investeren in toekomstige generaties.
- Onze eetgewoonten en -voorkeuren worden gevormd vanaf onze eerste dagen.

DEEL 2

DE ACHTBAANJAREN: PUBERTEIT EN ADOLESCENTIE

We zagen in deel 1 dat het venster van gouden mogelijkheden zich sluit als de peuter twee of drie is. De ontwikkeling van het brein heeft zich grotendeels voltrokken. En dan? Wat zijn de sleutelmomenten in de ontwikkeling van kinderen? Wat gebeurt er in vredesnaam tijdens de puberteit en de adolescentie? Het is een levensfase die slecht wordt bediend door de samenleving en de wetenschap, een fase waarin kinderen en adolescenten zich moeten zien te redden tijdens cruciale momenten van hun leven en moeten dansen naar de pijpen van ouders, het onderwijssysteem, een fysieke omgeving en een virtuele wereld die deel is gaan uitmaken van hun ontwikkeling op manieren waarvan mijn generatie zich nog geen voorstelling kon maken. De biologische aspecten van de ontwikkeling van het zenuwstelsel, psychologische factoren en het filosofische concept van identiteit vallen buiten de interessesfeer van dit boek, maar er zijn enkele cruciale momenten die we kunnen beïnvloeden en die van ons vragen dat we de algehele gezondheid nauwlettend in de gaten houden.

De groei tijdens de kindertijd verloopt gestaag, maar de groeicurve is vooral heel steil in de babytijd en de adolescentie. De afgenomen groeisnelheid bij peuters (een tot drie jaar oud) en kleuters (drie tot vijf jaar) wordt vaak geassocieerd met minder trek en minder voedselinname. Ik heb gewerkt met talloze ouders van twee- en driejarigen die bezorgd waren omdat hun kind minder at dan toen het elf maanden was. Ze hoeven zich geen zorgen te maken: peuters eten van nature minder omdat hun groeicurve afvlakt. Een andere reden is dat ze langzaam maar zeker een gevoel van vrijheid en onafhankelijkheid ontwikkelen. Hun voedselinname is een van de weinige zaken waarover ze de volledige autonomie hebben.

Als we even in de schoenen gaan staan van een peuter (of nog beter: op blote voeten, of op minimalistische schoenen, zodat ze hun proprioceptie en voetspieren kunnen trainen), merken we onmiddellijk dat bijna alles voor hen wordt besloten. De kleren die ze dragen, het voedsel dat ze eten, wat ze de hele dag doen, de tijd van hun middagdutje, speelkameraadjes, muziek, speelgoed, de hele gang van zaken, wanneer het tijd is om buiten te spelen… ze hebben vrijwel nergens controle over. Om hun samenwerking af te dwingen kan het wonderbaarlijk goed werken om hen bepaalde keuzes zelf te laten maken: deze outfit of die outfit? Dit boek of toch dat andere? Naar de speeltuin of naar de bibliotheek? Het is begrijpelijk dat peuters weigeren te eten op een bepaalde plaats of op een bepaald moment, of dat ze bepaalde soorten voedsel afwijzen. Dat zijn ongeveer de enige keuzes die ze in de loop van de dag kunnen maken. Misschien was je zelf als kind om diezelfde reden een 'moeilijke eter'. Niemand vindt het fijn om geen keuzes te hebben.

Die nieuwe onafhankelijkheid zorgt er in combinatie met de afgenomen trek voor dat veel ouders in de paniekstand schieten omdat hun kind, dat altijd zo avontuurlijk en onbevangen at, opeens eet als een klein vogeltje. Een van mijn cliënten was aanvankelijk bang dat haar baby te veel at. Maar enkele maanden later was het doorgeslagen naar de andere kant. 'Hij eet nauwelijks meer, ik ben bezorgd.' Er zijn natuurlijk kinderen die hulp nodig hebben omdat ze problemen hebben met eten. Problemen met kauwen of slikken, intolerantie voor bepaalde texturen, een uitgesproken afkeer van kleurrijk voedsel en emotionele trauma's kunnen zich manifesteren in verstoorde eetpatronen die vaak hand in hand gaan met andere problemen: gewichtsverlies, groeistoornissen, slaperigheid, sociale afwezigheid en spanningen rond maaltijden. De uitkomsten zijn beter naarmate deze kinderen sneller hulp krijgen. Zoek dus vooral hulp als je je zorgen maakt.

In de meeste gevallen doe je er verstandig aan om consistent en vasthoudend te zijn. De eerste belangrijke stap voor ouders en zorgverleners is dat je op regelmatige tijden een verscheidenheid aan voedzame voedingsmiddelen aanbiedt. Door onze kinderen de ruimte en vrijheid te geven om te kiezen uit dat aanbod laten we zien dat we respecteren dat ze misschien niet willen eten. Als we hen dwingen om te eten, hen straffen als ze niet eten, overladen met schuldgevoelens en schaamte of hun alleen geven wat ze lekker vinden (ik denk in eerste instantie aan melk of flesvoeding), voorzien we eten van negatieve associaties. Zo verkleinen we de kans dat het kind voldoet aan de minimale dieetdiversiteit die het nodig heeft voor een optimale ontwikkeling.

Jonge kinderen zijn erg gevoelig voor prikkels van honger en bevrediging. Ze vragen om eten als ze trek hebben, en als je hun de kans geeft, zullen ze het je laten weten als ze vol zitten. Die gevoelens gaan ze alleen onderdrukken of ontkennen ten gevolge van externe druk. Ik investeer veel tijd in pogingen om mijn cliënten weer de connectie te laten vinden met de signalen van hun lichaam. Doodzonde eigenlijk, want aanvankelijk zijn we in dat opzicht optimaal afgestemd. Sommige fasen van onze jeugd worden gekenmerkt door een onstilbare honger. Begrip van de menselijke groeicurve is de landkaart die ons die natuurlijke respons laat zien.

VROEG VOEDSEL

- **Pinda's:** in tegenstelling tot eerdere richtlijnen nemen we nu aan dat het vroeg introduceren van pinda's (na drie tot zes maanden) de kans op pinda-allergieën drastisch reduceert, vooral bij kinderen met een verhoogd risico (allergische ouders). Er zijn producten beschikbaar die deze vroege introductie vergemakkelijken.

- **Eieren:** eieren zijn rijk aan voedingsstoffen en bevatten eiwitten, vetten, de vitaminen A, D, B12 en B6, calcium, magnesium, luteïne en zeaxanthine. Ze behoren tot de eerste levensmiddelen die kinderen leren bereiden en zijn bij uitstek geschikt voor een vroege kennismaking.
- **Groentesoepen en -stoofpotten:** voortreffelijke bronnen van allerlei vezels, polyfenolen en combinaties van plantaardige eiwitten. Ze bevatten in water oplosbare voedingsstoffen en zijn een uitgelezen manier om je kind te laten kennismaken met allerlei groenten.
- **Volkorenproducten:** je kunt bijvoorbeeld spelt, rogge en parelgerst toevoegen aan soepen en stoofpotten voor extra energie en prebiotische vezels.
- **Peulvruchten en bonen:** worden aanbevolen voor een gezond dieet en kunnen worden aangeboden in de vorm van hummus of als ingrediënt in sauzen en stoofpotten.
- **Verschillende groenten:** het aanbod van een scala aan groenten, vooral als ze rijk zijn aan polyfenolen en andere voedingsstoffen, waarborgt een uitgebalanceerde inname van vitaminen en mineralen.
- **Fruit:** onbewerkt fruit is een gezond onderdeel van het dieet van baby's en staat garant voor essentiële vitaminen en vezels.
- **Volle zuivel:** volle natuurlijke yoghurt, kefir en kaas zijn zeer geschikt voor baby's en jonge kinderen.
- Introduceer nooit meer dan één nieuw soort voedsel tegelijk en let goed op symptomen van allergieën en intolerantie. Het is belangrijk om het voedsel voor baby's veilig te bereiden en erop te letten dat het voedsel de juiste textuur heeft om het gevaar van stikken te voorkomen.

BEGRIP VAN DE MENSELIJKE GROEICURVE

De wetenschapper Richard Scammon zette in de jaren twintig de eerste menselijke groeicurves uit, die een belangrijke rol zijn gaan spelen bij het onderzoek naar groei in de kindertijd en adolescentie. Er zijn vier hoofdterreinen van menselijke ontwikkeling: lichamelijk, gedrag, cognitief en emotioneel. Ze zijn nauw met elkaar verbonden en oefenen over en weer op allerlei directe en indirecte manieren invloed uit op elkaar.

We weten uit aangrijpende studies naar Roemeense wezen, die in 1990 na de val van de laatste communistische dictator van Roemenië aan het licht zijn gekomen, dat kinderen die worden genegeerd en niet emotioneel worden gekoesterd, lijden aan de vreselijke gevolgen daarvan in fysiek en cognitief opzicht en op het gebied van hun gedrag.[1] Je hebt inmiddels vast al begrepen dat het geen zin heeft om mensen op te splitsen in losstaande aspecten. Alle aspecten van onze geleefde ervaring beïnvloeden elkaar over en weer. Ik zie voeding als het overkoepelende instrument dat op alle terreinen verbetering kan bewerkstelligen. Voor het volgende deel helpen Scammons groeicurves uit de jaren twintig ons om de verbijsterende veranderingen te begrijpen die onze lichamen ondergaan in de eerste twee decennia van ons leven. Want zoals je kunt zien in de grafiek op de volgende bladzijde: er gebeurt nogal wat na de eerste twee jaar.

De eerste twee jaar laten een snel, steil groeitempo zien. Een periode met veel honger, waarin voedsel gelijkstaat aan leven en er fundamenten worden gelegd. Dan vertraagt de groei en zien we een plateau, in elk geval voor het bewegingsapparaat (spieren en botten) en het voortplantingssysteem. De groei van het brein is voor tachtig procent voltooid tegen de tijd dat we drie zijn. In termen van groei is de cruciale structuur van het brein al vrij jong geïnstalleerd. De veranderingen in het brein van adolescenten hebben meer te maken met verfijning en versterking van synapsen (dit proces wordt synaptische pruning genoemd). Het is een cruciale periode waarop we later zullen terugkomen, maar het is geen fase van groei. De volgende snelle stijging van de groei van het bewegingsapparaat en het voortplantingssysteem zien we pas tussen de twaalf en veertien jaar en staat bekend als de puberteit.

Afbeelding 8. Groeitempi voor verschillende systemen in het menselijk lichaam tussen nul en twintig

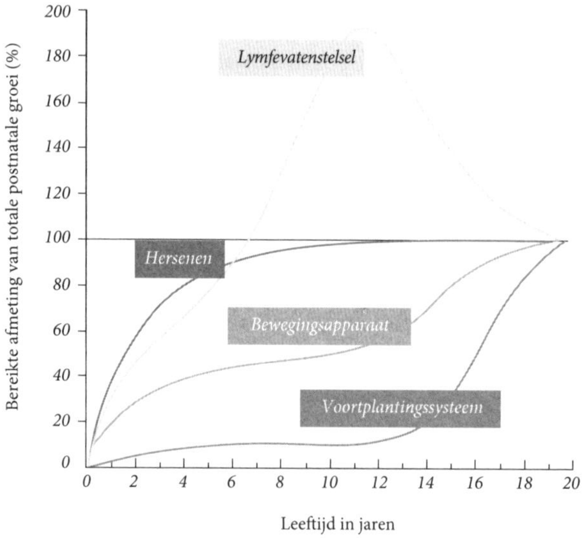

En het lymfevatenstelsel? Veel mensen zijn goed vertrouwd met dit systeem, bijvoorbeeld vanwege de klieren in onze nek die opzwellen als we ziek zijn. Anderen kennen het belang van massages van de lymfeklieren om overtollig lymfevocht af te voeren. Toch heeft de populaire wetenschap naar mijn smaak te weinig oog voor het lymfevatenstelsel en de organen waaruit het bestaat, zoals de lymfeklieren en -vaten. Deze organen leveren een onmisbare bijdrage aan het onderhoud van weefsel en vormen een effectieve frontlinie voor onze verkregen resistentie, het gedeelte van het immuunsysteem dat ziektekiemen gericht te lijf gaat. We hebben naast een aangeboren immuunsysteem, dat generieke sos-signalen zoals zwelling gebruikt om ons lichaam te waarschuwen tegen dreigend gevaar, een adaptief systeem dat zich in de loop der tijd dankzij infecties en vaccinaties ontwikkelt en heel doelgericht en specifiek de beste mogelijke wapens tegen pathogenen bedenkt, creëert en inzet.

De ontwikkeling van lymfeorganen is een fascinerend proces.[2] Al voor de geboorte vormen groepen cellen de eerste clusters van lymfeweefsel in de darmen. Zoals we al hebben gezien, spelen de darmen een sleutelrol bij de werking van het immuunsysteem. Dat wordt nog eens onderschreven door het feit dat het allereerste lymfeweefsel juist in de darmen groeit. Secundaire lymfeorganen zoals amandelen, neusamandelen, de organen in traanbuizen en het buikvlies (een belangrijk stuk weefsel dat onze interne organen op hun plaats houdt) vormen zich pas na de geboorte. Dat verklaart de snelle stijging van de groeicurve van de kindertijd tot aan de puberteit.

Het enterische zenuwstelsel, de grootste accumulatie van zenuwcellen buiten het centrale zenuwstelsel, is ingebed in de darmwand. Dit is wat mensen bedoelen als ze de darmen ons 'tweede brein' noemen. Het enterische zenuwstelsel kan onafhankelijk van het centrale zenuwstelsel opereren. Er is voortdurend communicatie in beide richtingen tussen dit systeem en ons immuunsysteem. Daar komt bij dat immuniteit en de inname van voedingsstoffen worden gesynchroniseerd door het circadiaanse ritme, onze 'lichaamsklok'. Het hele systeem is een staaltje van zorgvuldige timing, slimme activatie en een gedegen voorbereiding door onze cellen om pathogenen te verslaan en de verspreiding van ziekten tegen te gaan.[3]

Dit is interessant genoeg de routekaart voor ons immuunsysteem. Het lymfeweefsel met het daaraan verbonden stelsel van weefsels en cellen is de plaats waar onze immuuncellen zich verzamelen om te besluiten strijd te leveren, losgeslagen

T-cellen te verwijderen en eventueel aanwezige gevaarlijke cellen op te sporen. Deze verbijsterende groei van weefsel speelt zich zomaar af in het lichaam van schoolkinderen. We kunnen de kracht van hun immuniteit beïnvloeden met het dieet en de leefgewoonten die we hun meegeven.

Lymfeweefsel speelt een cruciale rol bij de afweer van infecties. Een tekort aan lymfeweefsel tijdens de ontwikkelingsfase kan leiden tot een beperkt vermogen om de gewenste immuunrespons op infecties uit te voeren. Een ernstig tekort aan lymfeweefsel noemen we lymphoïde hypoplasie. We kennen ook lymphoïde hyperplasie, een toename van het lymfeweefsel die vaak optreedt als reactie op infecties. Dit is in feite een wapen om de frontlinie van het lichaam te versterken. Als kinderen naar school gaan, in contact komen met leeftijdsgenootjes, veel stress ervaren en worden blootgesteld aan allerlei soorten bacteriën en virussen, groeit hun lymfeweefsel onvoorstelbaar snel met hen mee. Om deze ontwikkeling te ondersteunen is het belangrijk om kinderen bloot te stellen aan natuurlijke omgevingen die rijk zijn aan aarde, planten en frisse lucht. Adequate voeding om de groei van weefsel te ondersteunen kan het verschil maken tussen een robuust, doortastend immuunsysteem of een systeem dat niet op zijn taken is berekend.

Chronische ontstekingen en ziekten zoals de ziekte van Crohn gaan vaak gepaard met de vorming van tertiair lymfeweefsel. Het lichaam creëert dan een specifieke locatie om te proberen het probleem op te lossen. Dit kan in een latere levensfase gebeuren – bij gevallen van artritis bijvoorbeeld – maar dit type groei doet zich meestal voor bij kinderen van twee tot twaalf jaar oud. De meeste ouders zijn maar al te bekend met de vaak meedogenloze infecties die hun kinderen gemiddeld negen tot twaalf keer per schooljaar voor hun kiezen krijgen. Het lymfeweefsel groeit mee en past zich bij elke infectie aan als een netwerk van gepersonaliseerde sportscholen om het kind klaar te stomen voor het volgende gevecht.

De snelheidscurve geeft een beeld van de ongelooflijke snelheid waarmee kinderen van jaar tot jaar groeien. Het kind in het voorbeeld hieronder groeide tien centimeter tijdens zijn veertiende levensjaar. Wat een razend tempo! Maar het kind groeide ook zeven centimeter toen het tien was; het gebeurt dus niet alleen in de puberteit. De jaren van snelle groei gaan gepaard met een toenemende behoefte aan de benodigde bouwstenen: sterke botten en spieren.

Afbeelding 9. Snelheidscurve van groei tussen het zevende en het zeventiende levensjaar

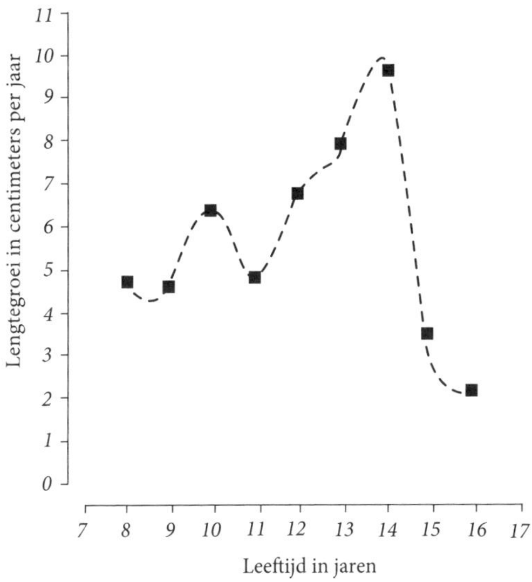

Kinderen die geen optimale voeding voor groei krijgen, hebben een verhoogde kans op een groeiachterstand. Dat is een belangrijk concept in de ontwikkeling en voedingsstatus van kinderen. We hebben het niet over een plotselinge gewichtsafname door ziekte of kinderen die klein zijn vanwege hun genen. Sommige kinderen zijn klein en andere zijn groter, maar een kind met een groeiachterstand heeft niet zijn of haar volledige groeipotentieel bereikt vanwege een gebrek aan adequate voeding.

Groeiachterstand als een maatstaf van voedingsstatus wordt in internationale rapporten en de voedingsleer meestal gebruikt om de voortgang van de voeding van kinderen in kaart te brengen. De term wordt niet vaak gehanteerd in de context van hoge-inkomenslanden omdat groeiachterstanden doorgaans een gevolg zijn van chronische ondervoeding, die wordt veroorzaakt door ondervoeding van de moeder en in de kindertijd blijft aanhouden. Een aantal voorbeelden: vijfenzestig procent van de kinderen in Burundi, achtendertig procent van de kinderen onder de vijf in Afghanistan, zestien procent van de kinderen in Bolivia en minder dan één procent van de kinderen in Australië heeft een groeiachterstand.[4] Het VK publiceert geen data over groeiachterstand, maar een studie van Imperial College toonde aan dat Britse kinderen in vergelijking met hun Europese leeftijdsgenoten kleiner worden en inmiddels ook qua groeitempo achterlopen. Deze negatieve trends hebben vermoedelijk te maken met een afname van de voedselkwaliteit en de verminderde toegankelijkheid van voedzaam voedsel door bezuinigingen en de afnemende bestaanszekerheid.

HORMONEN, OVERAL HORMONEN

Bij kinderen met een adequaat dieet begint de puberteit rond het elfde (bij meisjes) of het dertiende (bij jongens) levensjaar. Adrenarche is het proces waarbij de bijnieren worden geactiveerd, wat het pad effent voor schaamhaar, een groter libido, meer lichaamsgeur, de aanmaak van androgenen en geslachtshormonen. Deze periode van koortsachtige activiteit piekt rond de twintig en neemt af als we ouder worden.

Andere hormonen die een sleutelrol spelen bij de menselijke groei, zijn het menselijk groeihormoon of somatropine (dat wordt aangemaakt in de hypofyse), insuline (in de alvleesklier), schildklierhormonen (schildklier), glucocorticoïden (bijnieren), prolactine (hypofyse) en de steroïdhormonen die worden geproduceerd in de gonaden (de eierstokken bij vrouwen, de testes bij mannen). Het is een symfonie van allerlei in verschillende lichaamsdelen geproduceerde hormonen die weefsel de instructie geven om te groeien, te functioneren, nuttige zaken op te slaan en zich te differentiëren met het uiteindelijke doel dat we de volwassenheid bereiken tegen de tijd dat we achttien zijn en eindelijk stoppen met groeien.

Sommige kinderen ondergaan – altijd onder de supervisie van een gespecialiseerde kinderarts – hormoontherapie. Maar de beste manier om een adequate hormoonproductie te ondersteunen is – je kunt het vast wel raden – een voedzaam dieet.

DE BELANGRIJKSTE TEKORTEN AAN VOEDINGSSTOFFEN BIJ JONGE VROUWEN IN HET VERENIGD KONINKRIJK[5]

Vezels: meer dan negentig procent van de volwassenen krijgt niet de aanbevolen hoeveelheid vezels binnen.
IJzer: achtenveertig procent van de vruchtbare vrouwen (tussen de achttien en de vijftig) krijgt te weinig ijzer binnen.
Folaat: slechts twee procent van de vrouwen in de leeftijdsgroep achttien t/m vijfendertig gebruikt voldoende folaat (600 microgram per dag) om het risico te verkleinen dat ze een baby krijgen met een neuralebuisdefect.
Vitamine D: veel vrouwen en mannen nemen te weinig vitamine D in en krijgen alleen vitamine D uit zonlicht.

MIJN TOP VIJF VAN VOEDZAME VOEDSELSOORTEN VOOR VROUWEN EN ADOLESCENTEN

1. **Eieren:** een goede bron van ijzer, die alle belangrijke microvoedingsstoffen bevat (behalve vitamine C).
2. **Paddenstoelen:** bevatten allerlei microvoedingsstoffen,

zoals de essentiële vitaminen B en D, die het immuunsysteem versterken en zelfs het risico op kanker verkleinen.
3. **Noten en zaden:** een uitstekende bron van polyfenolen, vezels en omega 3-vetzuren, die je darmflora versterken.
4. **Volkorenproducten:** bevatten van nature veel vezels en allerlei vitaminen en mineralen.
5. **Bladgroenten:** veel polyfenolen, microvoedingsstoffen en oplosbare vezels.

Het is bij het bovenstaande goed om te bedenken dat de definitie van 'aanbevolen hoeveelheid' discutabel is. Deze hoeveelheden zijn gebaseerd op wettelijke richtlijnen, maar het is belangrijk om voor ogen houden dat iedereen uniek is als het om voeding gaat.

HET BREIN AAN DE STEROÏDEN

Ik schreef eerder al over het proces van synaptische pruning dat zich afspeelt tijdens de adolescentie. Tieners ervaren ingrijpende veranderingen in de structuur en werking van hun brein, maar ze worden in die periode maar zelden begrepen en bijgestaan met adequate emotionele steun of voeding. En dat terwijl juist op die leeftijd van kinderen wordt verwacht dat ze op school uitblinken zodat een droomcarrière verzekerd is.

Het is een wreed toeval dat ons onderwijssysteem zo is ingericht dat de belangrijkste tentamens aan het einde komen. Net in de periode waarin het tienerbrein probeert te definiëren wat de bruikbaarste, potentieel meest creatieve neurale paden zijn en die te verfijnen, moeten onze tieners enorme hoeveelheden informatie opslaan voor hun examens. En dan hebben ze ook nog eens te maken met groepsdruk, een brein dat wordt belaagd door stress en cortisol, ongekend actieve androgenen en een beroerd dieet. Tieners eten minder fruit en groenten en meer ultrabewerkt voedsel dan alle andere leeftijdsgroepen, consumeren de laagste verscheidenheid aan volkorenproducten en zijn bij uitstek kwetsbaar voor de verleidingen van drinken, roken, vapen en drugs.

Hoe is het mogelijk dat onze tieners een vergeten groep zijn geworden? Net als bejaarden worden tieners vaak gezien als lastpakken. We laten ze dus maar aan hun lot over, en dat betekent tegenwoordig dat ze zich verschuilen achter hun schermen. Waar de verveelde tieners van de jaren zeventig en tachtig fietsen gingen jatten en kattenkwaad uithaalden, verdwijnen hun hedendaagse tegenhangers in een wereld van sociale media. Online pesterijen en virtuele levens in hyperrealistische games kunnen ertoe leiden dat kinderen urenlang in dezelfde positie zitten en stress ervaren zonder de fysieke activiteit die hun stress deels zou kunnen temperen.

Ik heb op het moment dat ik dit boek schrijf twee jonge kinderen. Ik ben me nu al bewust van de aantrekkingskracht die technologie op hen heeft. Ik ben niet zo'n ouder die zonder schermtijd kan. Ik vind schermen ook niet altijd slecht. Er wordt veel onderzoek naar dit onderwerp gedaan. Verschillende onderzoeksgroepen proberen de effecten van schermtijd op het zich ontwikkelende brein te kwantificeren. Een systematische review van een groot aantal studies[6] stelde vast dat langdurige en regelmatige schermtijd in verband kan worden gebracht met de neiging om bevrediging op de korte termijn te zoeken. Als je bedenkt aan welke sociale verschijnselen tieners blootstaan (seks, drugs, weinig oog voor dreigingen), kun je begrijpen dat dit tot gevaarlijke situaties kan leiden.

Collega's van me van Imperial College London zijn bezig met de SCAMP-studie over cognitie, pubers en mobiele telefoons,[7] een van de grootste studies van zijn soort. Hun bevindingen bevestigen wat veel mensen instinctief al wisten. Meer dan drie uur telefoongebruik per dag wordt geassocieerd met een hogere BMI (en dus een hoger risico op overgewicht en obesitas) en slaapproblemen, die weer nauw zijn gerelateerd aan gedragsproblematiek. De laatste gebieden van het brein die zich ontwikkelen tijdens de adolescentie zijn de frontale en temporale kwabben, die invloed hebben op emoties, taal en verwerking van herinneringen.

Een ander probleem met mobiele telefoons en de online wereld is de reclame waaraan kinderen worden blootgesteld. Ze krijgen voortdurend advertenties voor fastfoodketens, energiedrankjes en ultrabewerkt voedsel te zien. Regelmatige blootstelling aan dit soort advertenties leidt tot veranderingen in gedrag en voedselkeuzes. Dat weten we dankzij een aantal goed uitgevoerde sociale experimenten die aantonen dat groepen tieners die elkaar niet kennen hetzelfde item – een driedubbele portie gefrituurde kipnuggets – kiezen van een menu met meer dan dertig opties. Aan het einde van het experiment krijgen de tieners te zien hoe vaak ze al zijn blootgesteld aan dat item: op weg naar het restaurant, op sociale media, op posters op straat, in taxi's en in radiospotjes. De tieners hadden de advertenties niet bewust geregistreerd, maar de herhaalde boodschap had zoveel impact op hun onbewuste brein dat ze het item kozen toen ze de kans kregen.

Onze tieners groeien op in een voedselklimaat dat verre van ideaal is voor hun gezondheid en voor de laatste, cruciale fase van de ontwikkeling van hun brein. We kunnen bijdragen aan de oplossing van dit probleem door druk uit te oefenen op overheden, scholen en organisaties zoals FIFA, die nog altijd fastfoodbedrijven aantrekken als hoofdsponsors voor grote evenementen. Ik sta ook versteld van de frequentie van reclames voor bezorgmaaltijden en troostvoer tijdens belangrijke televisie-evenementen. Het is soms alsof je naar een reeks pizza-advertenties zit te kijken die van tijd tot tijd wordt onderbroken door beelden van het belangrijke evenement waarvoor je had ingeschakeld. De actiegroep Bite Back 2030 is opgericht en wordt gerund door (en voor) jongeren die zich inzetten voor de beschikbaarheid van gezond, voedzaam voedsel voor iedereen. Ze doen het bewonderenswaardig goed, maar ze hebben behoefte aan de steun van volwassenen die de macht hebben om de beschikbaarheid van gezond voedsel een hogere prioriteit te geven.

Landen als Denemarken, Finland, IJsland, Noorwegen en Zweden hebben maatregelen genomen om de marketing van junkfood voor kinderen in te tomen. Frankrijk ontmoedigt ouders om hun kinderen ultrabewerkt voedsel voor te zetten en in Italië is slechts veertien procent van het voedsel ultrabewerkt, een van de laagste percentages ter wereld. Tieners maken een kritieke fase door en hebben behoefte aan onbewerkt voedsel. Een sterk immuunsysteem kan alleen worden opgebouwd met behulp van gezond functionerende darmflora. Hun brein vraagt om de juiste bouwstenen en omega 3-vetzuren om hun volle potentieel voor cognitie en geestelijke gezondheid te verwezenlijken. Bij meisjes is de behoefte aan goede voeding in deze periode nog nijpender, want hun lichamen beginnen in een maandelijkse cyclus weefsel te creëren en af te breken. Dat is een reactie op de fluctuerende hormoonniveaus die hun lichaam instrueren om een laag slijmvlies in hun baarmoeder aan te leggen, hun borstklierweefsel voor te bereiden op groei in het geval van een eventuele zwangerschap, een ontstekingsproces te ondergaan om een eicel aan te maken en al dat bloed en het overtollige weefsel te verliezen aan het begin van een nieuwe cyclus.

AANBEVELINGEN EN ADVIEZEN OVER VOEDINGSSTOFFEN

Voedingsstof	Dagelijkse aanbevelingen	Algemeen advies
Eiwitten	2 à 3 porties (van 75 gram elk) mager vlees, kip en gevogelte of vis	Verwerk mager vlees, kip en gevogelte, vis en bonen en noten in je dieet

Voedingsstof	Dagelijkse aanbevelingen	Algemeen advies
Calcium	4 porties zuivel (250 ml/1 kop melk/yoghurt of 40 gram kaas)	Eet zuivel, verrijkte plantaardige melk, groenvoer, amandelen
IJzer	2 à 3 porties ijzerhoudend voedsel (75 gram rood vlees of 200 gram/1 kop ontbijtgranen)	Rood vlees, kip en gevogelte, vis, bonen, verrijkte granen
Vitamine A	1 portie wortelen/ zoete aardappelen en 1 à 2 porties zuivel	Komt voor in zuivel, groenvoer, oranje groenten
Vitamine C	1 sinaasappel en 1 paprika of 200 gram aardbeien	Citrusvruchten, aardbeien, paprika
Vitamine D	10 à 15 minuten zonlicht of 2 porties verrijkt voedsel	Zonlicht, verse vis, verrijkt voedsel
Vezels	5 à 6 porties volkorenproducten, fruit en groenten	Volkorenproducten, fruit, groenten, noten, zaden
Vloeistoffen	8 à 10 glazen water per dag	Hydratatie is cruciaal; water is de beste bron

KENNISMAKING MET DE MENSTRUATIECYCLUS

Ik zal de eerste keer dat ik ongesteld werd nooit vergeten. Ik werd diepongelukkig en chagrijnig wakker en maakte me klaar om naar school te gaan. Ik zal een jaar of elf zijn geweest en was totaal niet voorbereid op die ellendige situatie. Ik herinner me vooral een overheersend gevoel van sloomheid. Mijn moeder deed het onderbroekje dat ik onhandig op de grond had gekwakt in de was. Ik schaamde me kapot, zij was geschokt. Na een snelle kennismaking met maandverband ging ik naar school. Ik moest me maar redden. Gelukkig zijn sommige dingen inmiddels sterk verbeterd. 'Menstruatiepositiviteit' en het afschaffen van reclames waarin blauw water op maandverband wordt gegoten zijn stappen in de goede richting. De sociale media hebben veel vrouwen geholpen om openhartig te spreken over hun cyclus en hun gevoelens tijdens de menstruatie. Ook ik heb het gevoel dat ik dit onderwerp openhartig kan bespreken met mijn dochters. Nu moet de wetenschap ons leiden naar een beter begrip van de fysiologische behoeften van vrouwen in de loop van hun cyclus. Er zijn nog maar weinig onderzoekspapers gepubliceerd over voeding in de verschillende stadia van de menstruatiecyclus, maar er zitten veranderingen aan te komen en er zijn een paar elementaire feiten die iedereen zou moeten kennen.

Menarche is de term die we gebruiken voor de eerste menstruatie als teken van de eerste menstruatiecyclus. Het is het begin van de vruchtbare jaren van een vrouw en markeert een ingrijpende verandering in haar voedselbehoeften voor de komende jaren. De leeftijd van menarche is afhankelijk van allerlei factoren, zoals genetische aanleg, blootstelling aan hormoonverstorende stoffen,[8] lichaamsgewicht, vetpercentage en een al dan niet zittende leefstijl.[9] Meiden van nu beginnen gemiddeld eerder met menstrueren dan hun moeders dat deden. Die vroegere menarche kan vermoedelijk in verband worden gebracht met de met vijftig procent toegenomen kans op zwangerschapsdiabetes[10] nadat we hebben gecorrigeerd voor andere factoren die de kans op die aandoening verhogen.

Een gevarieerd dieet met veel gezond, onbewerkt voedsel en een actieve leefstijl verhoogt de kans dat de eerste menstruatie zich voordoet op de ideale leeftijd. Meer meisjes sporten tegenwoordig in clubverband dan dertig jaar geleden. Maar helaas is het nog altijd niet veilig om meisjes in hun eentje te laten wandelen of joggen. Tegen de tijd dat ze twintig zijn, heeft zevenennegentig procent van de vrouwen in het VK te maken gehad met een of andere vorm van seksuele intimidatie.[11] We moeten manieren vinden om sporten en beweging veiliger te maken voor jonge vrouwen. Ons bewust zijn van het probleem is de eerste stap.

Als een meisje eenmaal menstrueert, doorloopt haar lichaam de cyclus van uitputting en herstel die ik al heb beschreven, met de opbouw en het verlies van de endometriale voering. Omdat het proces een zware wissel trekt op het lichaam, is goede voeding pure noodzaak. Het meest voorkomende voedingsstoffentekort in de wereld is een tekort aan ijzer. De gerelateerde aandoening ijzergebreksanemie (in de volksmond bloedarmoede genoemd) komt veel voor bij vruchtbare vrouwen van vijftien tot negenenveertig en bij kinderen. Mondiale schattingen laten zien dat er wereldwijd nauwelijks verbetering is.[12] Er zijn enorme verschillen tussen diverse landen: tachtig procent in Jemen, slechts zeven procent in de VS,[13] een mondiaal gemiddelde van dertig procent.

Zware menstruele bloedingen zijn nauw gecorreleerd met ijzertekort,[14] dat ook allerlei andere symptomen kan veroorzaken, zoals afnemende cognitieve functies, vermoeidheid, uitputting, hersenmist, spierzwakte en duizeligheid. Het ligt voor de hand dat al die zaken ten koste gaan van de schoolprestaties en de kwaliteit van leven van de betrokken meisjes. IJzersupplementen zijn wel degelijk effectief, maar ze zijn voor het overgrote deel van de meisjes en vrouwen geen oplossing voor de lange termijn. Een dieet met voldoende voedingsstoffen en vooral veel ijzerhoudend voedsel is de beste manier om ijzertekorten te voorkomen en ervan te herstellen. In landen als Jemen, waar voedsel schaars is en het ontzettend moeilijk is om voldoende voedsel te bemachtigen, is ijzertekort uitgegroeid tot een humanitaire crisis. In Europa, de VS en andere landen waar voedsel volop beschikbaar is en waar we een overschot aan calorieën hebben voor iedereen die we moeten voeden (in de VS zijn gemiddeld ongeveer 4000 calorieën per persoon per dag beschikbaar), gaat het meer om de kwaliteit dan om de kwantiteit van het voedsel.

Ik hoop dat we onze kinderen en tieners weer onbewerkt voedsel gaan voorzetten. Er zijn duidelijk afgebakende perioden van groei, verandering en intense ontwikkeling van het brein die bepalend zijn voor het type mensen dat ze worden en hoe gelukkig ze kunnen zijn in hun vormende jaren. Het merendeel van de geestelijke aandoeningen treedt aan het licht in die kritieke periode: vijftig procent van alle geestesziekten is gevestigd als de patiënt veertien is, en vijfenzeventig procent als de patiënt vierentwintig is.[15] Er zijn allerlei factoren die bijdragen aan mentaal welzijn – niet alles draait om voeding – maar voeding is iets wat we zelf kunnen aanpassen. Kinderen eten over de hele linie niet goed genoeg om een gewenst niveau van welzijn te ondersteunen.

IEDER LICHAAM MOET DIT WETEN

- Hoe kinderen en tieners eten, beïnvloedt hun huidige gezondheid en hun kans om als volwassenen ziek te worden.
- De lichamen en voedingsgewoonten van kinderen en jongeren zijn voortdurend in ontwikkeling. Hun voedingsbehoeften zijn kneedbaar en vragen van ons dat we hun een brede verscheidenheid aan voedzaam voedsel aanbieden.
- Ze hebben onze hulp nodig om hun voedselomgeving te verbeteren, met als einddoel een goede geestelijke en lichamelijke gezondheid.
- Technologie mag, zeker voor kinderen en jongeren, niet

in de plaats komen van tijd die wordt besteed aan beweging en sociale contacten.

- Bloedarmoede behoort tot de ernstigste voedseltekorten. Adequate voeding voor menstruerende vrouwen is cruciaal voor de ondersteuning van hun gezondheid, levensgeluk en de laatste ontwikkelingsfasen op weg naar de volwassenheid.
- Jonge mannen hebben een sterk verhoogde behoefte aan zink voor de aanmaak van testosteron en aan omega 3 voor een gezond brein en gezonde hormonen. Die voedingsstoffen zitten in zeevruchten en zaden.

DEEL 3

DE CYCLI VAN HET LEVEN: VOLWASSENHEID

Veel tieners kijken uit naar de vrijheid van het volwassen leven: de eindeloze mogelijkheden om te doen wat ze willen doen, te eten, te slapen en te leven hoe ze maar willen. Maar de realiteit is complexer. Eleanor Roosevelt had het goed gezien toen ze zei dat vrijheid en verantwoordelijkheid hand in hand gaan. Voor veel mensen die relatief gezond de volwassenheid bereiken, zijn dit jaren van onoverwinnelijkheid. We feesten tot drie uur 's ochtends, slapen enkele uren en krabbelen op de een of andere manier overeind om naar college of kantoor te gaan of patiënten te spreken en dat nog behoorlijk goed te doen ook.

Maar veel jongvolwassenen krijgen te maken met eetstoornissen. Het aantal patiënten dat met een eetstoornis wordt opgenomen in een ziekenhuis, is in de afgelopen vijf jaar toegenomen met vierentachtig procent,[1] een verbijsterende stijging die ertoe heeft geleid dat het Royal College of Psychiatrists nieuwe richtlijnen heeft opgesteld om mensen in risicogroepen sneller op te sporen en beter te helpen. Eetstoornissen worden geassocieerd met geestelijke problemen en trauma. Ze zijn geen voedingsprobleem en moeten niet worden behandeld door alleen een voedingsdeskundige. Ondervoeding is vaak de uitkomst, maar het is cruciaal om ook altijd een gekwalificeerde psychiater of een gespecialiseerde psycholoog te betrekken bij de diagnose en het behandelplan. We mogen niet vergeten dat veel moderne dieettrends problematisch zijn in het licht van eetstoornissen. *Clean eating*, orthorexia (excessief veel beweging in combinatie met aan strenge regels onderworpen voedselconsumptie) en andere strenge diëten spelen een rol op het spectrum van eetstoornissen. Veel mensen krijgen in de loop van hun leven te maken met een aantal van deze problemen. Ook problemen met de sensorische informatieverwerking en neurodiverse omstandigheden kunnen leiden tot strenge diëten en een problematische relatie met voedsel.

De term 'wanvoeding' wordt gebruikt voor zowel ondervoeding als een voedingspatroon met juist te veel voedingsstoffen. De nieuwste vorm van dit tweekoppige monster is overconsumptie van voedsel, maar met een tekort aan microvoedingsstoffen. Dit type wanvoeding is typerend voor geïndustrialiseerd ultrabewerkt voedsel dat rijk is aan calorieën, maar weinig voedingsstoffen bevat. Microvoedingsstoffen als vitaminen, mineralen, ijzer, plantaardige chemische stoffen en vezels ontbreken vaak in ultrabewerkt voedsel. Dat voedsel bevat helaas wel veel suiker, vet en een overdaad aan de zogenaamde cosmetische additieven die de aanblik, geur en smaak bevorderen. Als we over wanvoeding spreken, hebben we het ook over mensen die weliswaar veel calorieën eten, maar niet voldoende voedingsstoffen binnenkrijgen. Dit is de snelst groeiende vorm van wanvoeding, een situatie waarin volwassenen en kinderen meer voedsel en meer energie innemen dan nodig is en zo hun risico vergroten op overgewicht, obesitas en diabetes type 2, maar tegelijkertijd tekorten hebben aan essentiële voedingsstoffen als ijzer en folaat. Hoe bizar is dat? Er is in onze voedselomgeving zoveel voedsel van lage kwaliteit beschikbaar dat veel mensen tegelijkertijd overgewicht hebben en ondervoed zijn.

Dit is een uitgelezen moment om de mythe door te prikken dat voedingstekorten een gevolg zijn van het feit dat onze groenten minder voedingsstoffen bevatten. Dat is gewoon niet waar. Het zijn de intensieve agrarische praktijken en de industriële verwerking van groente en fruit (zoals het gebruik ervan om vitaminen te extraheren voor sappen of toe te voegen aan voedsel) die ervoor zorgen dat de voedingswaarde van veel levensmiddelen afneemt. De extreme bewerking van plantaardig voedsel is dus het probleem.[2] Ik onderschrijf het idee dat gezonde landbouwgrond en minder gebruik van pesticiden en herbiciden cruciale stappen zijn in de richting van de duurzame gezondheid van ons en onze planeet. Maar de reden waarom we die toename van paradoxale wanvoeding waarnemen, is dat we hoofdzakelijk voedsel consumeren dat kant-en-klaar uit zakjes komt, voedsel dat niet van het land komt en niet plantaardig is. Al dat gebak, de maaltijden die we alleen maar moeten verwarmen, snacks, koekjes, chocoladerepen, ontbijtgranen, zoete prikdrankjes en lang houdbare witte broden bevatten veel calorieën en weinig voedingswaarde. Het dieet van meer dan negentig procent van de Britten en Amerikanen bevat minder vezels, fruit en groenten dan de aanbevolen dagelijkse hoeveelheid. Al die mensen hebben tekorten aan microvoedingsstoffen en een verhoogde kans op obesitas.[3]

LATEN WE HET DOEN!

Statistisch gezien is de periode van jongvolwassenheid de periode waarin we de meeste seks hebben. Maar interessant genoeg nemen de vruchtbaarheidscijfers af in alle leeftijdscategorieën en hebben jongeren minder seks dan je zou denken. Populaties nemen af en volgens de meest pessimistische projecties stevenen we af op uitsterving. Maar ik ben een eeuwige optimist, dus ik vind dat dit een ideaal moment is om ons in te zetten voor de toekomst van onze soort. Ik denk dat we ons, als we kinderen willen krijgen, moeten verdiepen in de factoren die onze kansen op voortplanting vergroten of juist verkleinen. Voor mensen die zich niet willen voortplanten, is het nuttig om te weten dat alle factoren die bevorderlijk zijn voor je vermogen om je voort te planten ook bevorderlijk zijn voor je gezondheid. De evolutie, een slim biologisch proces, is erop gericht om te waarborgen dat voortplanting plaatsvindt als de kans op succesvolle voortplanting relatief hoog is, ook al zijn onze levens niet meer primair gericht op de biologische noodzaak om het voortbestaan van onze soort veilig te stellen.

De gezondheid van zaadcellen en eicellen berust op een accumulatie van erfelijke factoren en de zaken waaraan ze worden blootgesteld in de rijpingsperiode van ongeveer negentig dagen. De dikte en bloedtoevoer van de endometriale voering, het cruciale beddengoed waarop een bevruchte eicel landt om zich in te nestelen, zijn afhankelijk van stress, hormonen, de voedingsstatus en de mate van fysieke activiteit. Talloze factoren werken samen om de kans op reproductief succes te vergroten. Er is nooit één aspect dat de doorslag geeft. Wat is volgens de wetenschap de beste manier om ons reproductieve potentieel te ondersteunen? En wat kunnen we doen om dat ook later in ons leven, als we besluiten dat we kinderen willen, op peil te houden?

Het is ook hier weer nuttig om de fundamentele wetenschappelijke onderbouwing van de relevante processen te begrijpen. Op een heel elementair niveau draait het er bij de voortplanting om dat we onze genetische informatie doorgeven voor toekomstige generaties en dat er bonuspunten worden toegekend voor nieuwe genetische combinaties die mensen veerkrachtiger maken. Er is veel fascinerend onderzoek gedaan naar hoe we onze seksuele partners kiezen. Dat is minder eenvoudig en verstandelijk dan je misschien zou denken. Een van de interessantste aspecten is wat mij betreft de rol van reukzin. Feromonen krijgen veel aandacht omdat ze als liefdesdrankjes zouden werken. Sommige parfumproducenten zijn schatrijk geworden met luchtjes die deze magische, op het onderbewuste inspelende sexy signalen nabootsen. Geuren spelen een cruciale rol als we bedenken of we hard moeten wegrennen of beter in de buurt kunnen blijven van een potentiële partner.

We weten niet precies waar feromonen worden afgescheiden. De algemene consensus is dat we dat doen via onze huidklieren en adem en misschien ons lichaamsvocht. Er wordt soms gesuggereerd dat ook onze darm- en huidflora een rol speelt, en daar valt iets voor te zeggen. Ons immuunsysteem is nauw betrokken bij het vinden van partners en het onderhoud van gezonde zwangerschappen. De reden daarvoor is dat compatibiliteit van immuniteit een belangrijke factor is bij bevruchting. Het bekendste voorbeeld van hoe dit verkeerd kan aflopen, is als een resusnegatieve vrouw (iemand met een negatief bloedtype, zoals ik) baby's krijgt met een resuspositieve man (meer dan tachtig procent van alle mensen). Simpel gezegd: als er niets wordt gedaan aan deze incompatibiliteit van bloedtypen zou mijn moederlijke immuunsysteem de strijd kunnen aangaan met mijn baby's in ontwikkeling – en ze beschadigen – omdat het ze zou herkennen als een 'niet-zelf', de aanwezigheid van een positieve bloedgroep.

Het is gelukkig niet moeilijk om te screenen op de resusfactor (het is dus nuttig om te weten welk bloedtype je hebt!). Bij een verkeerde combinatie van een negatieve moeder en een positieve vader is er een simpele injectie die de immuunreactie verhindert. Maar ik heb in mijn praktijk wel vrouwen ontmoet die deze simpele test niet hadden laten uitvoeren en daarna verschillende zwangerschappen waren verloren.

Laten we teruggaan naar de geur van de partner die je hebt gekozen, hun huidbioom, immuunsysteem en darmflora. Allemaal dikke maatjes van elkaar. De darmflora ondersteunt de regulatie en modulatie van het immuunsysteem en verzendt signalen om de rest van het lichaam te laten weten wat er zoal speelt. Het communiceert ook met het huidbioom, verplaatst een deel van de bacteriën naar het huidoppervlak en geeft signalen af, zoals geur. Ook metaboliseert ons huidbioom door de huidklieren afgescheiden stoffen, wat de geur van ons zweet beïnvloedt. Ik zie geur als de rooksignalen van het microbioom, die iedereen in de nabije omgeving een korte update geven over wat zich binnen in ons afspeelt.

Het wordt nog interessanter als we stilstaan bij de impact van onze hormonen op ons bioom en vice versa. Bij vrouwen is er een term voor de oestrogeenminnende bacteriën: het estroboloom. Die gastjes floreren als we veel oestrogeen hebben. Ze produceren metabolieten, inclusief een enzym dat helpt oestrogeen te recyclen en weer in omloop te brengen. We weten dat de darmflora en haar gezondheid nauw verwant zijn aan de vaginale flora en haar gezondheid, en dat beide van invloed zijn op onze vruchtbaarheid. Ons immuunsysteem en onze darmflora werken op allerlei manieren samen om ons te helpen de best mogelijke match te kiezen als onze geslachtshormonen pieken. Zo worden onze kansen op reproductief succes geoptimaliseerd.

Alle lezers van dit boek die late tieners of vroege twintigers zijn of ooit die leeftijd hebben gehad, weten hoe het is om te moeten omgaan met een gierend hormoonniveau. Bij jongvolwassenen zijn de rooksignalen vooral rookwolken. Onze microben en hormonen draaien op volle toeren om alle potentiële partners die we tegenkomen in te schatten. Tussen de twintig en de vijfentwintig zijn we op de piek van onze reproductieve vermogens. Als we in die periode een jaar lang onbeschermde seks hebben, hebben we een kans van meer dan tachtig procent om zwanger te worden. Die waarde daalt rond de dertig al significant en is nog maar vijftig procent als we de veertig bereiken.

In elke cyclus zijn er maar zes of zeven dagen waarop we een behoorlijke kans hebben om zwanger te worden. Als we zwanger worden zien als een gok, moet je boffen met het moment in je cyclus – het vruchtbaarheidsvenster – en met de waarschijnlijkheid op basis van je leeftijd. Bij mannen neemt de vruchtbaarheid van hun vijfendertigste tot ongeveer hun vijfenzeventigste geleidelijk af. Maar zoals we al zagen hebben dieet en leefstijl veel invloed op het vermogen van sperma om zijn werk te doen.

Voor vrouwen daalt de kans dat ze in een bepaalde maand

zwanger worden na hun veertigste tot minder dan vijf procent. Het thema vruchtbaarheid ligt vaak gevoelig. Ik word er zelfs emotioneel van nu ik dit schrijf. Ik ben inmiddels zesendertig en mijn vruchtbaarheid neemt van cyclus tot cyclus snel af. Dat verbaast me uiteraard niet, maar ik voel het en het valt me emotioneel zwaar. Deels vanwege mijn cliënten, die allen hun eigen vruchtbaarheidsreis afleggen en al die vrouwen die ik heb gekend die hebben gestreden in de loopgraven van een vruchtbaarheidsbehandeling, en deels omdat ik dolgraag nog enkele jaren zou hebben om misschien nog een keer zwanger te worden en nog een kind te krijgen.

Het ligt uiteraard genuanceerder, want ik heb al twee kinderen. Mijn kansen op bevruchting zijn groter dan die van een vrouw van dezelfde leeftijd die nog geen kinderen heeft gebaard. Een andere cruciale factor is de rol van het sperma. Mannen produceren miljoenen zaadcellen, zo'n 40 tot 180 miljoen per milliliter. Dat betekent dat er bij elke zaadlozing 80 tot 300 miljoen zaadcellen staan te popelen om aan het werk te gaan, waarvan het er doorgaans slechts één lukt om een eicel te bevruchten. Veel van mijn mannelijke cliënten hebben de kwaliteit en kwantiteit van hun sperma drastisch verhoogd en hun DNA-fragmentatie verbeterd (wat betekent dat ze minder DNA-schade hebben) op basis van dieetadviezen die zijn gericht op verbetering van hun gezondheid en vruchtbaarheid.

Eén gezonde eicel, 200 miljoen zaadcellen in een goede zaadlozing, een kans van 0,3 als je seks hebt op exact de juiste dag (twee dagen voor de ovulatie) en een perfect voorbereid endometrium om de bevruchte eicel te voeden: je begrijpt waarom we spreken van het wonder van het leven. De kans dat jij jij bent, dat één zaadcel en één eicel succesvol samenkomen en zich ontwikkelen tot een immunologisch compatibel mens, is heel, heel klein. Ali Binazir haalde de krantenkoppen[4] met zijn berekening dat de kans dat je leeft op basis van het feit dat je ouders elkaar ontmoeten met de exacte genetische combinatie die ervoor zorgt dat jij jezelf bent ongeveer 1 op 10^2 685 000 is. Zeg maar: nul. We zijn allemaal onvoorstelbaar uniek.

Afbeelding 10. De kans op een klinisch bevestigde zwangerschap afhankelijk van de dag van de ovulatiecyclus per leeftijd

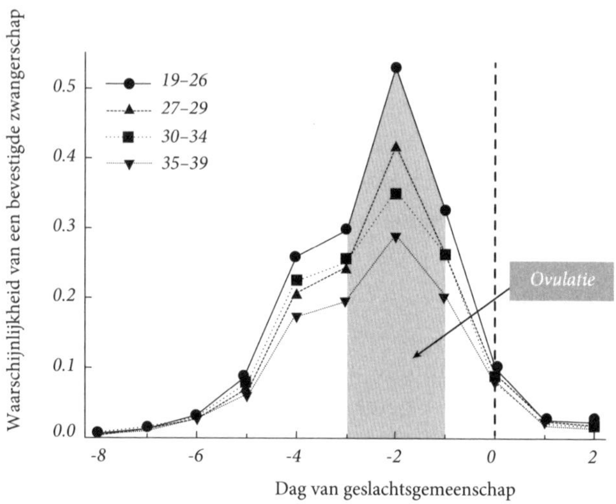

Ik wil nog even terug naar de rol van de vader. Het belang van het sperma wordt vaak onderschat, maar maakt wel degelijk het verschil. De vruchtbaarheid van de man neemt af na zijn vijfendertigste[5] en is bij kunstmatige inseminatie de belangrijkste factor voor een succesvolle zwangerschap. Dat zal je misschien verbazen; mannen zien hun leeftijd zelden als een bepalende factor voor reproductief succes en in het sociale narratief rond vruchtbaarheid, bevruchting en zwangerschap ligt de focus meestal op de vouw. Het zijn ook vrouwen die de verantwoordelijkheid voelen om zich bewust te zijn van hun biologische beperkingen bij voortplanting. Maar er zijn toch echt twee mensen nodig om dat voor elkaar te krijgen.

De Developmental Origins of Health and Disease (DOHaD) is de werkhypothese dat de programmering van de foetus in de baarmoeder een belangrijke voorspellende factor is voor de gezondheid en eventuele ziekten van de latere volwassene. Het is een fascinerend vakgebied van medisch onderzoek en een van de redenen waarom ik zo geïnteresseerd ben in de eerste dagen van het leven als dat 'gouden venster', een uitgelezen gelegenheid om ziekten te voorkomen en de gezondheid te optimaliseren. Er is steeds meer aandacht voor programmeren aan de kant van de vader als een onderdeel van DOHaD. Dat heeft al interessante inzichten opgeleverd.[6] BMI, stressniveau, dieet, leeftijd, blootstelling aan hormoonverstorende stoffen, al dan niet roken en andere aspecten van de gezondheid van de vader dragen bij aan de gezondheid van het sperma en de zaadcellen. Deze factoren hebben niet alleen invloed op de vruchtbaarheid, maar ook op de gezondheid van de placenta, de waarschijnlijkheid van neurocognitieve en ontwikkelingsveranderingen en het risico op andere ziekten. Sperma is meer dan alleen het vervoermiddel voor de zaadcellen. Het bevat actieve componenten die rechtstreeks van invloed zijn op het klimaat van de baarmoeder en helpen bij de modulatie van genexpressie. Wat de vader doet in de weken voorafgaand aan de bevruchting, is net zo bepalend als wat de moeder doet.

Veel van mijn vruchtbaarheidscliënten staan ervan te kijken hoezeer er wordt gehamerd op het voorkomen van zwangerschappen. De seksuele voorlichting die we als jongeren krijgen, is erop gericht om zwangerschap koste wat het kost te vermijden, alsof de kans dat we zwanger worden eindeloos lang onvoorstelbaar groot is. Ik denk dat het verstandiger zou zijn om jonge mensen te leren dat de kans op bevruchting groot is als ze jong zijn en hun het een en ander bij te brengen over de cruciale rol van de menstruatiecyclus. We moeten ook de rol van het sperma benadrukken en uitleggen hoe effectief sperma kan zijn als het de kans krijgt (en waarom zoveel baby's het gevolg zijn van de keuze van hun ouders voor coïtus interruptus, een onbetrouwbare anticonceptiemethode). Dit is bij uitstek van belang voor heteroseksuele en genderfluïde mensen, maar het is goed om deze kennis te hebben voor iedereen die denkt misschien kinderen te willen in de toekomst, ongeacht de manier die ze kiezen om een gezin te stichten.

Ik begrijp heel goed dat mijn betoog voortkomt uit mijn persoonlijke ervaringen en ideeën als een vrouw die al vrij jong wist dat ze een gezin wilde stichten. Het is mijn doel om de elementaire context en wetenschappelijke onderbouwing aan te dragen voor wat veel mensen zien als een gecompliceerde kwestie.

Ivf en andere technieken van geassisteerde voortplanting zijn een heel eigen wereld met een grote mate van verscheidenheid in de manieren waarop patiënten worden behandeld, hoe hun eicellen, embryo's en zaadcellen worden behandeld, prijsstellingen, succespercentages en nazorg. De beschikbaarheid van deze technologieën en de kans op succes kunnen van land tot land sterk verschillen. Genetische screening, een procedure die in de VS erg populair is, wordt in het VK nauwelijks gebruikt. Bedrijven beginnen nu de mogelijkheid om eicellen in te vriezen aan te bieden als onderdeel van een pakket van secundaire arbeidsvoorwaarden. De gedachte dat zwangerschap na het veertigste levensjaar nog goed mogelijk is, heeft postgevat nu celebrity's als Beyoncé, Sienna Miller, Halle Berry, Madonna en Uma Thurman zich vertonen met prachtige babybuikjes. Het is cruciaal om een goed begrip te hebben van de kans om in verschillende levensfasen zwanger te worden, de mogelijkheden op een succesvolle zwangerschap met ingevroren eicellen, en de fysieke, mentale, emotionele en vaak financiële lasten die gepaard gaan met vruchtbaarheidsbehandelingen.

Voor wie niet zwanger wil worden, is het belangrijk om te weten dat onze hormonen en ons microbioom ons optimaal seksueel actief en aantrekkelijk maken als onze vruchtbaarheid piekt. De meest effectieve vorm van anticonceptie is, zeker tijdens het vruchtbaarheidsvenster, onthouding. Het is in je vruchtbare jaren belangrijk om te weten welke anticonceptiemethode voor jou het best werkt. Ik maakte deel uit van de generatie van meisjes die hormonale anticonceptie kregen voorgeschreven zodra ik ging nadenken over eventuele sekspartners. Voor mij was dat de goede aanpak. Ik bofte met een moeder die me hielp om te knokken voor het juiste, bij mijn biologische constitutie passende hormoonniveau. Ik had het gevoel dat ik het recht had om aan te dringen op een specifiek recept en had nauwelijks last van bijwerkingen.

Voor mijn dochters weet ik nog niet wat de juiste aanpak is als ze die leeftijd bereiken. Ik weet wel dat ik het heerlijk vond om mijn menstruatiecyclus goed te begrijpen en die kennis te gebruiken om mijn route naar een gezin uit te stippelen. Ik leg mijn meiden nu al op een heel basaal niveau uit hoe de menstruatiecyclus werkt. Ik hoop dat het hen zal helpen hun lichamen beter te begrijpen dan ik deed op een jongere leeftijd.

WAAR JE REKENING MEE MOET HOUDEN ALS JE PROBEERT ZWANGER TE WORDEN

Vruchtbaarheidstesten	Als je twijfels hebt over je gezondheid of vruchtbaarheid, is het verstandig om je te laten testen. Ik beveel aan: • Vrouwen: HERTILITY (hertilityhealth.com) • Mannen: MyMojo (mymojo.ai)
Lichaamsgewicht	Mannen en vrouwen doen er goed aan om een gezond gewicht aan te houden om hun vruchtbaarheid te optimaliseren: • Een laag vetpercentage bij vrouwen verlaagt het oestrogeenpeil en kan voor ovulatieproblemen zorgen • Een laag lichaamsgewicht bij mannen kan ten koste gaan van de kwaliteit van hun sperma • Een te hoog lichaamsgewicht, vooral rond je middel, gaat zowel bij mannen als bij vrouwen ten koste van de vruchtbaarheid • Ook obesitas verhoogt de kans op problemen tijdens en na de zwangerschap

Leefstijl	• Het is voor vrouwen en mannen die proberen zwanger te worden beter om geen alcohol te gebruiken
	• Goede slaapgewoonten zijn belangrijk voor het libido, de geslachtshormonen en het aanhouden van een gezond gewicht
	• Roken:
	  • gaat ten koste van de kwaliteit en kwantiteit van het sperma, wat schadelijke gevolgen kan hebben voor de ontwikkeling van de foetus
	  • kan bij vrouwen de kans om zwanger te worden met veertig procent verlagen omdat het ten koste gaat van het oogsten van gerijpte eicellen, het hormoonpeil verstoort en een normaal transport van de eicel door de eileider verstoort

Het prijskaartje

Of je nu probeert een gezin te stichten of zwangerschap te voorkomen of een jong gezin hebt, het vruchtbaarheidsvenster is een vermoeiende periode. Het is niet niets om te herstellen van een vruchtbaarheidsbehandeling of een zwangerschap en bevalling, of om de sociale druk van het ouderschap te ondergaan. Veel van mijn cliënten zijn vijf, tien of zelfs vijftien jaar nadat ze hun kinderen hebben gekregen nog altijd bezig om zichzelf opnieuw op te bouwen. Net als vruchtbaarheid is deze periode van uitputting een makkelijk doelwit voor de marketing van allerlei producten. We worden doodgegooid met supplementen, cursussen, boeken, retraites en andere hulpmiddelen voor mensen die 'altijd moe zijn'. Ik zag laatst een meme met de tekst: 'Ik heb al mijn symptomen opgezocht en Google zei dat ik kinderen heb. Dat is het! Dat ik kinderen heb.' Best grappig, maar het geeft ook aan dat we met een probleem zitten.

Het VK en de VS doen het niet goed op dit gebied. Denk bijvoorbeeld aan de ondersteuning van jonge gezinnen, met name van moeders die willen werken. Het is onmogelijk duur om weer aan het werk te gaan nadat je een kind hebt gekregen. Een afwezigheid van drie jaar op de banenmarkt in een periode die zich bij uitstek leent voor professionele groei is voor veel vrouwen veel te lang.

Ook mensen die een vruchtbaarheidsbehandeling ondergaan kunnen financiële stress ervaren. De kosten kunnen oplopen tot vele duizenden euro's per cyclus. Veel mensen geven enorme bedragen uit aan supplementen, alternatieve therapieën en specialisten om hun kansen te vergroten. Mensen die ervoor kiezen geen kinderen te nemen of die niet kunnen krijgen, hebben ten opzichte van deze mensen een carrièrevoordeel en kennen minder financiële problemen.

Maar ik dwaal af. Nog los van de financiële last van de opvoeding van kinderen zijn er de lichamelijke en geestelijke uitputting. Vruchtbaarheidsbehandelingen, zwangerschappen en bevallingen trekken een zware lichamelijke wissel op de moeder. Vrouwen krijgen in deze periode te maken met de grootste hormonale schommelingen van hun leven. Het is belangrijk dat we ons goed voorbereiden op deze zware uitdaging. Er wordt nog altijd maar weinig gedaan om vrouwen van een vruchtbare leeftijd te ondersteunen als ze zwangerschap overwegen. Veel zorgverleners komen niet verder dan het advies dat vrouwen foliumzuur moeten innemen. Maar laten we er geen doekjes om winden: wereldwijd is bijna de helft van alle zwangerschappen ongepland.[7, 8] Dat betekent dat we de gezondheid van vrouwen proactiever moeten aanpakken.

Bloedarmoede is nog altijd het meest voorkomende tekort aan voedingsstoffen bij vrouwen. Dat is een enorm probleem voor gezonde zwangerschappen en bij de preventie van complicaties bij de bevalling. Bevallingen, of die nu gecompliceerd zijn of niet, gaan meestal gepaard met bloedverlies. De aanwezigheid van een toereikende ijzerreserve kan een cruciale bijdrage leveren aan herstel en zelfs overleving. Maar nu onze diëten steeds minder voedingsstoffen bevatten en we steeds afhankelijker worden van ultrabewerkt voedsel, dreigt er een ernstig probleem, niet alleen voor de huidige generatie, maar ook voor toekomstige generaties.

In mentaal opzicht is de moderne familiestructuur problematisch om gelukkige kinderen groot te brengen. Veel ouders leven ver verwijderd van hun families, de grootouders en andere steunnetwerken. In de meeste gezinnen zijn de huishoud- en zorgtaken ongelijk verdeeld, waardoor vrouwen vaak verantwoordelijk zijn voor een grote hoeveelheid onbetaald werk, terwijl ze vaak dolgraag betaald werk willen doen. De combinatie van veel stress en weinig slaap is belastend voor de stofwisseling. Het is dus belangrijk dat we goed eten en ons lichaam voeden om het te rooien onder zulke omstandigheden.

Het is ook belangrijk om voordat je een gezin sticht een netwerk te hebben. Ga op zoek naar de juiste mensen of wees erop voorbereid dat je geschikte mensen moet betalen, want het is bepaald niet makkelijk om je team samen te stellen als je druk bezig bent om na de bevalling weer een beetje op te krabbelen. Ik wind er geen doekjes om als mensen die zich voorbereiden op een zwangerschap mijn advies vragen: zorg dat je al hulp hebt voordat de baby komt. Ik zou willen dat iemand dat tegen mij had gezegd voor de geboorte van mijn eerste kind. Ik weet zeker dat ik het dan veel minder moeilijk zou hebben gehad in de eerste zes maanden. Achteraf deelt iedereen verhalen over eenzame, slapeloze nachten en is er een verbijsterende collegialiteit tussen jonge ouders, maar het zou beter zijn als mensen al op voorhand weten wat hun te wachten staat.

Ik had geen flauw idee hoe intens de periode na de bevalling zou zijn. Ik had me tijdens mijn zwangerschap vooral zorgen gemaakt over de bevalling, die opvallend vlot verliep en relatief kort duurde. Enkele dagen na de bevalling, toen ik vaak alleen was omdat mijn man het huis waar we naartoe zouden verhuizen in gereedheid bracht (ook een verhaal dat je vaak hoort), ging ik zo op in mijn pogingen om te leren borstvoeding te geven en mijn baby gelukkig en in leven te houden dat ik zowat vergat zelf ook te eten en te drinken. Ik werd uiteindelijk met trillingen en hartkloppingen opgenomen op de kraamafdeling waar ik was bevallen. Ik was erg slap en ziek. Ze voerden een aantal testen uit en zeiden dat ik beter voor mezelf moest zorgen. Die dingen kunnen zomaar gebeuren, en dat terwijl ik gezond, goed gevoed en met enige kennis van zaken aan de hele onderneming was begonnen.

Mijn laatste opmerking over herstel en zelfzorg heeft te maken met de tijd tussen twee zwangerschappen. Er is inmiddels meer dan voldoende bewijs dat het gezonder is voor de gezondheid van de moeder én de baby's om minimaal achttien maanden aan te houden tussen de bevalling en de eerstvolgende bevruchting. Gun jezelf als het kan de tijd om te herstellen tussen twee zwangerschappen in en gun je kinderen de tijd voor de nodige emotionele aanpassingen. Het goede nieuws is dat kinderen krijgen de levensspanne van vrouwen verlengt ondanks het bloedverlies, de hormonale schommelingen en het verlies van voedingsstoffen. En borstvoeding verkleint de kans op borstkanker. Ouders hebben een betere kwaliteit van leven en leven langer.

DE PIEK

Tussen hun vijfentwintigste en vijfendertigste hebben zowel mannen als vrouwen de beste kans om fysiek in optimale conditie te zijn. Ik bedoel daarmee dat we in die periode van tien jaar sneller, sterker, slanker en veerkrachtiger zijn en dat we lichamelijk beter kunnen presteren. Interessant genoeg zijn we later in ons leven gelukkiger, maar in deze periode kunnen we optimaal gebruikmaken van onze fysieke vermogens om een lichaam te voeden en te bouwen waarmee we negentig of nog ouder kunnen worden.

De gedachte dat we onze gezondheid op de lange termijn

kunnen verbeteren door in deze periode goede gewoonten aan te leren, wint aan momentum. Veel zorgverleners en zorgstelsels verleggen hun aandacht naar preventieve gezondheidszorg. We moeten erkennen dat het lang kan duren om over te stappen van behandelen naar voorkomen, maar we zien wel degelijk een aantal positieve trends die erop wijzen dat de jongere generatie goed begrijpt welke kant we op moeten. Twintigers roken en drinken veel minder dan hun voorgangers. Veel meer vrouwen doen voor hun gewicht en gezondheid aan beweging, en de meeste jongeren weten hoe belangrijk beweging is voor een goede gezondheid.

Wat zijn de beste manieren om optimaal gebruik te maken van dit magische decennium, als het makkelijk is om je lichaamssamenstelling te veranderen en je een degelijk fundament van goede, strakke spiermassa kunt leggen dat je later door de moeilijke decennia heen kan helpen? Het is heel simpel: doe op zo veel mogelijk manieren aan beweging. Werk met gewichten, blijf in beweging, daag jezelf voortdurend uit en eet voedsel dat al die beweging ondersteunt. Dan bedoel ik niet proteïneshakes en -repen en elke dag kipfilet. Ik bedoel dat je een breed scala aan levensmiddelen eet, als het maar even kan in onbewerkte vorm, zonder voedingsstoffen of calorieën te tellen.

Veel mensen zijn in deze levensfase zo veerkrachtig dat ze slecht voor zichzelf zorgen. Ze drinken veel alcohol, slapen onregelmatig, roken, vapen en gebruiken drugs. Zo ontnemen ze hun lichaam de kans om tot rust te komen. Mensen die me als vroege twintiger kenden, weten dat ook ik mijn veerkracht voor lief nam. Ik werkte en studeerde hard, maar liet nooit de kans lopen om leuke dingen te doen met mijn vrienden. Ik reed naar huis om vijf uur te slapen en ging dan weer naar de universiteit om de hele dag colleges te volgen. Ik zei altijd voor de grap dat ik wel zou slapen als ik ouder was, maar inmiddels weet ik beter.

De huidige en toekomstige ik mogen van geluk spreken dat ik altijd van sport heb gehouden. Veel bewegen is de motor achter mijn productiviteit en geestelijke gezondheid. Ik ben geen topsporter, maar ik ben me goed bewust van het feit dat ik mijn gezondheid moet onderhouden om de goede genen van mijn familie – we worden allemaal heel oud – optimaal te benutten. Een vetpercentage van vijfentwintig tot dertig en een strakke spiermassa zijn prima doelstellingen om mee te beginnen. Ik hoop als ik over de negentig ben nog altijd plezier te hebben in het leven. Ik wil met mijn paarse of roze kleurspoeling nog altijd op stap kunnen gaan met mijn kinderen en (hopelijk) kleinkinderen. Ik heb met drie van mijn vier grootouders samengewoond in hun laatste dagen, dus ik heb met eigen ogen kunnen zien hoe wreed het is als je niet meer overeind kunt komen uit je bed om een glas water te pakken. Ze waren over de tachtig of zelfs over de negentig en ze bleven tot het einde energiek, helder van geest, levendig en mobiel. Ik hoop dat ik dat ook voor elkaar krijg.

HOOFDPUNTEN VOOR GEZONDHEID EN GELUK

- **Voeding:** focus op een uitgebalanceerd dieet met groenten, magere eiwitten, gezonde vetten en volkorenproducten. Beperk ultrabewerkt voedsel en toegevoegde suikers en verhoog je inname van vezels.
- **Regelmatig bewegen:** zoek naar een combinatie van cardiovasculaire oefening, krachttraining en flexibiliteitsoefeningen om je spiermassa en cardiovasculaire gezondheid op peil te houden.
- **Goede slaap:** mik op zeven tot negen uur goede slaap per nacht. Houd een regelmatig slaapritme aan en creëer een rustige slaapomgeving.
- **Stressmanagement:** implementeer stressreducerende technieken zoals mindfulness, meditatie, yoga of adem-

halingsoefeningen om de effecten van chronische stress tegen te gaan.

- **Regelmatige gezondheidscontroles:** laat je regelmatig medisch onderzoeken en laat bloed afnemen voor de controle van cruciale gezondheidssignalen zoals je cholesterolwaarden, bloeddruk en bloedsuikerspiegel.
- **Geestelijke gezondheid:** besteed aandacht aan je geestelijk welzijn. Onderneem activiteiten die positiviteit promoten en overweeg of je professionele hulp nodig hebt.
- **Vermijd schadelijke gewoonten:** voorkom gezondheidsproblemen op de langere termijn door van sigaretten en drugs af te blijven en je alcoholconsumptie te beperken.
- **Tijdbeperkt eten:** kijk of tijdbeperkt eten of intermittent fasting iets voor je is als strategie voor gewichtsmanagement en verbetering van je metabolische gezondheid. Houd gewoon van dag tot dag hetzelfde venster van tien uur aan waarin je eet.
- **Hydratatie:** water speelt een belangrijke rol bij allerlei lichaamsfuncties, zoals spijsvertering en detoxificatie. Drink altijd water als je dorst hebt en eet veel fruit en groenten.
- **Actieve leefstijl:** verwerk afgezien van sporten en beweging lichamelijke activiteiten in je dagelijkse leefpatroon, zoals wandelen of trappenlopen, of maak gebruik van een stabureau.
- **Cognitieve gezondheid:** doe om scherp te blijven aan activiteiten die je brein stimuleren zoals lezen, nieuwe vaardigheden leren of puzzels.
- **Sociale connecties:** onderhoud goede sociale relaties en banden met je gemeenschap. Sociale interactie is een cruciaal onderdeel van je welzijn.
- **Klimaatbewustzijn:** blijf goed op de hoogte van klimaatfactoren zoals lucht- en waterkwaliteit. Maak keuzes die

ervoor zorgen dat je zo min mogelijk wordt blootgesteld aan gifstoffen.

- **Persoonlijke groei en leren:** leg je toe op persoonlijke ontwikkeling en blijf je hele leven leren om je brein actief en scherp te houden.

DE POSTNATALE PERIMENOPAUZE

Ik wil het even hebben over een interessant fenomeen dat in opkomst is dankzij verschuivende demografische factoren en de trend dat veel vrouwen tegenwoordig pas kinderen krijgen na hun dertigste. Veel van mijn vrouwelijke cliënten hebben postnatale symptomen: aanhoudende gewichtsschommelingen, haarverlies, huidaandoeningen, onregelmatige menstruatie, slaapstoornissen, verlies van libido, spanningen, woedeaanvallen en een gebrek aan motivatie. Die dingen kunnen je overkomen als je een klein mensje op de wereld zet en beroerd slaapt, zeker als je ook nog te maken hebt met de nasleep van de bevalling en een duizelingwekkende achtbaan van hormonale schommelingen. Veel moeders kunnen erover meepraten. Vaak evolueren hun symptomen na enige tijd tot iets anders. Sommige mensen zeggen dat de periode van postnataal herstel enkele jaren kan duren, maar de meeste experts zijn het erover eens dat je rond de derde verjaardag van je kind weer op je baseline zou moeten zitten, al ben je ouder en wijzer en heb je duizenden uren slaap gemist.

De kloof tussen postnataal herstel en de perimenopauze slinkt. Ik denk dat er meer overlap is dan veel mensen denken. Cliënten van me die ivf doen en zich als ze al over de veertig zijn voorbereiden op een zwangerschap of het invriezen van eicellen, hebben symptomen die ons bekend zouden moeten voorkomen: nachtzweten, spanningen en angsten, woede, stemmingswisselingen, opvliegers, haarveranderingen, gewichtsschommelingen en het gevoel dat je jezelf niet bent. Als we de grenzen van het ouderschap blijven opzoeken en mensen de kans geven om later in hun leven, als ze meer emotionele en financiële stabiliteit hebben, nog een gezin te starten, moeten we bedenken dat onze biologie nog niet de tijd heeft gehad om zich aan te passen aan deze nieuwe manieren waarop een leven kan verlopen.

Ondersteuning van postnataal herstel doet een beroep op de principes die we al eerder hebben besproken, en hormoonschommelingen en herstel zijn afhankelijk van hoe we onze kinderen voeden. Exclusieve, responsieve borstvoeding kan leiden tot een periode met weinig oestrogeen en geen ovulatie, terwijl vrouwen die geen borstvoeding geven sneller weer ovuleren. Borstvoeding veroorzaakt ook golven oxytocine, een heerlijk hormoon dat fungeert als de neurotransmitter in ons brein die de zorg- en bindingsrespons aanstuurt.

Afbeelding 11. Veranderingen in progesteron en oestrogeen voorafgaand aan en na de bevalling

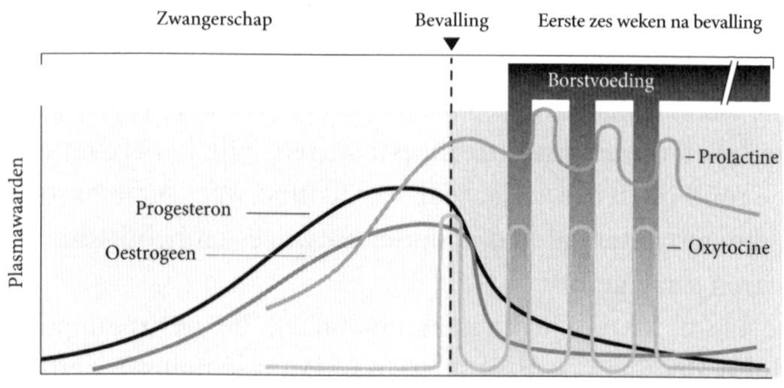

Het grafiekje hierboven laat de snelle afname van progesteron en oestrogeen na de bevalling zien. We zagen al dat de oestrogeenwaarde bij vrouwen piekt als ze halverwege de twintig zijn en tegen de tijd dat we vijftig zijn, is afgenomen met vijftig procent. Het ligt dus voor de hand dat een vrouw die bevalt als ze al rond de veertig is na deze periode vol veranderingen niet makkelijk kan terugkeren naar de waarden van voor de menopauze. Het is belangrijk om de postnatale zorg aan te passen aan de levensfase van de moeder.

Of je postnatale periode en je perimenopauze elkaar nu overlappen of niet, het is nuttig om goed bij te houden hoe je je voelt in de postnatale periode, want je progesteron- en oestrogeenwaarden dalen op beide scharnierpunten tot ongeveer hetzelfde niveau. Na mijn twee zwangerschappen is mijn haar drastisch veranderd. Mijn man vroeg zelfs of het wel goed met me ging toen hij zag dat ik plukken haar van mijn hoofd borstelde. En hoewel ik meestal evenwichtig en conflictvermijdend ben, heb ik weleens woedeaanvallen. Ik zal mezelf vast nog wel een paar keer verrassen tijdens de overgang. Maar het is op verschillende momenten nuttig geweest voor mijn vermogen om mijn behoeften en gevoelens te communiceren dat ik mijn reactie op hormonale veranderingen herkende en begreep. Juist daarom is het belangrijk om jonge vrouwen te stimuleren om hun cyclus bij te houden, op te merken hoe ze zich voelen en de momenten te herkennen waarop hormonen invloed hebben op hun gedrag.

ALS JONGENS MANNEN WORDEN

Mannen ondergaan als ze over de veertig zijn een aardverschuiving die in tegenstelling tot de gezondheid van vrouwen in dezelfde leeftijdsfase nauwelijks wordt erkend door de samenleving. De meest voorkomende doodsoorzaak onder mannen van deze leeftijd is zelfmoord, de 'stille moordenaar'. De vraag naar geestelijke zorg heeft in het afgelopen decennium een enorme vlucht genomen. Maar terwijl meer vrouwen kiezen voor therapie en behandelingen, liggen de zelfmoordcijfers voor mannen drie keer zo hoog als bij vrouwen. Er zijn talloze factoren die bijdragen aan problemen met de geestelijke gezondheid, zoals etnische afkomst, sociaaleconomische status, opleidingsniveau, negatieve jeugdervaringen en sociaal isolement.

Een gebrek aan vriendschappen en een ondersteunend netwerk kan een enorme impact hebben op de geestelijke gezondheid. Gelukkig durven meer mannen er tegenwoordig voor uit te komen als ze geen vrienden hebben op wie ze een beroep kunnen doen in moeilijke tijden. Hoewel dit boek hoofdzakelijk kijkt naar de impact van voeding op onze gezondheid, moeten we ook nadenken over het belang van geestelijke gezondheid en menselijke connectie in alle levensfasen. Mannen tussen de veertig en de vijftig doen er goed aan om te investeren in vriendschappen die voor de rest van hun leven een positieve invloed kunnen hebben op hun gezondheid.

Vriendschappen en een sociaal steunnetwerk helpen bij de preventie van ernstige uitkomsten zoals zelfmoord. Ze helpen bovendien bij de reductie van stress en reduceren de impact van het stresshormoon cortisol op ons lichaam. Mannen hebben in vergelijking met vrouwen voor de overgang disproportioneel veel last van verhoogde stressniveaus. Waarom? Omdat oestrogeen vrouwen beschermt tegen bepaalde effecten van stressresponsen. Een hoge cortisolwaarde kan de kans op ontstekingen verhogen en stuurt metabolische veranderingen aan die ons vatbaar maken voor de opslag van vet rond de organen en het middenrif.

Mannen grijpen veel vaker naar schadelijke drugs als cocaïne en heroïne en zijn vatbaarder voor excessief alcoholgebruik. Onderzoek wijst uit dat vrouwen weliswaar nog altijd vaker het slachtoffer zijn van seksueel geweld, maar dat het ook steeds meer mannen overkomt, terwijl mannen juist minder vaak aangifte doen of hulp zoeken.[9] De combinatie van externe stressoren zoals bestaanszekerheid, persoonlijke trauma's, de druk van de samenleving om gewoon door te gaan en een gebrek aan steunnetwerken veroorzaakt bij veel mannen geestelijke crises en verslavingen.

Omdat veel mannen gebukt gaan onder geestelijke problemen, is het goed om de volgende richtlijnen te hanteren:

- Leer gebruik te maken van instrumenten die je helpen om positief te reageren op stress: ademhalingsoefeningen, yoga, meditatie, naar muziek luisteren.
- Zoek contact met zielsverwanten om je ervaringen en zorgen te delen.
- Overweeg in therapie te gaan om eventuele trauma's uit het verleden te verwerken; dat loont altijd de moeite.
- Ga minstens één keer per week naar buiten om je los te maken van je werk en andere vormen van druk.
- Drink minder alcohol en ga schadelijke drugs zoals cocaïne en heroïne uit de weg.

WAT NU?

Stel dat je net als ik halverwege de dertig bent en vooruitkijkt naar de volgende vijftien jaar. Als je een vrouw bent, is de kans groot dat je in die periode je carrièrepiek zult bereiken. Als man heb je nog even te gaan, maar gaat het waarschijnlijk snel de goede kant op. Je hebt misschien een jong gezin of bent van plan een gezin te stichten. Of misschien ook niet. Technisch gezien ben je voorbij de piek van je lichamelijke conditie. Eenentwintigjarigen zien er opeens piepjong uit; je kunt ze nauwelijks volwassenen noemen. Je verrast jezelf, want je merkt dat je je begint te gedragen en klinkt als je ouders, voor wie je opeens meer waardering krijgt.

Met voeding en gezondheid kun je in deze periode alle kanten op. Een gedetailleerde analyse van de dossiers van meer dan een miljoen patiënten[10] liet zien dat, hoewel chronische, leeftijdgerelateerde 'welvaartsziekten' (met uitzondering van COPD oftewel rokerslong) tussen 2005 en 2014 bij alle leeftijdsgroepen waren toegenomen, die ziekten relatief minder voorkwamen bij mensen tussen de vijfendertig en de veertig dan bij ouderen. Je hebt op deze leeftijd een grotere kans om te sterven aan zelfmoord of een verkeersongeluk dan aan een beroerte. Dat lijkt voor de hand te liggen omdat de ziekten leeftijdgerelateerd zijn en de kans dat je ze krijgt groeit naarmate je ouder wordt, maar het vestigt de aandacht op een belangrijk punt: dyslipidemie (een verstoorde verhouding van vetstoffen in het bloed) en hypertensie (hoge bloeddruk) zijn de aandoeningen die zelfs in die leeftijdscategorie veel voorkomen (bij respectievelijk 7,4 en 11,6 procent), terwijl kanker, diabetes type 2 en beroertes tussen de 0,5 en de 2,1 procent zitten. Dyslipidemie en hypertensie zijn vaak de voorlopers van hart- en vaatziekten, beroertes en andere stofwisselingsziekten. Ze zijn grotendeels vermijdbaar en omkeerbaar met aanpassingen aan leefstijl en dieet. Deze aandoeningen zijn vaak de eerste aanwijzing dat bepaalde radertjes niet optimaal functioneren.

Voor vrouwen is dit venster van vijftien jaar cruciaal vanwege de overgang. Drastische, onvoorspelbare hormonale schommelingen dragen bij aan allerlei symptomen, van slaapstoornissen tot een droge, jeukerige huid, gewichtstoename, ernstige spanningen en opvliegers. De perimenopauze is voor iedere vrouw anders. Ik adviseer vrouwen altijd om zich er al vanaf hun vijfendertigste op voor te bereiden. Overal ter wereld beleven vrouwen de menopauze inmiddels later in hun leven (een gemiddelde stijging van 48,4 jaar naar 49,9 jaar[11]), maar er is een contra-intuïtieve toename van het aantal premature menopauzes (al voor de veertig), die bij sommige populaties is gestegen van ongeveer één naar 2,8 procent van de vrouwen.[12]

De wetenschap over gezondheid en dieet tijdens de menopauze staat in verschillende opzichten nog in de kinderschoenen omdat de revolutie in onderzoek naar de gezondheid van vrouwen pas nu effectief begint te worden. Maar we weten al genoeg om een aantal sleutelfactoren te kunnen benoemen die bijdragen aan een goede gezondheid in deze levensfase en erna. Bedenk dat de overgang slechts enkele jaren duurt, maar dat de postmenopauzale fase potentieel de helft van je leven of nog langer duurt. Net als je zorgen maken over de bevalling zonder plannen te maken voor de jaren erna is het niet verstandig om je helemaal op de overgang te richten zonder al vooruit te kijken naar de rest van je leven.

De meeste vrouwen zullen te maken krijgen met een aantal symptomen waarvan een gedeelte ronduit ingrijpend is en een ander deel vervelend maar niet verstorend. We weten inmiddels dat het tamelijk eenvoudig is om je lichaam door deze periode van veranderingen heen te loodsen. Eenvoudig, maar niet per definitie makkelijk.

BELANGRIJKE TIPS VOOR EEN OPTIMALE GEZONDHEID IN DE OVERGANG

- **Eet meer plantaardig voedsel.** De consumptie van onbewerkt plantaardig voedsel blijkt het risico op een aantal onprettige symptomen van de menopauze verbijsterend effectief terug te dringen. Meer plantaardig voedsel eten werkt gewoon, ongeacht je gewicht, de leeftijd waarop je overgang begint en of je hormoonbehandelingen ondergaat of niet.
- **Mik op een gezond gewicht.** Een hogere BMI wordt geassocieerd met ernstige symptomen en een verhoogd risico op problemen na de overgang, zoals verschillende vormen van baarmoeder- en borstkanker, diabetes type 2 en obesitas. Het is makkelijker als je hier al voor de overgang aan werkt.
- **Bouw en onderhoud meer spiermassa voor een optimale lichaamssamenstelling.** Dit is het moment om ons te richten op ons grootste metabolisch actieve orgaan: het bewegingsapparaat, dat myokines afscheidt en dat fungeert als een groot endocrien (hormonaal) systeem

dat helpt ons gezond te houden. Je spieren vaak gebruiken helpt ook bij het onderhoud van een gezonde stofwisseling en is belangrijk voor geestelijke gezondheid en slaap.

- **Drink minder alcohol.** De negatieve gevolgen van alcohol worden nog erger voor vrouwen in de menopauze. Alle cijfers geven aan dat minder drinken van groot belang is. Als je toch wilt blijven drinken: volgens epidemiologische studies is twee à drie glazen rode wijn per week, verspreid over twee of drie dagen, een goed mikpunt.

IEDER LICHAAM MOET DIT WETEN

- De tombola om je sekspartner te vinden wordt op zijn minst gedeeltelijk bepaald door je microben, die je helpen een partner te vinden met behulp van chemische signalen, zoals geuren. Voed je microben goed met volkorenproducten en vezels.
- De kans op een succesvolle zwangerschap neemt voor vrouwen af vanaf hun vierentwintigste, voor mannen vanaf hun vijfendertigste.
- De gezondheid en leeftijd van de vader, de kwaliteit van het sperma én de zaadcellen zijn belangrijke factoren, vergelijkbaar met de gezondheid van de moeder.
- Door als dertiger en veertiger te werken aan een goede lichaamssamenstelling met weinig vet en een gezonde onderhuidse vetmassa sorteer je voor op een goede gezondheid als tachtiger.
- Het loont de moeite om tijdens de perimenopauze gezond te eten en veel te bewegen. Wij vrouwen zijn inmiddels ongeveer de helft van ons leven postmenopauzaal.

DEEL 4

VERMIJD HET SCHEMERGEBIED: WERKEN AAN JE LEVENSSPANNE

Ik kan er niets aan doen: ik zing in mijn hoofd altijd 'Livin' on a Prayer' van Bon Jovi als ik nadenk over hoe het moet zijn om vijftig te worden en van middelbare leeftijd te zijn. Het is een aanstekelijke melodie. En hoewel het niet over de middelbare leeftijd gaat, drukt het nummer uit dat je pas op de helft bent, maar dat je het tegelijkertijd ook al tot de helft hebt geschopt. Wat een vreugde om een specifiek moment in je leven te hebben bereikt als je al zoveel hebt meegemaakt maar ook nog zoveel hebt om naar uit te kijken. We zeggen vaak dat je op de helft van je leven bent, maar het is wel degelijk ook een periode waarin veel mensen om ons heen beginnen dood te gaan. Niet aan verkeersongelukken of kanker, maar aan dieetgerelateerde ouderdomsziekten, vermijdbare zaken als hartaanvallen, diabetes type 2 en beroertes, die in tachtig procent van de gevallen hadden kunnen worden voorkomen met aanpassingen van het dieet en de leefstijl.[1]

De meeste mensen die dit boek lezen, kunnen erop rekenen dat ze ouder dan negentig zullen worden en in sommige gevallen zelfs de honderd zullen aantikken. Aan het einde van haar leven stuurde wijlen koningin Elizabeth II duizenden brieven naar honderdjarigen. Koning George verstuurde er in 1917 een handvol (met een fietskoerier). Dat is een enorme toename van het aantal honderdste verjaardagen. Maar wat gebeurt er als we vijftig worden? Welke zaken moeten we regelen als we willen dat onze tweede levenshelft iets is om ons op te verheugen?

Ik stipte het in het vorige hoofdstuk al even aan: verschillen in gezondheidsrisico's beginnen op de voorgrond te treden als we tussen de vijftig en de vijfenzestig zijn. Dat verschilt uiteraard sterk van persoon tot persoon. We kennen allemaal verhalen over mensen die altijd een slechte gezondheid hadden, maar later in hun leven een verbijsterende transformatie ondergingen en kerngezond en fit werden. Het mooie van begrip van die verscheidenheid en de factoren die veranderingen bewerkstelligen is dat gezondheid en ziekte geen vaststaande gegevens zijn. Onze genen zijn, op enkele uitzonderingen na, geen exacte dragers van gezondheid of ziekte. Ze maken deel uit van de muzieknoten op de partituur van het lange concert dat we ons leven noemen. Hoe hard of zacht of snel of melancholiek de noten worden gespeeld, is afhankelijk van talloze factoren, zoals de annotatie (epigenetica), de dirigent (leefstijl en dieet), wie er in je orkest zit (microbioom), en de zaal waarin je optreedt (je lichaam en de context van je leven). Ik speelde Beethovens 'Für Elise' als meisje van veertien in de aula van mijn school, maar dat is een heel ander verhaal dan een uitvoering van hetzelfde stuk door het London Philharmonic Orchestra in de Royal Albert Hall. De noten op het papier (genen) zijn identiek, het eindproduct is heel anders.

We mogen niet vergeten dat we niet altijd alle factoren in de hand hebben. Je hebt nu eenmaal geen controle over waar je wordt geboren, wie je ouders zijn, hoe ze je opvoeden en of je al dan niet toegang hebt tot de gunstige componenten van een gezond dieet en een voedende omgeving. Ongelijkheid op gezondheidsgebied is onlosmakelijk verbonden met ongelijkheid van middelen. Armoede veroorzaakt slechte gezondheid. Een samenleving die de sociaaleconomische kloof niet kan dichten, kan ook geen oplossing bedenken voor gezondheidsongelijkheid. Deze verschillen treden in de tweede levenshelft sterk op de voorgrond.

Vrouwen hebben lang een kleinere kans om te sterven dan mannen, maar dat verandert als de menopauze intreedt. De gemiddelde leeftijd voor de menopauze in het VK en de VS is eenenvijftig, keurig aan het begin van de tweede levenshelft dus. De overgang is een interessante fysiologische en metabolische transformatie. Voorafgaand aan de overgang zijn vrouwen beter beschermd tegen hart- en vaatziekten, botaandoeningen en dementie dan mannen van dezelfde leeftijd, en hebben ze een betere algehele immuunrespons op pathogenen.[2] Er is enig bewijs dat mannengriep echt bestaat.

Oestrogeen speelt een belangrijke rol. Het geeft ons op allerlei manieren een natuurlijk biologisch voordeel. Daar staat tegenover dat vrouwen moeten omgaan met de menstruatiecyclus. Zoals we al hebben gezien, hangt er een fysiologisch en emotioneel prijskaartje aan menstruatie, zeker als je vaak hevig menstrueert (dan heb je een verhoogd risico op bloedarmoede), last hebt van een vleesboom of endometriose (die aandoeningen veroorzaken een intens pijnlijke menstruatie) of te maken hebt met een geestelijke aandoening zoals een premenstruele dysfore stoornis waarvoor je een behandeling en/of therapie nodig hebt.

En dan hebben vrouwen en mannen opeens gelijke kansen. Vrouwen worden dankzij de beschermende effecten van hun premenstruele jaren gemiddeld nog altijd later gediagnosticeerd met hart- en vaatziekten dan mannen, maar na de menopauze lijden ze net zo vaak aan die ziekten als mannen. De menopauzestudie van ZOE[3] liet voor het eerst zien dat postmenopauzale vrouwen slechtere metabolische responsen hadden, gemeten naar bloedsuikerspiegel en cholesterolgehalte, en een totaal andere darmflora in vergelijking met vrouwen van dezelfde leeftijd die nog niet in de overgang zaten. Het verschil overstijgt veroudering en kan alleen worden verklaard als we de overgang zien als een ingrijpende transformatie van de vrouwelijke biologische constitutie.

Ik vind het heerlijk om met vrouwen te werken aan het behoud van hun natuurlijke biologische voordeel. Het is een opwindende gedachte dat we, als we de controle over de veranderingen behouden aan het begin van onze tweede levenshelft, nog een lang leven voor ons hebben dat niet wordt beheerst door die maandelijkse hormonale achtbaan en het risico van bloedingen die zelfs bloedarmoede kunnen veroorzaken. En dat zeg ik als iemand die ontzettend heeft geboft. Mijn cycli leiden meestal niet tot een gedwongen onderbreking van mijn leven. Wel heb ik sinds ik moeder ben geworden van tijd tot tijd last van hormonale migraineaanvallen die er, als ik niet op tijd ingrijp met de juiste cocktail van interventies, toe kunnen leiden dat ik geen licht kan verdragen en niet veel meer kan doen dan gaan liggen in een donkere kamer.

Afbeelding 12. Percentage van de bevolking met hart- en vaatziekten per leeftijdscategorie

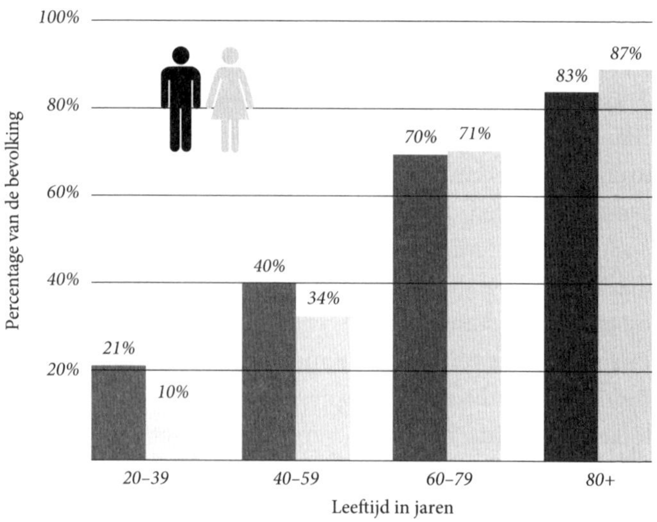

HORMONALE MIGRAINE

Hormonale migraine wordt niet getriggerd door de gebruikelijke factoren – stress, slaapgebrek of cafeïne – maar door hormonale veranderingen. Menstruele migraines beginnen meestal vlak voor of tijdens de menstruatie, als het oestrogeenpeil drastisch afneemt en de waarden van de twee vrouwelijke hormonen (oestrogeen en progesteron) hun laagste punt bereiken. Andere soorten hormonale migraine doen zich voor in andere perioden van hormonale veranderingen. Tijdens de zwangerschap bijvoorbeeld, of als we een hormonaal anticonceptiemiddel gebruiken, of als we HRT gebruiken tegen de effecten van de menopauze. Vrouwen hebben een drie keer zo hoge kans om migraine te krijgen als mannen. Dat komt grotendeels door hormonale veranderingen.[4]

Vrouwen hebben allerlei opties om de symptomen van de overgang aan te pakken, van gecombineerde HRT tot een beter begrip van vaginale glijmiddelen en het gebruik van testosteron. Ik denk dat we op dit gebied van de geneeskunde de komende jaren een sterk geïndividualiseerde aanpak gaan zien. Ik kan me voorstellen dat er een manier wordt gevonden om op basis van je ervaringen met je menstruatiecyclus en eventuele zwangerschappen te voorspellen van welke symptomen je last kunt gaan krijgen. Dan kunnen vrouwen optimaal worden voorbereid op de veranderingen en kan de juiste medicatie worden voorgeschreven.

Ik vind de evolutionaire significantie van de menopauze eindeloos fascinerend. We nemen aan dat de menopauze, die we maar bij een paar soorten waarnemen, moet voorkomen dat vrouwen kinderen baren op hetzelfde moment als hun dochters dat doen; dit noemen we de grootmoederhypothese.[5] Deze ontwikkelingsfase is, hoe uitdagend ook, wel degelijk functioneel. Net als de puberteit dwingt de menopauze ons om aanpassingen te doen. Maar deze fase is niet alleen maar een symbool van ouder worden. We kunnen de menopauze beter zien als een transformatie die ingrijpende, positieve gevolgen heeft voor de gezondheid en het energiepeil van vrouwen van een zekere leeftijd en die bovendien voordelig uitpakt voor het welzijn van de kinderen en kleinkinderen in onze samenleving.

Het is ook een ideaal moment om nog eens goed en gefocust na te denken over voeding. Het voedsel dat goed voor ons werkte in onze premenopauzale jaren, kan een totaal ander effect op ons lichaam hebben tijdens en na de menopauze. Exact dezelfde maaltijd, op dezelfde manier gegeten in twee verschillende decennia van je leven, zal een andere impact hebben. Hoewel dat best voor de hand ligt (het dieet dat ik volgde als student zou nu genoeg zijn om me een hele marathon te laten lopen), hoor ik er veel vrouwelijke cliënten over klagen: 'Ik eet hetzelfde en beweeg meer dan vroeger, en toch blijft mijn lichaam maar veranderen.'

Ik heb uit wetenschappelijke studies en door het werk met mijn cliënten geleerd hoe moeilijk het is om te accepteren dat verandering onvermijdelijk is. Het is onvoorstelbaar moeilijk om jezelf niet meer te herkennen in je eigen kleren en in de spiegel, om te ervaren dat ook anderen je anders zijn gaan zien. Ik heb dit nog niet meegemaakt, dus het enige vergelijkingsmateriaal dat ik heb is het gevoel dat mijn lichaam niet mijn lichaam was in de weken na mijn bevallingen. Voor sommige vrouwen is het een aangrijpende ervaring. Het eerste wat je moet doen is erkennen dat je een nieuw lichaam hebt en dat je in biologisch opzicht radicaal bent veranderd. De tweede stap – waarvoor je misschien wel maanden nodig hebt omdat de omslag zo abrupt is verlopen – is dat je moet inzien dat je nieuwe manieren moet vinden om je nieuwe lichaam te bedienen. Er bestaan geen wondermiddeltjes. HRT werkt niet voor iedereen, en alleen HRT is nooit de oplossing. Je kunt het avontuur alleen makkelijker maken door de veranderingen te begrijpen en te erkennen dat ze onvermijdelijk zijn; dat is ook de filosofie van dit boek. Het slechte nieuws is dat je de menopauze kunt vergelijken met wildwaterkanoën in een storm. De beste wapens om het avontuur te overleven? Je dieet, je leefstijl en een positieve instelling.

Ondertussen doe ik met het team van ZOE fantastisch wetenschappelijk werk dat beter zal verklaren wat de menopauze ons kan leren over de optimalisatie van de gezondheid van vrouwen. Als we de superkrachten van de gezondheidssignalen van ons lichaam bundelen, kunnen we beter voorspellen welke problemen er op de loer liggen. Zie het als de radar van een vliegtuig: we zien de problemen al aankomen en kunnen ons vliegplan aanpassen om ongelukken te voorkomen. De toekomst van geïndividualiseerde voeding, zorg en gezondheid is verankerd in dit vermogen om te voorspellen. Dankzij de opkomst van op technologie gebaseerde burgerwetenschap wordt de nieuwe realiteit nu al gevormd. In een van de eerste studies die ik deed als student,[6] onderzocht ik het nut van testen met de mobiele telefoon om de cognitieve prestaties van alcoholgebruikers te meten. Voordat we allemaal iPhones en apps hadden, deden we alles met sms'jes (het is allemaal zo ontzettend snel veranderd dat ik het gevoel heb dat ik nu over de prehistorie vertel). Het is een ontzettend opwindende tijd voor de wetenschap. Ik had destijds niet durven dromen van de hoeveelheid en de kwaliteit van de data die we tegenwoordig kunnen verzamelen over duizenden mensen.

Historisch gezien werden klinische studies en andere interventieonderzoeken verricht met enkele honderden mannen, hoofdzakelijk wit, hoofdzakelijk in de dertig en zonder gezondheidsklachten. Vanuit de resultaten van die onderzoeken werden de effecten van farmaceutische middelen, psychotherapie, dieetinterventies, testen en andere gezondheidsinstrumenten geëxtrapoleerd naar anderen: vrouwen, mensen van allerlei leeftijden, mensen met verschillende etnische achtergronden en aandoeningen. Nu de technologie zich maar blijft ontwikkelen en we overtuigd zijn geraakt van de voordelen van individualisering, kunnen we veel verder gaan. De kracht van voorspellen ligt in de beschikbaarheid van grote hoeveelheden data. We kunnen nu eindelijk iedereen deelgenoot maken van ons werk op dit gebied.

DE ANDROPAUZE: WAT JE KUNT VERWACHTEN EN HOE JE KUNT OMGAAN MET DE VERANDERINGEN

We gebruiken de term andropauze om het mannelijke equivalent van de menopauze te beschrijven, de periode waarin zich aan de leeftijd gerelateerde veranderingen van de hormoonwaarden kunnen voordoen. Ik denk vooral aan testosteron, een androgeen oftewel een mannelijk hormoon. De andropauze is minder helder gedefinieerd dan de menopauze. Dat komt door fysiologische verschillen. Mannen ondergaan geleidelijke hormonale veranderingen, terwijl vrouwen plotselinge veranderingen ervaren.[7] Je kunt de menopauze en de andropauze dan ook niet een op een met elkaar vergelijken. Dat neemt niet weg dat de hormonale veranderingen die mannen ondergaan echt zijn en symptomen triggeren die de kwaliteit van leven van de betrokken mannen drastisch beïnvloeden. Ik denk aan een slecht humeur, een afnemend libido, een slecht concentratievermogen, verlies van spiermassa en veranderingen van de vorm en samenstelling van het lichaam. Deze symptomen doen zich vaak geleidelijk voor bij een gemiddelde afname van de testosteronwaarde van één à twee procent per jaar als mannen ergens in de dertig zijn. Sommige mannen merken niets van deze veranderingen.[8] De meeste behandelopties richten zich op aanpassingen van de leefstijl, stressmanagement, een goede slaaphygiëne en psychotherapie. Maar ik heb ook mannelijke cliënten die niet blij zijn met de veranderingen die ze ondergaan en hun toevlucht nemen tot behandelingen met testosteron of groeihormonen. In sommige gevallen is hormonale substitutietherapie het overwegen waard. Dat kan de huisarts voorschrijven, maar het gebeurt bij mannen veel minder vaak dan bij vrouwen.

Ik adviseer mijn mannelijke cliënten om bij het ondergaan van deze veranderingen goed op hun gezondheid te letten, met extra aandacht voor slaap en stress. Mannen zijn minder goed beschermd tegen de negatieve gevolgen van stress en slaapgebrek. Dat kan ernstige gevolgen hebben voor hun metabolische gezondheid[9] en verhoogt het risico op hart- en vaatziekten, hoge bloeddruk en meer vetmassa. Een goede benadering van slaap en stress in combinatie met dieetaanpassingen en een focus op voedzaam voedsel kan een enorme impact hebben op het geestelijk en lichamelijk welzijn van mannen.

VOEDSELTIPS VOOR TIJDENS DE MENOPAUZE EN DE ANDROPAUZE

Voedseltype	Tips
Fruit en groenten	• Een groot volume: deze groepen moeten minstens de helft van je bord bedekken. • Probeer alle kleuren van de regenboog te eten zodat je het hele scala aan polyfenolen binnenkrijgt. • Probeer dertig verschillende planten per week te eten (inclusief zaden en noten en dergelijke). • Seizoensproducten, ingevroren, in blik, het is allemaal goed. • Denk ook aan gefermenteerd voedsel zoals kimchi en zuurkool.
Noten en zaden	• Een fantastische manier om je dieet gevarieerder te maken. • Mik elke dag op een handvol. Bewaar zaden in een pot en voeg ze toe aan je maaltijden en tijdens het koken.

Voedseltype	Tips
Vlees en plantaardige eiwitten	• Eet plantaardige eiwitten, die van nature veel gezonde stoffen bevatten zoals polyfenolen. • Dierlijke eiwitten kunnen deel uitmaken van een uitgebalanceerd dieet, maar beperk het gebruik van bewerkt vlees en houd een aantal vleesloze dagen aan.
Brood, ontbijtgranen en andere koolhydraten	• Kies vezelrijke producten. • Kies opties met weinig toegevoegde suikers, zoetstoffen en chemische stoffen. • Minimaliseer ultrabewerkt voedsel, dat vaak minder vezels en meer suiker en chemische stoffen bevat.
Zuivel	• Met mate eten om de goede componenten (eiwitten, probiotica en calcium) binnen te krijgen. • Kies minder bewerkte opties, zoals yoghurt, om chemische stoffen, conserveermiddelen, suiker en zoetstoffen te vermijden. • Kies gefermenteerde opties zoals kefir voor de ondersteuning van je microbioom.
Zoete lekkernijen	• Donkere chocolade kan een uitstekende keuze zijn, want het bevat veel polyfenolen en vezels; kies opties met minder ingrediënten en een hoog cacaopercentage (minimaal zeventig procent). • Fruit, noten, zelfgebakken cakes en honing zijn prima keuzes als afsluiting van de maaltijd.

ONTSTEKINGEN EN STRESS

Ontstekingen zijn een natuurlijk verdedigingsmechanisme van het lichaam tegen dreigingen en verwondingen. Als je een verwonding oploopt, een sneetje bijvoorbeeld, reageert het lichaam onmiddellijk door meer bloed naar het ontstoken gebied te sturen, waardoor meer bloedplaatjes, witte bloedcellen en afweercellen de kans krijgen om de strijd aan te gaan met mogelijke indringers. Tegelijkertijd maakt de versterkte doorbloeding ook de snelle verwijdering van overtollige producten mogelijk. Dit proces manifesteert zich als roodheid, pijn en zwelling, de klassieke symptomen van inflammatie. Dit proces doet zich op kleinere schaal voortdurend voor in het lichaam om ons te beschermen tegen ziekten en de schadelijke nevenproducten van dagelijkse metabolische activiteiten te neutraliseren. Inflammatie is vooral een proces dat in ons voordeel werkt, maar er kunnen zich problemen voordoen als het chronisch of onevenwichtig wordt.

Die onevenwichtigheid kan bijvoorbeeld het gevolg zijn van auto-immuunziekten waarbij het immuunsysteem van het lichaam abusievelijk onze eigen cellen aanvalt. Chronische inflammatie kan ook het gevolg zijn van aanhoudende ontstekingen zoals tuberculose of herhaalde acute ontstekingsreacties die het lichaam niet kan corrigeren. Deze toestand van chronische ontsteking wordt geassocieerd met ernstige, levensbedreigende aandoeningen, zoals hart- en vaatziekten, diabetes type 2, geestelijke aandoeningen, de ziekte van Alzheimer en verschillende soorten kanker.[10, 11]

Ziekten, ontsteking en verwondingen zijn niet de enige oorzaken van inflammatie. Onze moderne leefstijlen veroorzaken een milde, chronische inflammatie die de stille moordenaar van de moderne wereld wordt genoemd. Activiteiten – of nonactiviteiten – als slaapgebrek, aanhoudende stress, een zittende leefstijl en dieetkeuzes kunnen inflammatie verergeren. Slaapstudies hebben aan het licht gebracht dat ook een tekort aan goede slaap chronische inflammatie kan stimuleren. Interessant genoeg heeft het metabolisme van het voedsel dat we eten een cruciale invloed op inflammatie.[12] Voedselconsumptie leidt tot een versnelde circulatie van bloedsuiker en vetten, wat een kettingreactie ontketent die sterk lijkt op de 'minibrandjes' van kortstondige inflammatiepieken. In de loop van de tijd kunnen al die uitbarstingen van inflammatie uitmonden in een chronische toestand.

VERANDERINGEN IN JE LEEFSTIJL OM INFLAMMATIE TEGEN TE GAAN

Lichaams-samenstelling	• Bedenk dat je gewicht op zich geen indicatie is van je lichaamssamenstelling (hoeveel vet en vetvrije massa je hebt). Wees dus niet te zeer gefixeerd op je gewicht. • Probeer je lichaamssamenstelling te optimaliseren en te stabiliseren door lichamelijke activiteiten en je voeding te optimaliseren.
Voeding	De meeste adviezen over voeding die ik in dit boek heb gegeven bestrijden inflammatie, met name: • Eet een breed scala aan kleurrijk plantaardig voedsel, rijk aan vezels. • Beperk je inname van bewerkte koolhydraten zoals wit brood, gebak en zoete lekkernijen. • Vermijd als het even kan ultrabewerkt voedsel. • Beperk je inname van rood vlees en bewerkt vlees. • Geniet van gefermenteerd voedsel zoals yoghurt, kefir en zuurkool.
Lichamelijke activiteiten	• Integreer fysieke beweging in je dagelijkse leven om inflammatie te bestrijden. • Mik op een minimum van dertig actieve minuten per dag (dat kan ook een energieke wandeling naar je werk zijn!). • Zie mijn 10 toptips om activiteit te integreren in de dagelijkse gang van zaken (bladzijde 169).
Slaaphygiëne	• Probeer een regelmatig slaapritme aan te houden. • Beperk het gebruik van technologie voordat je gaat slapen. • Niet meer eten na negen uur 's avonds.[13] • Beperk cafeïne of gebruik het zelfs helemaal niet meer na twee uur 's middags. • Doe in de loop van de dag aan beweging of sport.

Stress	• Beoefen technieken om stress te managen, zoals ademhalingsoefeningen of een dagboek bijhouden. • Probeer met behulp van boeken cognitieve gedragstherapie te beoefenen.[14] • Volg een cursus wetenschappelijk onderbouwde mindfulness.[15] • Ga als het nodig is op zoek naar medische hulp.
Alcohol	• Beperken of helemaal vermijden. Als je toch alcohol drinkt, kies dan voor rode wijn.
Roken en vapen	• Gewoon niet doen.

Denk vooral niet dat het een hopeloze zaak is. Ons dieet reikt ons een unieke kans aan om inflammatie te bestrijden. Bepaalde voedingsstoffen kunnen inflammatoire reacties tegengaan. Polyfenolen bijvoorbeeld, die voorkomen in extra virgine olijfolie en kleurrijk fruit en kleurrijke groenten, temperen inflammatie. Een meta-analyse van verschillende studies waarin de effecten van geraffineerde olijfolie met een laag polyfenolgehalte werden vergeleken met die van olie met een hoger polyfenolgehalte, bracht aan het licht dat beide soorten het vetgehalte in het bloed lieten toenemen, maar dat de polyfenolen in de tweede soort de inflammatoire en oxidatieve stress significant verlaagden; opnieuw een bewijs van de beschermende werking van specifieke componenten van ons dieet.[16] Ook andere voedselsoorten met veel polyfenolen zoals knoflook, gember, bessen en noten en zaden hebben anti-inflammatoire eigenschappen, terwijl ultrabewerkt voedsel juist het tegenovergestelde effect heeft. Toch is het beter om niet te veel naar geïsoleerde voedselsoorten te kijken. We kunnen ons beter richten op algemene dieetpatronen.

De menselijke darmflora, die bestaat uit biljoenen unieke microben, speelt een sleutelrol bij de regulatie van inflammatie, onze gezondheid en onze stofwisseling. Deze microben, die in feite minuscule chemische fabrieken zijn, spelen een belangrijke rol bij de afbraak van vezels, vetten en suikers en creëren nevenproducten die soms nuttig zijn (zoals korteketenvetzuren) en soms minder behulpzaam (zoals een stof die wordt getransformeerd tot een voorloper van TMAO, dat in de lever zit en de kans op hart- en vaatziekten verhoogt).[17] Het juiste evenwicht van darmmicroben waarborgt dat vetten efficiënt worden gemetaboliseerd, waardoor langdurige inflammatie wordt voorkomen.

De exacte invloed van deze microben op de suikerspiegel wordt nog onderzocht, maar we weten wel al het een en ander over de rol die ze spelen bij inflammatie. Sommige microben blijken inherent inflammatoir te zijn terwijl andere anti-inflammatoir zijn. Dit is aangetoond met experimenten waarbij de overdracht van microben van muizen met inflammatie naar steriele muizen die groep bleek te inflammeren.[18, 19] Dat laat niet alleen zien dat er een directe correlatie is tussen microben en inflammatie, maar doet zelfs vermoeden dat de microben de primaire oorzaak van de inflammatie kunnen zijn.

Het zijn verbijsterende uitkomsten, vooral als je kijkt naar de significante rol die inflammatie speelt bij onze gezondheid op de lange termijn. De gedachte dat een simpele overdracht van microben impact kan hebben op zo'n complex systeem in een ander organisme zouden we twintig jaar geleden vergezocht hebben gevonden. Inmiddels begrijpen we dat ongezonde mensen met chronische inflammatie een tekort hebben aan anti-inflammatoire microben en dat ze wel microben hebben die floreren in ontstoken gebieden. Het is zelfs mogelijk dat deze microben met een voorliefde voor inflammatie substanties produceren die nog meer inflammatie veroorzaken.

De meerderheid (zeventig à tachtig procent) van onze immuuncellen zit in de darmwand, die in nauw verband staat met de darmflora. Er is sprake van constante interactie. Naarmate we ouder worden, en zeker als we de zeventig aantikken, verschuift de balans tussen onze immuunresponsen en ons microbioom. Dat kan leiden tot inflammatie en verminderd effectieve immuunresponsen.[20] Het is daarom cruciaal dat we actief proberen het wankele evenwicht te bewaren.

Het evenwicht tussen ons microbioom en ons immuunsysteem helpt het immuunsysteem te vechten tegen infecties en eventuele kankerdreigingen af te weren, en voorkomt overdreven reacties die kunnen leiden tot auto-immuunziekten. De afname bij ouderen van het vermogen om de juiste afstemming te vinden kan leiden tot meer inflammatie. Die wordt getriggerd door bepaalde levensmiddelen, alcohol en zelfs door medicatie die eerder geen problemen opleverde. Daar komt nog bij dat de afvalproducten van onze stofwisseling, de zogeheten vrije radicalen, zich in de loop der tijd ophopen, wat ook weer inflammatie veroorzaakt.

Door ons microbioom en ons immuunsysteem gezond te houden kunnen we potentieel het proces van veroudering afremmen en de aan dat proces gerelateerde gezondheidsproblemen voorkomen.

Een extra complicatie met inflammatie is dat de pseudowetenschap ons simplistische oplossingen voorhoudt. Oplossingen die zijn gebaseerd op een superfood – een dieet van gojibessen voor de eeuwige jeugd – zijn misleidend. De Dietary Inflammatory Index is een instrument dat probeert inflammatie te kwantificeren. Het is niet gebruikersvriendelijk en laat zien hoe complex de anti-inflammatoire effecten van voedsel zijn. Dit instrument brengt uitvoerig onderzoek samen en wijst vijfenveertig componenten aan met ofwel inflammatoire ofwel anti-inflammatoire effecten. We hebben allemaal sterk verschillende reacties op die voedselsoorten, die ook nog eens veranderen in de loop van ons leven. Ik adviseer je om de index niet te gebruiken in je dagelijks leven, maar veel plantaardig voedsel te eten met sterke anti-inflammatoire effecten, zoals de bestanddelen van het mediterrane dieet.

Samenvattend wil ik zeggen dat ons immuunsysteem en ons microbioom veranderen als we ouder worden, en dat ons dieet een cruciale rol speelt bij de aanpak van chronische inflammatie en de impact daarvan op onze gezondheid. Hoewel er geen wondermiddeltjes of superfoods bestaan om alle problemen op te lossen, staat de flexibiliteit van ons microbioom garant voor een straaltje zonneschijn. In tegenstelling tot onze statische genen kan ons microbioom worden beïnvloed en gemanipuleerd door dieet en medicatie. Dat reikt ons mogelijkheden aan om het evenwicht van onze darmflora te optimaliseren, inflammatie te bestrijden en onze algemene gezondheid te versterken als we ouder worden.

VIJF TOPTIPS VOOR VERBETERING VAN JE DARMFLORA

1. Mik op een gevarieerde inname van plantaardig voedsel: dertig soorten fruit, groenten, zaden, noten, peulvruchten en volkorenproducten per week
2. Verhoog de inname van vezels
3. Vermijd ultrabewerkt voedsel
4. Eet elke week gefermenteerd voedsel, bij voorkeur kleine porties, maar vaak
5. Gun je darmflora 's nachts rust met een dagelijks schema van eten en vasten; eet niet meer na negen uur 's avonds

VOORKOMEN IS BETER DAN GENEZEN

De periode tussen de vijftig en de zeventig is een kritieke levensfase. Dit is de periode waarin de inspanningen van de voorgaande decennia zich laten gelden en de risico's voor onze toekomstige gezondheid en sterfte komen vast te staan. Tachtig procent van alle volwassenen heeft op zijn vijfenzestigste minimaal één chronische ziekte.

Hart- en vaatziekten en kanker zijn met voorsprong de belangrijkste doodsoorzaken voor deze leeftijdsgroep.[21] Als we die willen vermijden, zouden we kunnen kijken naar het onderstaande staafdiagram met verschillende doodsoorzaken om te begrijpen welke aanpassingen we kunnen doen om de kans dat we jong sterven te verkleinen. Het is een hele onderneming om dat risico te verkleinen en het aantal gezonde jaren dat ons nog rest te vergroten. Veel wetenschappers en bedrijven proberen deze code te kraken.

Afbeelding 13. Aantal sterfgevallen op grond van risicofactor (2019)

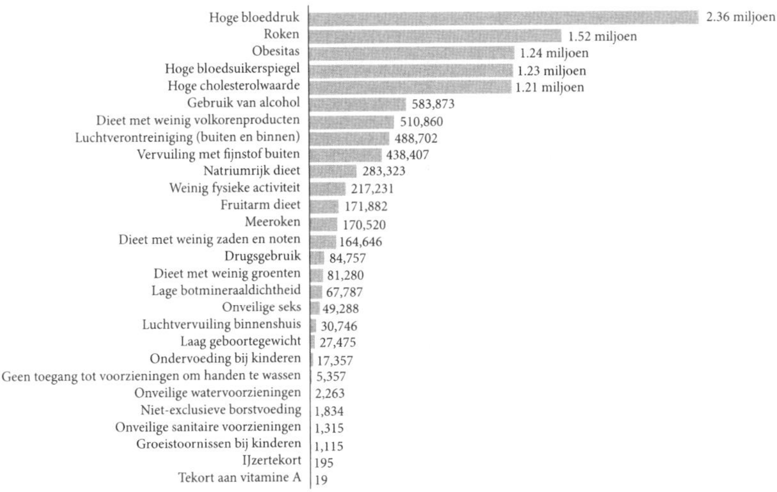

Heb ik iets aan supplementen?

De goed ontworpen VITAL-studie[22] volgde 25 871 mannen en vrouwen van boven de vijftig die aan het begin van de trial geen hart- en vaatziekten of kanker hadden. De deelnemers kregen ofwel 2000 IE vitamine D3 (meer dan de aanbevolen dagelijkse dosis) of 1 gram uit visolie afkomstige omega 3. De studie wilde een antwoord vinden op de vraag of die twee populaire dieetsupplementen het risico op de twee meest gevreesde chronische aandoeningen – hart- en vaatziekten en kanker – verkleinen of wegnemen.

De uitkomsten, hoewel verre van indrukwekkend, waren buitengewoon nuttig. Dagelijks gebruik van deze supplementen over een periode van vijf jaar bleek niet echt voordelig uit te pakken, tenzij je een Afrikaans-Amerikaanse man was; dan verhoogde vitamine D je kans om kanker te overleven, terwijl omega 3 het risico op hartaanvallen (maar niet op andere hart- en vaataandoeningen) verkleinde als je geen vis at. Je kunt je geld dus beter uitgeven aan andere manieren om je gezondheid te verbeteren, methoden die wel een wetenschappelijke basis hebben.

Een recente analyse van meer dan tachtig studies over supplementen kwam tot vergelijkbare conclusies: supplementen hadden weinig tot geen effect bij de preventie van allerlei gezondheidsproblemen, waaronder kanker, hart- en vaatziekten en een vroege dood.[23] De analyse kwam bovendien tot de verontrustende conclusie dat bètacaroteen kan worden geassocieerd met een verhoogd risico op longkanker bij mensen in hoogrisicogroepen.

Je denkt nu misschien: natuurlijk maak je niet het verschil door vijf jaar lang één specifiek middel te gebruiken. Je zou groot gelijk hebben, lezer. Tegen de tijd dat we de schemerzone bereiken, hebben we al talloze malen met de dobbelstenen gegooid en staat de kans dat we bepaalde ziekten zullen krijgen – zoals kanker – wel zo'n beetje vast. De bekendste risicofactoren[24] die tot de dood leiden zijn wereldwijd:

1. Hoge systolische bloeddruk
2. Hoge nuchtere bloedsuikerspiegel
3. Hoge BMI

Net als roken dragen deze risico's bij aan de grootste mondiale moordenaar: hart- en vaatziekten. Het zal je niet zijn ontgaan dat al deze factoren met uitzondering van roken rechtstreeks worden beïnvloed door en kunnen worden verbeterd met goede voeding. Het is altijd een krachtig moment als bij mijn studenten geneeskunde het kwartje valt als ze ontdekken dat wereldwijd de meeste sterfgevallen kunnen worden toegeschreven aan risicofactoren die verband houden met ons dieet. Het is daarom cruciaal dat artsen, verplegend personeel en anderen in de zorgsector het belang van goede voeding begrijpen. Het is volstrekt evident dat we eindeloos veel levens kunnen redden als we mensen tijdig bijstaan met praktisch advies.

Ik moet denken aan mijn lieve papa, die overleed toen hij drieënzestig was, midden in het schemergebied dus. Hij kreeg op zijn zestigste de diagnose darmkanker na een jarenlange worsteling met zijn gewicht, jojo-diëten en pogingen om een oplossing te vinden met behulp van het voedsel dat hij at. Omdat niemand hem goede adviezen gaf, nam hij zijn toevlucht tot diëten die vermoedelijk het probleem verergerden: het Atkins- en het Dukan-dieet, die beide de nadruk leggen op vlees. Hij verloor aanvankelijk gewicht, maar het kwam er net zo snel weer bij. Hij had geen hoge bloeddruk en zijn nuchtere bloedsuikerspiegel was verrassend goed voor een man met obesitas. Zijn cholesterolwaarden waren prima en zijn nuchtere triglyceridengehalte was normaal. Was hij een 'metabolisch gezonde' persoon met obesitas? Nee. Je kunt niet op een holistische manier ziekten voorkomen op basis van een paar klinische parameters.

Zijn familiegeschiedenis en dieetrisico waren ongunstig. Hij had een overwegend zittende leefstijl omdat hij zijn favoriete activiteiten – zwemmen in zee, skiën, paardrijden – had moeten opgeven nadat hij naar Londen was verhuisd. Toch nam geen enkele zorgverlener de moeite om met hem te spreken over zijn dieet of het belang van beweging, of hem eerder te laten testen op de kanker die uiteindelijk tot zijn dood leidde. Zijn huisarts had de test zelfs van de hand gewezen toen mijn vader erom vroeg, want hij zou een jaar later vanzelf in aanmerking komen voor zo'n screening. Hij kreeg te horen dat er niets mis was met zijn bloeddruk en bloedsuikerspiegel, dat het een goed idee was om wat gewicht te verliezen, maar dat hij zich nergens zorgen over hoefde te maken. Dit advies – een gebrek aan advies, kun je beter zeggen – pakte rampzalig uit. En mijn vader is niet de enige. We moeten de volgende stap zetten en ziekten voorkomen; het is niet goed genoeg om ze alleen te behandelen nadat we eerst alle waarschuwingssignalen hebben genegeerd.

Als hij nog had geleefd, zou ik hebben geregeld dat hij aan de slag kon met ZOE. Dan zou hij een beroerde darmflorascore hebben behaald. Het geïndividualiseerde advies dat hij zou hebben gekregen via de app (hij was gek op apps; hij was zijn tijd altijd ver vooruit), had een enorme impact kunnen hebben op zijn verdere leven. Zo is het ook gegaan met mijn moeder, die mijn beste patiënt is. Ik zou willen dat ik destijds had geweten wat ik nu weet, zodat ik hem had kunnen helpen. Hij had langer bij ons kunnen blijven en mijn dochters hadden hun lieve Nonno Pietro kunnen leren kennen. Een groot deel van mijn motivatie om dit werk te doen heeft te maken met hem. Ik hoop dat bij sommige lezers nu het kwartje valt zodat jullie inzien hoe belangrijk het is om jullie voeding en die van jullie dierbaren serieus te nemen. Onze levens hangen ervan af.

MIJN TIPS VOOR GESPREKKEN MET DIERBAREN OVER HUN GEZONDHEID

1. **Praat met ze:** vraag naar hun gedachten en gevoelens zodat ze weten dat er naar hen wordt geluisterd.
2. **Vraag hoe je kunt helpen:** het zou kunnen dat ze iets

specifieks nodig hebben of willen, of misschien is er een manier om gezonde keuzes makkelijker voor hen te maken.

3. **Toon begrip:** luister naar wat ze doormaken en toon empathie voor hun situatie.
4. **Controleer of ze het wel begrijpen:** zorg dat ze alle informatie hebben die ze nodig hebben.
5. **Jaag hen niet op:** geef hun de ruimte als ze die nodig hebben; sommige mensen worden gestrest en raken overstuur van gesprekken over gezondheid.
6. **Deel je gevoelens:** het is belangrijk dat ze weten waarom je bezorgd bent en dat je om hen geeft.
7. **Denk na voordat je spreekt:** neem de tijd om na te denken over wat je wilt zeggen en hoe je het gaat zeggen.
8. **Kom terug op het gesprek:** gezonde veranderingen hebben tijd nodig; het zou kunnen dat je in vervolggesprekken moet terugkomen op wat jullie hebben besproken.
9. **Probeer niet te bekritiseren, maak geen verwijten, wees geen politieagent:** dan kunnen ze zich vervreemd gaan voelen van het gesprek.
10. **Geef het goede voorbeeld:** laat positief gedrag zien om hen te inspireren gezonde veranderingen door te voeren.

HET UITZICHT VANAF DE TOP EN ONZE 'TWEEDE LENTE'

Laten we een stap vooruit of achteruit zetten naar je vijftigste verjaardag. Die vier je misschien met een feest thuis of in je favoriete restaurant met je beste vrienden, of met een stedentrip met je partner. Voor veel mensen is die vijftigste verjaardag het begin van de tweede helft van hun volwassen leven. De levensverwachting in het VK, Canada en Australië in ongeveer tweeentachtig.[25] De VS loopt met zevenenzeventig jaar iets achter, vooral ten gevolge van de opioïdencrisis. In Nederland worden vrouwen gemiddeld 83,3 en mannen gemiddeld 80,3. Je bent voordat je vijftig wordt ongeveer dertig jaar volwassen, en na dat moment heb je nog eens ongeveer dertig jaar om naar uit te kijken. Het is de piek van ons volwassen leven, het einde van de zomer, als je de seizoenen van het leven een mooie metafoor vindt.

Dit is zowel opwindend als angstaanjagend. Wat je meeneemt naar dit punt in je leven, speelt een enorme rol in hoe je je pad vervolgt. Heb je in het voorjaar verstandig gezaaid en in de zomer van je leven voldoende geoogst? Heb je aan het begin van de herfst – of, beter: je tweede leven – voldoende proviand en warm onderdak om goed voorbereid te beginnen aan het volgende avontuur? Of als je liever in termen van bergbeklimmen denkt: ben je op weg naar de top zuinig omgesprongen met je energie en reserves omdat je wist dat het net zo belangrijk en net zo opwindend is om van het uitzicht te genieten en af te dalen?

Mijn cliënten van onder de dertig kunnen zich meestal nauwelijks een voorstelling maken van hoe ze zullen zijn als ze vijfenvijftig of nog ouder zijn. Ze denken dat ze nog dezelfde dingen doen als nu, of zelfs méér, of zeggen achteloos dat ze zich daar pas zorgen over gaan maken als het zo ver is. We luisteren pas als ons lichaam onmiskenbare signalen afgeeft. Ik heb een recent voorbeeld voor je: een dierbare vriendin van de familie vroeg mijn advies omdat er soms plukken haar van haar hoofd kwamen. Dat was al maanden aan de gang. Ze vroeg of ik tijd wilde vrijmaken om met haar naar het probleem te kijken. Omdat haar huisarts geen bloedonderzoek wilde voorschrijven, had ze op eigen kosten testen laten doen. Ze liet me de uitslagen zien. Ze had ook foto's van plukken haar in het afvoerputje van de douche. Ik zag dat ze eronder gebukt ging.

Het bloedonderzoek bracht niet veel bijzonders aan het licht. Haar ijzerwaarde was niet optimaal. Dat kan haarverlies veroorzaken, maar niet zo erg als zij het ervoer. Ze was in de veertig, met een gezond gewicht en geen symptomen van de perimenopauze. Ze had een normale menstruatiecyclus. Maar niemand had haar ooit gevraagd naar haar dieet en leefstijl. Aangezien haar bloedwaarden normaal waren, werd haar verteld dat ze een dure PRP-behandeling kon ondergaan. Daarbij wordt je eigen bloed geïnjecteerd in je hoofdhuid om de problematische haarzakjes te helpen genezen. Haarverlies is geen levensbedreigende aandoening, maar het vrat aan haar zelfvertrouwen en ze had een fortuin uitgegeven aan supplementen, bloedonderzoeken en allerlei medische hulpverleners.

Ik wist al na een paar minuten dat ze niet voldoende at en veel te weinig sliep. Niemand had haar ooit verteld dat goede voeding en slaap de sleutel konden zijn. Ze gooide het roer drastisch om en kende een hogere prioriteit toe aan voeding en slaap. Ik vind het fijn dat ze weer tevreden is met haar haar, maar ik vind het nog leuker dat ze een aantal simpele aanpassingen aan haar leefstijl kon doen die haar vermoedelijk hebben behoed voor veel ernstigere gezondheidsproblemen na haar zestigste. Veranderingen van haar, nagels en huid zijn vaak de eerste zichtbare noodsignalen die ons lichaam afgeeft. We doen er verstandig aan om er goed naar te luisteren.

Het is belangrijk om onze gezondheidsstatus goed tegen het licht te houden als we deze levensfase binnengaan. Ik gebruik de term 'schemergebied' omdat de sterfelijkheid je in deze periode zomaar kan besluipen. In het VK springen we van 1,3 sterfgevallen per duizend mannen in de leeftijdscategorie 35-39 naar 6,6 sterfgevallen bij mannen in de categorie 55-59.[26] Dat is bijna een verzesvoudiging van het aantal sterfgevallen op een relatief lage leeftijd. In de categorie 74-79 zien we al vierentwintig sterfgevallen per duizend mannen. Bij vrouwen ligt het sterftepercentage iets lager, maar er is wel degelijk sprake van een opwaartse trend. De meeste Europese landen bevelen tegenwoordig aan dat mensen van boven de veertig zich jaarlijks medisch laten testen. Deze screenings zijn een eenvoudige manier om problemen al in een vroeg stadium aan het licht te brengen. Het is bovendien erg waardevol om veranderingen te kunnen waarnemen door de resultaten van jaar tot jaar naast elkaar te leggen. Intra-individuele veranderingen van het ene op het andere moment kunnen onderliggende problemen vaak duidelijker aantonen dan een eenmalige vergelijking met een grotere groep.

Hartgezondheid is het beste voorbeeld van de consistentie van het verouderingsproces. Het kolossale netwerk van bloedvaten in ons lichaam vertoont al voordat we dertig zijn tekenen van veroudering. De vaten – als je ze allemaal achter elkaar legt, zijn ze ruim honderdduizend kilometer lang – verstijven als we ouder worden. Die verstijving, vooral in de minuscule vaten die onze organen voeden, vertegenwoordigt bepaalde risico's. Er kunnen zich verstoppingen voordoen om allerlei redenen, van keuzes op het gebied van de leefstijl (zoals roken) tot de impact van een westers dieet. Hoge bloeddruk, een aandoening die vaak onopgemerkt aanwezig is en daarom de 'stille moordenaar' wordt genoemd, is nauw verwant aan arteriële stijfheid en verstoppingen en is onlosmakelijk verbonden met dieet en leefstijl.[27]

Hoewel genetische aanleg een rol speelt bij onze vasculaire gezondheid, zijn we niet helemaal overgeleverd aan onze genen. We kunnen de schade afremmen en volgens recente studies zelfs gedeeltelijk herstellen. Maar hoewel moderne medische interventies zoals stents en statines waardevolle wapens zijn in deze strijd, zijn aanpassingen van onze leefstijl van fundamenteel belang. In veel gevallen maakt de keuze voor een gezondere leefstijl medische interventies overbodig.

Hoge bloeddruk is interessant omdat het niet erg angstaanjagend klinkt, maar wel degelijk een verwoestende impact heeft op ons lichaam. Wat weten we over de regulatie van hoge bloeddruk in connectie met voeding?

Onder druk

De bloeddruk wordt op twee manieren gereguleerd. Er is een respons op de korte termijn, de zogeheten baroreceptorreflex, die afhankelijk is van piepkleine druksensoren in onze bloedvaten. Deze reflex zorgt ervoor dat de bloeddruk hoog genoeg blijft zodat we niet flauwvallen als we bijvoorbeeld snel opstaan uit bed. Het regelsysteem voor de langere termijn, RAAS, is belangrijker voor onze overleving. Het renine-angiotensine-aldosteronsysteem, een belangrijke speler bij de regulatie van bloeddruk, werkt op basis van een complexe, methodische opeenvolging van hormonale interacties. In vergelijking met de onmiddellijk intredende baroreceptorreflex is de respons van het RAAS langzamer en duurzamer.

Het proces wordt in gang gezet door renine, een hormoon dat wordt afgegeven door gespecialiseerde structuren in de nieren. Het wordt getriggerd door verhoogde zoutwaarden, afnemende doorstroming van de nieren of activatie van het orthosympathische zenuwstelsel (de vecht-of-vluchtrespons) en zet angiotensinogeen om in angiotensine I. Dan zet het angiotensineconverterend enzym (ACE) angiotensine I om in angiotensine II, dat krachtiger is. Al deze hormonen hebben impact op onze bloedvaten. Angiotensine II vernauwt bloedvaten en verhoogt de hoeveelheid zout die je nieren vasthouden, waardoor de bloeddruk wordt verhoogd. We weten dat minder zout eten de kans op dood in verband met hypertensie niet voldoende verlaagt. Tenzij je enorme hoeveelheden zout aan je maaltijden toevoegt of het drinkt omdat een influencer op TikTok je heeft wijsgemaakt dat je Himalayazout moet toevoegen aan je water, krijg je je zout grotendeels binnen via ultrabewerkt voedsel, dat altijd veel zout bevat. Dat geldt zelfs voor ontbijtgranen en ketchup, levensmiddelen die we zoet vinden.

Ik ben geïntrigeerd door de betrokkenheid van afgenomen bloedtoevoer en de activatie van het orthosympathische zenuwstelsel. Dat maakt deel uit van het autonome zenuwstelsel dat verantwoordelijk is voor alle onwillekeurige fysiologische processen zoals ademhaling, hartslag, spijsvertering en seksuele opwinding. Het autonome zenuwstelsel bestaat uit het orthosympathische (vechten of vluchten), het parasympathische (rusten en verteren) en het enterische (tweede brein, darmmotiliteit) systeem.

Afbeelding 14. Het systeem van bloeddrukregulatie

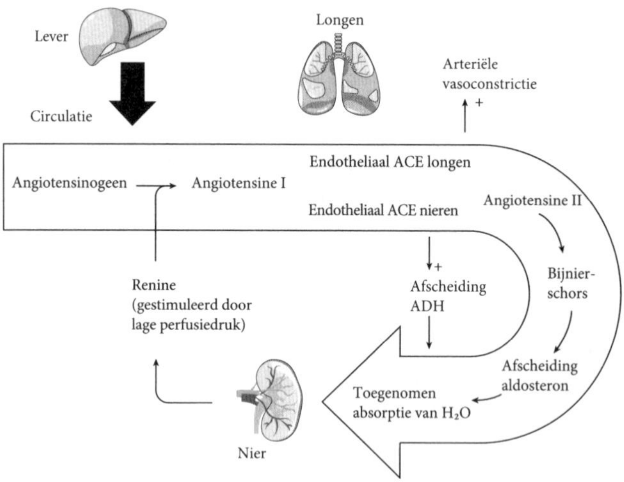

Ik zie het zo: tegen de tijd dat we vijftig zijn, hebben de meeste mensen al drie decennia zittend doorgebracht. We zitten achter een bureau, in de auto, op de bank, in de trein. Veel mensen zijn bovendien een groot deel van de dag gestrest. Niet het type stress dat ons cardiovasculaire systeem (hart en bloedvaten) activeert om op de vlucht te slaan voor een woest roofdier, maar het waargenomen gevaar van een deadline die we niet gaan halen, een partner die ons op de zenuwen werkt, rekeningen die moeten worden betaald of zware werkdruk. Het lichaam maakt geen onderscheid tussen waargenomen gevaren en echte gevaren. Beide soorten worden gedecodeerd tot echte waarschuwingssignalen voor ons lichaam, die het orthosympathische zenuwstelsel ertoe aanzetten om snel weg te wezen. Alleen: dat doen we niet. We blijven zitten, waardoor de bloedcirculatie en de bloedtoevoer afnemen, en ook de toevoer naar de nieren die zo'n belangrijke rol speelt voor onze bloeddruk en het orthosympathische zenuwstelsel activeert om angiotensine II af te geven. Onze bloedvaten vernauwen, de bloeddruk neemt toe en we slaan het aanwezige zout op in onze nieren.

ACE speelt een tweeledige rol: het breekt ook bradykinine af, een vasodilator (vernauwt bloedvaten en creëert meer ruimte waar het bloed doorheen kan vloeien). Dat zou onze bloedvaten helpen ontspannen, dus de afbraak ervan leidt tot verdere vernauwing van bloedvaten (vasoconstrictie). Angiotensine II stimuleert ook de afgifte van aldosteron vanuit de bijnierschors. Aldosteron werkt rechtstreeks op de niercellen door de reabsorptie van natrium en de afgifte van kalium te versterken. Dit mechanisme is ook weer verbonden met onze pH-regulatie en de afgifte van waterstofionen, waardoor aldosteron een belangrijke rol speelt voor bloeddruk en pH-regulatie. Kalium is wat we verliezen als we een chronisch hoge bloeddruk hebben. En weet je welke voedselsoorten kalium bevatten? Fruit, bonen, spinazie, broccoli, avocado en bieten.

Juist omdat het zo belangrijk is voor de bloeddruk, wordt RAAS vaak op de korrel genomen door bloeddrukverlagende medicatie die erop is gericht om de vorming van aldosteron en andere componenten van het systeem af te remmen. Een van mijn beste en loyaalste cliënten is mijn moeder. Ze eet zeer goed, doet een paar keer per dag aan beweging en heeft haar leven drastisch omgegooid na de dood van mijn vader. Ze wil dolgraag blijven leven. Ondanks al haar goede werk komt haar hoge bloeddruk van tijd tot tijd terug. Dan krijgt ze steevast medicatie voorgeschreven. Maar elke terugkeer van haar hoge bloeddruk heeft te maken met stress en slaap. Haar bloeddruk normaliseert zodra ze een nieuwe dagelijkse gewoonte oppakt om haar stress te verminderen en een hogere prioriteit te geven aan goede nachtrust. Anekdotisch bewijs? Zeker, maar ik heb nog twee andere cliënten die een meetbaar verschil in hun bloeddruk waarnemen als ze ervoor kiezen niet naar het journaal van tien uur te kijken maar een boek te lezen of naar bed te gaan. We moeten belangrijke systemen zoals RAAS eerst bespelen met aanpassingen van onze leefstijl en dan pas – alleen als het echt nodig is – met medicatie. Dat is de broodnodige proactieve aanpak om je bloeddruk gezond te houden.

Afbeelding 15. Eigenschappen van het autonoom zenuwstelsel: 'vechten of vluchten' versus 'rusten en verteren'

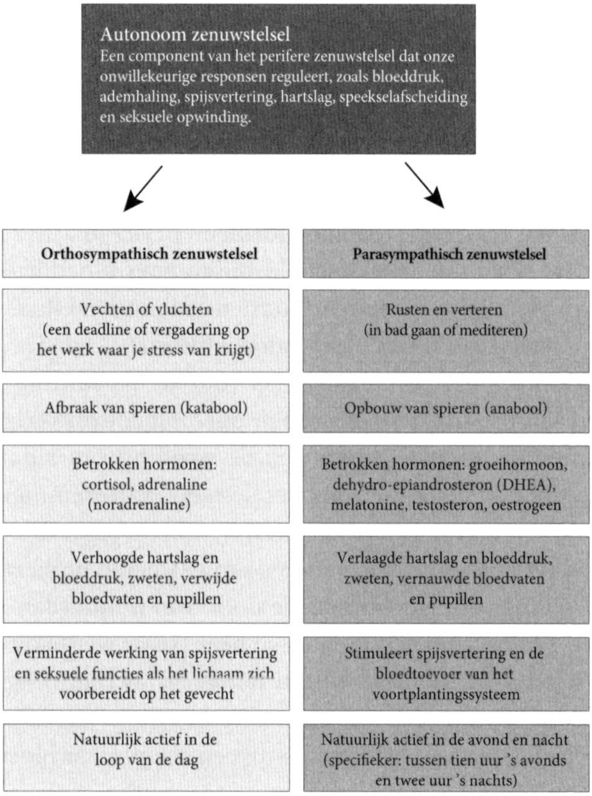

De andere seriemoordenaar is kanker. Ik heb je al verteld welke impact die ziekte heeft gehad op mijn familie. Ik denk niet dat er veel mensen zijn die er nooit mee te maken hebben gehad. Statistisch gezien krijgt de helft van de mensen ergens in hun leven kanker. Alleen al in het VK worden elke dag duizend nieuwe diagnoses gesteld.[28] Het aantal gevallen neemt van jaar tot jaar toe. Gelukkig neemt ook het succespercentage van de behandelwijzen toe. Iemand die de diagnose kanker krijgt, heeft inmiddels een kans van vijftig procent om de ziekte te overleven.[29] Maar verschillende soorten kanker hebben sterk verschillende overlevingspercentages. Eenenvijftig procent van de vrouwen bij wie baarmoederhalskanker wordt vastgesteld, leeft nog na tien jaar; bij alvleesklierkanker is dat helaas slechts vijf procent. Bij de vermijdbaarheid zien we vergelijkbare patronen: 99,8 procent van de gevallen van baarmoederhalskanker is vermijdbaar, vergeleken met zevenendertig procent bij alvleesklierkanker. Bij darmkanker, de soort die mijn vader had, is vierenvijftig procent van de gevallen vermijdbaar.[30]

Als we weten dat de helft van de kankergevallen vermijdbaar is,[31] zou dat getal van een op de twee dus eigenlijk een op de vier moeten zijn. De factoren die het risico opdrijven, hebben alles te maken met onze leefstijl. Roken, alcohol drinken en ons dieet leveren de grootste bijdragen aan de toename van de risico's. Het zal niemand verbazen dat roken erbij zit, maar van alcohol staan sommige mensen nog weleens te kijken. Alcohol drinken, in welke hoeveelheden dan ook, is een van de belangrijkste factoren waarom vrouwen in de menopauze borstkanker kunnen krijgen. Veel van mijn cliënten in de perimenopauze en de menopauze vertellen dat ze veel minder goed tegen alcohol kunnen dan eerder in hun leven. Dat ligt ook voor de hand in de context van de potentiële schade die alcohol kan toebrengen. Voor sommige mensen is alcohol een uitvlucht, een manier om te relaxen. Maar juist dat zorgt voor een gevaarlijke combinatie: chronische stress en regelmatige activatie van het orthosympathische zenuwstelsel zijn gerelateerd aan allerlei effecten, zoals hypertensie en een verstoorde glucoserespons. Een paar borrels om die effecten te temperen gooien alleen maar olie op het vuur.

DE ROL VAN ALCOHOL

Ik ben van mening dat het drinken van verantwoord geproduceerde wijn bij het eten, in het gezelschap van vrienden, grote sociale en culturele voordelen heeft. Het proces van het telen, oogsten en persen van de druiven is een en al traditie, en een glaasje wijn staat garant voor gezelligheid en genot. Als kind in een grote Italiaanse familie kreeg ik een glas wijn waarmee ik het de hele maaltijd moest doen. Die traditie heb ik altijd in ere gehouden. Maar helaas is de drinkcultuur van onze samenleving veranderd. We zien tegenwoordig ongezonde patronen, zoals op een lege maag drinken na het werk of na een dag vol stress in ons eentje een groot glas wijn achteroverslaan bij het aanrecht.

Dit zou geen probleem zijn als het van tijd tot tijd gebeurde, een paar keer per jaar misschien. Maar zo is het niet voor veel mensen. Ik weet van mijn cliënten en mijn werk voor de Stride Foundation,[32] een liefdadigheidsinstelling die verslaafden helpt die tijdens hun herstelperiode behoefte hebben aan een steuntje in de rug (daar is weinig subsidie voor), dat veel mensen dagelijks aan zelfmedicatie doen door naar de fles te grijpen. Dat is vaak een reactie op onze omgeving en de manier waarop we zijn opgegroeid. We ervaren in onze naaste omgeving zoveel stress of voelen ons zo ongemakkelijk of willen er zo graag bij horen dat we drank kiezen als een effectieve manier om afstand te nemen van de pijnlijke ervaring van ons bestaan. En zoals onze voedselomgeving de keuze voor ultrabewerkt voedsel maar al te gemakkelijk maakt, zo maakt onze drankomgeving goedkope, makkelijk beschikbare alcohol de normaalste zaak van de wereld. Er zijn T-shirts met teksten als HET IS ALTIJD ERGENS BORRELTIJD. Slimme reclamespotjes maken alcohol cool, gezellig en sociaal acceptabel.

We zien een verschuiving bij jongere generaties, die kiezen voor drankjes met weinig of geen alcohol en andere manieren vinden om hun emotionele stress te verwerken. Dat is een positieve trend, net als de opleving van het 'traditionele' drinken van natuurwijn in gebieden met hoge concentraties honderdjarigen, de zogenaamde blauwe zones. Deze trends zullen het risico op talloze soorten kanker verkleinen, en dan heb ik het nog niet eens over de sociale voordelen van dalende alcoholconsumptie. Professor David Nutt is een levende legende omdat hij werd ontslagen bij de Britse overheid nadat hij met een uitvoerige analyse had aangetoond dat alcohol de gevaarlijkste drug is in onze samenleving.[33] Er verschenen krantenkoppen als XTC IS MINDER GEVAARLIJK DAN PAARDRIJDEN en hij kon zijn biezen pakken omdat hij had beweerd dat de classificatie van narcotische middelen niet voldoende wetenschappelijk is onderbouwd.[34] Hij had natuurlijk gelijk, en hij heeft later fantastische onderzoeken geleid die laten zien dat bepaalde illegale drugs zoals MDMA en psilocybine (magic mushrooms) goed kunnen zijn voor de geestelijke gezondheid.

Nutt zet in een van zijn papers[35] de risico's voor gebruikers en de samenleving van een aantal veelgebruikte drugs uit. Het resultaat illustreert haarscherp de gevaren van alcohol voor de samenleving. We moeten veel voorzichtiger met alcohol omgaan dan we altijd hebben gedaan. Als we het risico op kanker willen terugdringen, is het verstandig om helemaal met alcohol te stoppen. Het is immers een kankerverwekkende stof van categorie 1a en een neurotoxine.

Afbeelding 16. Verschillende drugs en de schade die ze toebrengen aan gebruikers en anderen

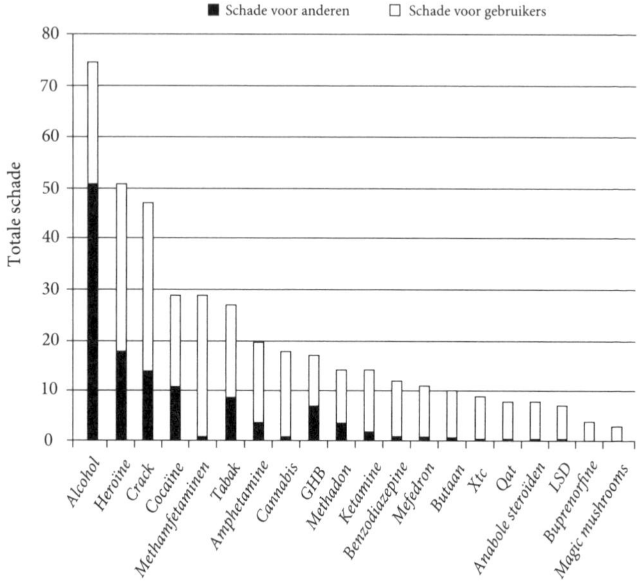

VOEDING EN KANKER

Wat valt er te zeggen over voeding en kanker? We gaan ernaar kijken in drie verschillende fasen: als preventie, als voorbereiding op en tijdens behandeling, en in de herstelfase na de behandeling. Ik wil eerst opmerken dat ik geen oncoloog ben. Ik zal niet gedetailleerd ingaan op de voedingsbehoeften van patiënten die chemotherapie, bestraling of immuuntherapie ondergaan. Dat ligt buiten mijn vakgebied. Die behoeften zijn bovendien zeer persoonlijk en hangen af van allerlei factoren, zoals het type kanker, het type behandeling, de voedingsstatus aan het begin van de behandeling en de prognose. Als cliënten me opzoeken rond de tijd van de diagnose, sta ik hen tijdens de voorbereidingen op hun behandeling bij als onderdeel van een interdisciplinair team van Curia Health.

Het is mijn passie om mensen te vertellen dat er een berg bewijsmateriaal is dat aantoont dat wat we eten belangrijk is. Kankerpatiënten krijgen maar al te vaak te horen dat ze mogen eten 'wat ze maar willen'. Dat advies wordt met goede bedoelingen gegeven en is gericht op vermijding van extra stress. Ook heeft voeding waarschijnlijk minder impact op overleving dan een aantal andere factoren, zodat men er maar niet over begint om geen verwarring te zaaien. Maar ook dat is aan het veranderen. Naarmate er meer gerichte therapieën beschikbaar komen, gaat een gezonde voedingsstatus steeds meer het verschil maken voor hoe we ons voelen, hoe we overleven en herstellen. En zelfs als we het niet overleven, kunnen we onze kwaliteit van leven in de laatste maanden verbeteren.

Het is wetenschappelijk onderbouwd dat dieetpatronen kunnen helpen kanker te voorkomen.[36] Er wordt inmiddels boeiend onderzoek gedaan naar mogelijkheden om de darmflora voor te bereiden om de kansen op positieve uitkomsten bij immuuntherapie te vergroten. De consumptie van bewerkt vlees (salami, smac, fabrieksworst) enkele malen per week wordt in verband gebracht met een verhoogd kankerrisico.[37] Dat ene broodje bacon zal je lot niet bezegelen, maar elke dag zo'n broodje? Ja, dat laat zijn sporen na. De rest van het bewijs heeft meer te maken met dieetpatronen dan met specifieke voedselsoorten.

Je moet goed voor ogen houden dat dieetpatronen en consistentie belangrijk zijn, en dat superfoods niet bestaan. Als je al je informatie van internet haalt, kun je zomaar gaan denken dat er een lijst is van voedselsoorten die je moet laten staat en een lijst met voedsel dat je elke dag moet eten om kanker te voorkomen en te verslaan. Op de lijst met carcinogenen (en dat zijn er best veel)[38] van het IARC (het agentschap voor kankeronderzoek dat deel uitmaakt van de Wereldgezondheidsorganisatie) staan drie factoren die bij uitstek verband houden met onze leefstijl: roken, alcohol en bewerkt vlees. Datzelfde geldt voor gerookte Chinese vis en betelnoten, al kom je die niet vaak tegen. De andere factoren zijn hoofdzakelijk virussen (onder meer hiv, HPV, hepatitis B en C en het epstein-barrvirus) en allerlei omgevingsfactoren die behoren tot het zogeheten exposoom, waarover je een heel boek zou kunnen schrijven. Je ziet in dit nogal angstaanjagende diagram ook groene gedeelten die staan voor vormen van blootstelling die ons beschermen, zoals een gezonde lichaamssamenstelling, regelmatig bewegen, stoppen met roken en je laten testen op borst- en baarmoederhalskanker.

Ik neem het je niet kwalijk als je altijd hebt gedacht dat voeding geen rol speelt bij kankerpreventie. Maar ik wil je toch even wijzen op de complexiteit van de voedingsepidemiologie. Talloze studies tonen aan dat een dieet dat rijk is aan vezels, fruit en groente, extra virgine olijfolie en noten en zaden kan worden geassocieerd met een lager risico op bijvoorbeeld darmkanker. Het is gevaarlijk om bepaalde voedselsoorten aan te wijzen als kankerverwekkend of risicoverlagend (maar over de classificatie van bewerkt vlees en alcohol kan geen twijfel bestaan). Voeding is een complex proces, dat wordt beïnvloed door talloze factoren, zoals de respons van het specifieke individu op voedsel. Het is makkelijker om een sterke associatie met de uitkomsten van ons dieet en onze leefstijl te vinden (bijvoorbeeld een goede lichaamssamenstelling zonder adipositas/overtollig vetweefsel) dan om exact aan te geven welke voedselsoorten risico's verlagen.

Wees op je hoede als iemand tegen je zegt dat hij een perfecte lijst met voedingsmiddelen heeft om kanker te voorkomen of, nog erger, dat hij een speciale combinatie van voedingsmiddelen en supplementen heeft voor jouw type kanker, die hij toevallig verkoopt. De wetenschap ontwikkelt zich razendsnel in de richting van het inzicht dat immuuntherapie de beste manier is om kankeruitkomsten te verbeteren. Onderzoek lijkt uit te wijzen dat de darmflora helpt de reactie op behandelingen te verbeteren.[39] We weten ook dat bepaalde dieetpatronen zoals het mediterrane dieet het risico op allerlei typen kanker verminderen en een positieve invloed hebben op de uitkomsten van behandelingen. Maar het is geen wondermiddel. Er is geen perfect eetpatroon en we hebben al gezien dat ook talloze andere factoren kanker veroorzaken. Je dieet en of je beweegt zijn maar een klein onderdeel van het hele plaatje. Maar één ding is duidelijk: als we ons risico op kanker willen terugdringen, moeten we niet roken, minder alcohol drinken, een gezonde lichaamssamenstelling aanhouden en ons altijd laten testen als het wordt aangeboden.

EEN GOED BEGRIP VAN LICHAAMSSAMENSTELLING: WAAROM SPIEREN BELANGRIJK ZIJN

Lichaamssamenstelling is niet hetzelfde als BMI. Er wordt veel gediscussieerd over BMI. Is het behulpzaam? Moeten we ons er iets van aantrekken? Waarom gebruiken we het nog? Maar bij die discussie wordt – net als bij veel andere zaken – niet gedacht aan de oorspronkelijke bedoeling. BMI was bedoeld als een goedkope, grove maatstaf van lichaamssamenstelling, die zou worden gebruikt om het risico op ziekten van hele populaties te bekijken en op basis daarvan na te denken over de noodzaak van publieke gezondheidsinterventies. Het is niet bedacht om de spier- of vetmassa van individuen nauwkeurig te voorspellen. Hoe zou dat ook kunnen? Het gebruikt alleen je gewicht en lengte:

Afbeelding 17. Berekening van BMI.

$$\text{BMI} = \frac{\textit{gewicht in kilogrammen}}{\textit{lengte}^2\ (m^2)}$$

Waarom hebben we een instrument om de lichaamssamenstelling *ongeveer* te meten op het niveau van bevolkingsgroepen? Omdat het meten van de feitelijke lichaamssamenstelling op individueel niveau al een hele opgave is, laat staan op het niveau van populaties. De technologie die wordt gebruikt om de lichaamssamenstelling te meten is extreem kostbaar en vereist verschillende metingen en het werk van hoogopgeleide technici om de resultaten te interpreteren. Een DEXA-scan (botdichtheidsmeting) kost bijvoorbeeld bijna tweehonderd euro per lichaamsdeel. Om een nauwkeurig beeld te krijgen van je volledige lichaamssamenstelling moet je denken aan vele honderden euro's. Er zijn ook goedkopere opties, zoals regelmatige huidplooimetingen en bio-elektrische impedantieanalyses (BIA), de chique elektrische weegschalen die in sportscholen worden gebruikt. Deze onderzoeken hebben een foutmarge van vijf tot elf procent; best veel als je bedenkt dat een verschil van tien procent in lichaamsvet al het verschil is tussen een gemiddeld iemand en een atleet. Huidplooimetingen moeten verschillende malen nauwkeurig worden verricht en vereisen specifieke vaardigheden. Ik was medeleiding van een analyse van lichaamssamenstelling bij baby's en de invloed daarvan op hun gezondheid op de lange termijn.[40] Ik weet nog dat ik dacht hoe moeilijk het moest zijn geweest om nauwkeurige metingen te doen bij baby's die lagen te spartelen terwijl de onderzoekers verwoede pogingen deden om hun lichaamssamenstelling te meten.

Ik kan de problemen met BMI illustreren met een vergelijking tussen twee mensen met dezelfde lengte: een gespierde sporter en iemand die niet aan beweging doet. De sporter heeft meer spieren en zal dus een hogere BMI hebben, want spieren zijn zwaar. Dat geldt niet alleen voor grote, sterke rugbyspelers. Usain Bolt, die erg slank is, had een BMI van 24,7 toen hij al zijn gouden medailles won.[41] Dat ligt vlak bij de waarde van 25,0+, die hem in de categorie 'overgewicht' zou plaatsen. Een huisarts die zo'n waarde in een dossier ziet staan zonder naar Usain te kijken, zou hem adviseren goed op zijn gewicht te letten. Degene die niet beweegt, heeft een lagere BMI (bij gebrek aan spiermassa), maar zo iemand heeft juist meer lichaamsvet, staat er metabolisch dus significant slechter voor en is vatbaar voor chronische ziekten zoals diabetes type 2.

Om het belang van lichaamssamenstelling goed te begrijpen moet je twee dingen weten: onze magere spiermassa is het grootste metabolische en endocriene orgaan van ons lichaam. Het slaat glucose op vanuit de bloedbaan en gebruikt het als we bewegen, en het scheidt hormonen en andere eiwitten af die ons lichaam gezond houden. Het tweede is dat juist ons bewegingsapparaat ons rechtop houdt als we ouder worden en ons helpt zonder hulp op te staan uit een stoel of uit bed. Het waarborgt onze onafhankelijkheid en mobiliteit.

We hebben al gezien dat we op ons dertigste ons maximale vermogen bereiken om spiermassa te creëren. Vanaf dat moment verliezen we langzaam maar zeker spiermassa. Als we er niet aan werken om onze spieren tot op hogere leeftijd te onderhouden, uit te dagen en te laten groeien, verliezen we een machtige bondgenoot die ons risico op kanker en stofwisselingsziekten verkleint en ons helpt zelfstandig te blijven. Het zou kunnen dat je inmiddels aan het googelen bent om te zien of ik misschien een bodybuilder ben. Doe geen moeite: ik ben het niet. De spiermassa die ik bedoel, is niet voor de show maar is functioneel. Het zijn de spieren die ons helpen onafhankelijk te blijven bewegen op allerlei ondergronden, de spieren die jonge kinderen als vanzelfsprekend gebruiken in hun dagelijkse bezigheden: klimmen, buigen, hurken, springen en tillen. Als ik zeg dat je je spieren actief moet houden, moet je denken aan spelende kinderen, niet aan Arnold Schwarzenegger. Dat is niet persoonlijk bedoeld, Arnie.

JE TAILLEOMTREK ALS EEN MAATSTAF VAN EEN GEZONDE LICHAAMSSAMENSTELLING

Het National Institute of Clinical Excellence (NICE) heeft voorgesteld om de verhouding tussen taille en lengte te gebruiken als een maatstaf voor centrale adipositas,[42] de ophoping van ongezond vet rond je organen. Dit zou een bruikbare maatstaf kunnen zijn om het risico op diabetes type 2, hoge bloeddruk en hart- en vaatziekten te beoordelen en te voorspellen. Je hebt er niet eens een meetlint voor nodig.

Ga rechtop staan en meet met een stukje touw je lengte van je voeten tot de bovenkant van je hoofd. Knip het af op je lengte en sla het touwtje dubbel. Als je dat rond je taille kunt slaan, heb je een laag risico op hart- en vaatziekten. Lukt het niet, dan zou je kunnen denken aan een paar simpele aanpassingen:

- Eet op de meeste dagen alleen tussen negen uur 's ochtends en zeven uur 's avonds
- Doe dagelijks aan lichaamsbeweging
- Probeer langzamer te eten en neem tussen twee happen in steeds even de tijd
- Zet groenten voorop; begin al je maaltijden met vezels

Een gezonde taille-lengteverhouding is een cruciale doelstelling voor een betere gezondheid, die ervoor zorgt dat we een gezond gewicht bereiken. Een gezonde taille voorkomt over- en ondergewicht; beide afwijkingen bedreigen onze gezondheid.[43]

Een prioriteit maken van verschillende soorten dagelijkse beweging is een van de beste dingen die we kunnen doen om ons proces van veroudering te verbeteren. Ik heb cliënten die tegen een stofwisselingsziekte aan zitten en die me trots vertellen dat ze soms wel drie keer per week naar de sportschool gaan om onder leiding van gespecialiseerde personal trainers aan de slag te gaan. Het is dus niet zo gek dat ze geprikkeld reageren als ik zeg: 'Dat is fantastisch, naar wat doe je om elke dag te bewegen?' Drie uur per week bewegen is prachtig, maar niet genoeg om te kunnen spreken van een actieve dagelijkse leefstijl. Ons lichaam en onze stofwisseling zijn ontworpen om in de loop van de dag voortdurend te bewegen, ook al hebben we soms perioden van inactiviteit om te rusten, te werken en te eten.

Je kunt naar je dagelijkse beweging kijken door je gemiddelde dag op te delen in hoe je de uren van de dag doorbrengt. We slapen acht uur en werken acht uur. De resterende acht uur hebben we nodig om ons leven te leiden. Mijn gemiddelde doordeweekse dag ziet er ongeveer zo uit:

Afb Wat ik doe op mijn gemiddelde doordeweekse dag

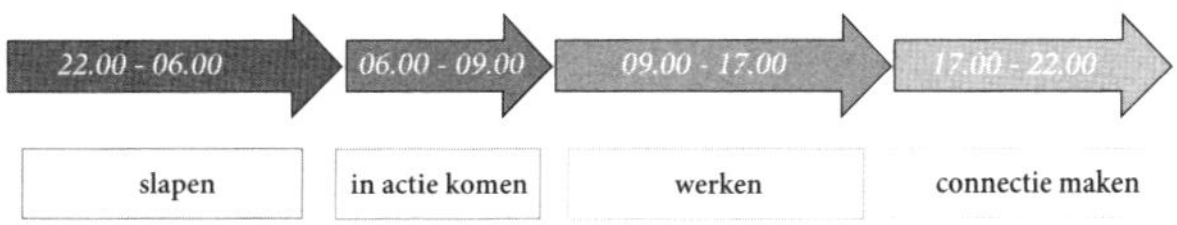

Het viel niet mee om een naam te bedenken voor het laatste gedeelte omdat er in die vijf uur van alles gebeurt. Om te beginnen kan ik zelden al om vijf uur stoppen met werken, dus er zit wat werktijd in. Het is ook de tijd voor sociaal contact met mijn kinderen en man, en soms met mijn moeder, vrienden of mijn broer. Het is ook het moment van de dag om te koken en samen te eten, huiswerk te doen, verstoppertje te spelen, de hond uit te laten, een paar huishoudelijke taken te doen en misschien een film te kijken. Maar niet vlak voor bedtijd, want het mag niet ten koste gaan van een goede nachtrust en er moet tijd overblijven om in bad te gaan.

Als we onze dagelijkse activiteiten zo zichtbaar opdelen, zien we meteen hoe makkelijk het is om niet te bewegen. Het beste advies dat ik kan geven – ik probeer het zelf ook zo te doen – is om al te bewegen voordat je aan het werk gaat. Dat kan in de sportschool zijn of in een bewegingsklasje, of door de kinderen lopend naar school te brengen, naar het werk te lopen of de hond uit te laten. Een wandeling van twintig minuten na de lunch kan ook een enorm verschil maken. Maar dat is niet altijd makkelijk, zeker als je een druk werkschema hebt. Ik probeer het in mijn agenda te zetten en houd er zo vaak als ik maar kan aan vast. Het heeft grote voordelen voor mijn gezondheid en geeft ook mijn concentratievermogen een nuttig steuntje in de rug. En dan is er nog het laatste gedeelte van de dag, die vaak gepaard gaat met de reis terug naar huis, opnieuw de hond uitlaten (als je een hond hebt) of de kans om een dans- of yogaklasje te doen of te hardlopen.

Het klinkt als veel, maar we moeten de kans grijpen om in alle fasen van de dag te bewegen, behalve na bedtijd. We moeten niet minder gaan slapen om te bewegen. Daar is slaap te belangrijk voor. We hebben misschien niet allemaal acht uur nodig, maar minder dan zeven is voor de meeste mensen echt niet genoeg. Het is nooit te laat om deze mogelijkheden om te bewegen in je agenda te zetten. Het is uiterst behulpzaam om je kinderen al van jongs af aan bij te brengen dat ze het moeten doen. Ik hoor vaak van mijn gezondste cliënten dat het altijd hun gewoonte is geweest om te wandelen als ze even moesten nadenken of een probleem moesten oplossen. In veel gevallen hebben die gewoonten, die ze al als kind hebben ontwikkeld, gezondere volwassenen van hen gemaakt.

MANIEREN OM IN DE LOOP VAN JE DAG MEER TE BEWEGEN

1. Gebruik niet de lift of de roltrap, maar loop zelf de trap op.
2. Ga lopend, rennend of fietsend naar je werk, al is het maar een deel van de route.
3. Loop tijdens het praten: maak een wandeling als je telefoneert.
4. Gebruik nooit de auto of de bus voor afstanden van minder dan anderhalve kilometer.
5. Plan wandelingen met vrienden of familie.
6. Vind een leuke sport of sportschool.
7. Maak voor het werk, tijdens je lunchpauze en/of na het avondeten een korte wandeling.
8. Parkeer verder weg of stap een halte eerder uit de bus.
9. Probeer te dansen of te tuinieren of je lichaam te bewegen op een manier waar je blij van wordt.
10. Maak in je agenda tijd vrij om te sporten

Bedenk dat bewegen belangrijk is, maar dat het maar een van de pijlers is. Er bestaat een nuttige hiërarchie van dagelijks gedrag. Een slecht dieet is niet te compenseren met welke hoeveelheid beweging dan ook, je kunt nooit goed genoeg eten om slechte slaapgewoonten te compenseren en je kunt niet goed slapen als je niet goed ademt. Dat is de reden waarom beweging niet de juiste manier is om af te vallen, en waarom mensen die slecht slapen vaak last hebben van stofwisselingsstoornissen, al eten ze nog zo goed. Betrek je onontkoombare behoefte aan sociale connectie erbij, en de enorme impact van geestelijke gezondheid op je algehele welzijn, en je hebt een goed beeld van de fundamentele zaken.

- Chronische ziekten die verband houden met leefstijlfactoren zijn onze grootste moordenaars.
- Het schemergebied is de periode van ons leven waarin de risicofactoren uit eerdere decennia kunnen leiden tot een vroege dood. Het aantal sterfgevallen dat te maken heeft met leefstijlfactoren neemt toe; ze kunnen vaak worden voorkomen met je dieet en leefstijl.
- Hoge bloeddruk is het waarschuwingssignaal voor naderende hart- en vaatziekten en is iets waarop we invloed hebben.
- Kanker wordt veroorzaakt door allerlei factoren; dieet en leefstijl behoren tot de componenten die we kunnen aanpassen.
- Om gezond ouder te worden is het cruciaal dat we ons lichaam actief en sterk houden. Dat vereist dagelijkse inspanningen. Denk bij dagelijkse beweging bijvoorbeeld aan de trap nemen, tuinieren, elke dag dertig minuten wandelen, leren dansen of (dat kan gewoon thuis) het gebruik van weerstandsbanden.
- Alcohol drinken ligt voor veel mensen vast in de cultuur die ze hebben meegekregen. Van tijd tot tijd een glas wijn bij een gezellig etentje pakt voor sommige mensen goed uit, maar het terugdringen van alcoholgebruik heeft universele voordelen en is vooral verstandig voor vrouwen na de overgang.
- Het schemergebied is onvermijdelijk; de eerste stap is dat je je ervan bewust bent.

DEEL 5

NAAR EEN HOGE LEEFTIJD EN DAAR VOORBIJ!

Oud worden is al eeuwenlang een van de primaire doelstellingen van de mens. Schilderijen van de fontein van de eeuwige jeugd, verhalen over mensen die na hun honderdste nog een heerlijk leven hebben en een fascinatie met mensen die betovergrootouders worden en veel geschiedenis en wijsheid meedragen, illustreren ons verlangen naar een lang leven. Ik heb veel respect en bewondering voor de oudere generaties en ik ben dankbaar dat ik mijn grootouders nog heb gekend. Een van de meest bemoedigende feiten over mensen van in de zeventig en ouder is dat je vaak hoort dat ze zo optimistisch zijn. Mensen van onder de veertig en tussen de twintig en de dertig zijn optimistisch, maar volgens sommige studies is niemand zo gelukkig als zeventigers en tachtigers.[1] Als we het materiaal zorgvuldiger bekijken, zien we een belangrijk punt: bijna alle studies zijn cross-sectioneel. Misschien is die gedachte van een midlifecrisis of een U-vormige curve van geluk toch geen accurate weergave van de route die mensen afleggen.[2] De studies vragen mensen op een gegeven moment hoe gelukkig ze zijn. Dat betekent dat de waarde die ze toekennen aan hun geluk niet in de context staat van hun geluk door hun hele leven heen. Ik ken talloze mensen die nu ze boven de vijftig zijn veel gelukkiger zijn dan toen ze net dertig waren. Ik heb ook vrienden die als tieners diepongelukkig waren, maar na hun dertigste zijn opgebloeid. Mijn grootvader van moederskant was toen hij al halverwege de negentig was zeldzaam vrolijk en gelukkig, hoewel hij na een beroerte gedeeltelijk verlamd was en nog maar twee van zijn eigen tanden had.

Geluk is relatief. Het gebruik van een externe maatstaf van geluk is alsof je een ander vraagt of jij nog honger hebt; je schiet er niets mee op. Alleen ik kan bepalen of ik gelukkig ben. Hoewel er bruikbare instrumenten en richtlijnen zijn die ons kunnen helpen ons gelukkig te voelen, moeten we zelf bepalen hoe we dat doel bereiken. Ook dat hangt weer in hoge mate af van de omstandigheden. Als je met mensen werkt, ga je zien hoe belangrijk context is. Die context helpt je om het verschil te zien tussen een lang leven en een lang en gezond leven. We worden tegenwoordig gemiddeld ouder dan vroeger, maar het aantal gezonde jaren is minder sterk toegenomen. Dat betekent dat veel mensen langer moeten leven met een slechte gezondheid. Dat moet veranderen.

Ik deed als tiener vrijwilligerswerk voor de fantastische liefdadigheidsorganisatie Doctors of the World, die een kliniek runt voor asielzoekers en mensen zonder vaste verblijfplaats. Ze zijn gevestigd in een kerkzaal in Tower Hamlets, een Londense wijk waar veel mensen wonen met een significante achterstand. Ik werkte in het triageteam. We screenden mensen die in aanmerking kwamen voor ofwel medische hulp en sociale ondersteuning ofwel juridische bijstand en verwijzingen. Ik heb daar ontzettend veel geleerd. Ik kan me één man nog goed herinneren. Hij had Engeland bereikt door zich te verstoppen onder een grote vrachtwagen. Hij was samen met zijn jongere broer gevlucht voor de oorlog in Irak. Hij was precies even oud als mijn broertje. Hij had grote bruine ogen vol droefenis. Hij was bij ons gekomen omdat hij depressief was en het gevoel had dat hij het niet lang meer kon volhouden. Hij was zijn thuis en zijn familie kwijtgeraakt, sprak nauwelijks Engels en stond als alleenstaande jonge man onder aan alle lijsten om in aanmerking te komen voor behuizing, hulp, wat dan ook. Hij wilde alleen maar dat ik hem zou helpen om weer gelukkig te worden. Hij vroeg of ik iets voor hem kon doen. Hij keek me aan en zei: 'Ik wil me gewoon weer gelukkig voelen.'

In theorie zou je kunnen zeggen dat hij nog had geboft. Hij was fysiek ongeschonden ontkomen aan de oorlog en had Londen bereikt, waar hij zich had aangesloten in de rij van mensen die een nieuw leven wilden opbouwen. Hij was jong, fit en gezond en kon zelfstandig door de stad reizen om bijvoorbeeld gebruik te maken van de kliniek waar ik hem leerde kennen. Maar in werkelijkheid was hij wanhopig van verdriet. Hij had het gevoel dat alles zich tegen hem had gekeerd. Hij had geen sociaal netwerk en moest een doel vinden in een leven waarvoor hij niet had gekozen, in een land dat er medeverantwoordelijk voor was dat hij huis en haard had moeten achterlaten. Ik regelde psychologische hulp (en een tolk) voor hem en verwees hem naar een steunnetwerk voor mensen met geestelijke problemen. Ik weet niet hoe het hem is vergaan. Maar ik heb naar hem geluisterd en ik ben hem nooit vergeten, de man die op de dag af net zou oud was als mijn broertje, maar was geboren in een totaal andere context.

LEVENSDUUR METEN

Ik heb in de twintig jaar sinds mijn ontmoeting met die man talloze andere voorbeelden gezien, mensen die me verhalen vertelden die ik nooit zal vergeten, een enorme verscheidenheid aan menselijke situaties en ervaringen. Sommige mensen hebben voor hun dertigste al tien levens geleefd, anderen ervoeren duidelijke momenten van verandering. Bij de meeste mensen is er onderhuids veel meer aan de hand dan we ons kunnen voorstellen. Vandaar dat ik zo dol ben op het woord 'sonder', dat in 2012 is bedacht door John Koenig. Het staat voor 'het diepe gevoel van bewustwording dat iedereen, ook vreemden die je ziet lopen op straat, een leven heeft dat net zo complex is als het jouwe en dat ze voortdurend leiden hoewel jij je daarvan niet bewust bent'.

Net als de onophoudelijke flux van cellen in ons lichaam en sterren in de melkwegstelsels zijn we allemaal complexe wezens die ons eigen traject volgen. Het leven is moeilijk om allerlei redenen die we vaak niet zelf in de hand hebben. Daarnaast maken we keuzes die een positieve of een negatieve bijdrage leveren aan onze gezondheid en ons geluk. Sommige mensen denken dat we meteen na de midlifecrisis het schemergebied binnengaan waar onze sterfelijkheid op de loer ligt. Veel mensen denken op hun vierenvijftigste al dat ze 'te oud' zijn, maar zijn op hun zesentachtigste nog actief en gezond. De belangstelling voor ouder worden die we nu overal zien gaat gepaard met een golf van positiviteit over de mogelijkheid om op een goede manier oud te worden.

Ik ben al van jongs af aan aanhanger van de gedachte dat ouder worden een voorrecht is; niet iedereen krijgt de kans om ervan te genieten. Er is geen enkele garantie dat we zeventig, tachtig of zelfs negentig jaar oud zullen worden. Het kan allemaal opeens eindigen door een verkeersongeluk of een plotselinge ziekte. Maar we schieten er niets mee op om te leven alsof morgen niet bestaat. Bij excessen, slapeloze nachten, slecht gemotiveerde beslissingen en een gebrek aan betekenisvolle connecties denk je niet meteen: dat is iemand die goed heeft geleefd, of zijn leven nu kort is geweest of lang. Maar we worden ook niet gelukkig als we leven met strikte, op angst gebaseerde ideeën over wat er kan gebeuren als we ons niet aan specifieke regels houden. Die aanpak leidt bovendien tot wrok als het geen succes wordt. Ik heb mensen gekend die alles deden om risico's te beperken, gezond leefden en alles wat maar binnen hun vermogens lag nauwgezet in de gaten hielden, maar toch kanker of een neurodegeneratieve ziekte zoals motorneuronziekte kregen en relatief jong overleden.

Het grote beige

Dit is waarschijnlijk de reden waarom het concept 'alles met mate' zo populair is. Die woorden worden vooral vaak gebruikt als excuus voor gedrag waarvan we weten dat het niet ideaal is. Ik ben er eerlijk gezegd geen fan van. Je kunt niet 'met mate' roken en verwachten dat een negatieve impact zal uitblijven. En 'met mate' is ook zo saai! Ik zou liever veel tijd doorbrengen met mijn gezin, veel plezier hebben met mijn partner en veel kansen krijgen om te groeien in mijn werk. Als alles met mate moet, wordt je hele leven beige. Ik probeer liever het onderscheid te maken tussen dingen die we onbeperkt kunnen doen en dingen die we minder vaak moeten toelaten. Ik durf te beweren dat er dingen zijn die we maar beter niet kunnen proberen omdat er grote gevaren aan verbonden zijn, al is het niet altijd mogelijk om de vooruitziende blik of de juiste context te hebben om die uit de weg te gaan. We weten bijvoorbeeld dat kinderen met verschillende negatieve ervaringen (*adverse childhood events*) een tien keer zo grote kans hebben om verslaafd te raken aan bijvoorbeeld heroïne en cocaïne. We weten ook dat mensen die zijn geboren in de jaren zeventig en tachtig veel vaker roken, alcohol drinken en met drugs experimenteren dan mensen die nu tussen de twintig en de dertig zijn.

DE WORTELS VAN POSITIEVE VOEDING

De gedachte van overvloed in plaats van matiging ligt ten grondslag aan het concept positieve voeding. Ik ben dol op positieve voeding omdat het een veel grotere kans van slagen heeft. Het is ontzettend moeilijk om soorten voedsel uit je dieet te schrappen. We weten dat het niet werkt dankzij talloze studies die laten zien dat calorietekorten en strenge diëten op de langere termijn onhoudbaar zijn. Het komt maar zelden voor dat mensen zo'n streng, exclusief dieet langer dan zes maanden of misschien een jaar volhouden. Ik zie deze diëten – de overgrote meerderheid van de diëten die we om ons heen zien – als negatieve voeding. Ze zijn gericht op het verwijderen van levensmiddelen en houden ons voor dat we hele voedselgroepen moeten vermijden of soms zelfs dat we helemaal niet meer moeten eten maar sapjes moeten drinken.

We zijn zo ver afgedwaald van onze evolutionaire adaptatie – die waarborgde dat we niet zouden sterven aan ondervoeding – dat we zijn opgezadeld met een dieetcultuur die ondervoeding aanmoedigt omdat we de effecten van chronische overvoeding aan industrieel bewerkt voedsel moeten tegengaan. Eigenlijk is het te gek voor woorden. De generatie van mijn grootouders – mensen die aan het begin van de vorige eeuw zijn geboren – hebben een ingrijpende transformatie van de voedselomgeving meegemaakt. Ik kan moeilijk accepteren dat hun verhalen op een dag niet meer zullen worden verteld. Mijn grootvader sprak vol warmte over zijn vroege jeugd, toen hij vooral bonen at en oud brood dat 's nachts was geweekt. Hij zat de hele dag op zijn fiets om blikjes te verzamelen. Die verkocht hij om het geld aan zijn moeder te geven, die hem en een aantal broers en zussen alleen moest opvoeden. Mijn schoonvader heeft een ongelooflijk levensverhaal. Dankzij zijn benadering van voeding en beweging is hij een van de fitste en cognitief scherpste tachtigers die ik ooit heb ontmoet.

Mijn grootouders en talloos veel anderen hebben hartverscheurende verhalen te vertellen. Armoede en honger bij kinderen zijn allesbehalve romantisch. Deze mensen groeiden op in een wereld waarin je genoeg at, en dat was het dan. Er was niet die constante verlokking om nog iets te eten, om méér te eten. Dat was geen optie. En al het beschikbare voedsel was onbewerkt. Als het niet vers was, was het ingeblikt, geconserveerd, geweckt of gedroogd. Er waren geen kant-en-klare maaltijden, ontbijtgranen, snackbars of proteïneshakes. Volgens sommige schattingen zullen er in landen als de Verenigde Staten en het Verenigd Koninkrijk in de toekomst minder honderdjarigen zijn dan nu, deels door de verandering van onze voedselomgeving. Onze kinderen eten snacks, zitten eindeloos lang, en eten dan nog wat meer. Volwassenen doen hetzelfde. We hebben niet door dat we niet gebruikmaken van het volledige potentieel van onze lichamen. Sommige mensen gebruiken niet eens het volledige potentieel van hun brein. Creativiteit en speelsheid moeten opboksen tegen content die ons van alle kanten en via al onze apparaten bereikt.

Het principe van positieve voeding kan worden toegepast op al deze terreinen. We kunnen voedsel dat goed voor ons is in overvloed eten, nieuwe manieren bedenken om te bewegen, werken vanuit een mindset van overvloed als we plannen maken voor de dag die voor ons ligt. Hoe kun je nog meer bewegen? Hoe kun je de tijd met je gezin optimaal benutten? Kies voor een aanpak van overvloedige energie. Welke dingen laten je brein en emotionele gezondheid opbloeien? Is het misschien muziek? Boswandelingen? Schilderen of meditatie, een warm bad nemen of een boek lezen? We hebben een overvloed aan keuzes, dat is wel duidelijk. Technologie heeft in zoverre een positieve uitwerking gehad dat je altijd, waar je ook bent, enorme hoeveelheden kennis tot je beschikking hebt. Overvloed is niet hetzelfde als overdaad. Het geeft veel meer bevrediging en speelt in op een onontkoombare universele waarheid: tijd is de enige valuta die er werkelijk toe doet. Hoe we onze tijd besteden, laat zien wat we belangrijk vinden.

Een voorbeeld: als het verlengen van mijn gezondheidsboog en goed voor mezelf zorgen zodat ik er kan zijn voor mijn kinderen tot mijn kernwaarden behoren, maar ik niet minimaal elke dag een uur investeer in zaken die mijn gezondheid verbeteren, dan strookt mijn gedrag niet met mijn waarden. Voeding is een vorm van investering. Als we voedsel dat ons daadwerkelijk voedt kopen, bereiden en eten, investeren we in onze gezondheid en mogen we rekenen op een hoog rendement. Een op meta-analyses en wereldwijde gegevens over ziekten gebaseerde studie[3] gebruikte modelleringstechnieken om de invloed van dieetaanpassingen op onze levensverwachting te voorspellen. Dat leverde een verrassend leuke tool op.[4]

Meer peulvruchten, volkorenproducten, noten, fruit en groenten en minder bewerkt en rood vlees eten is de eenvoudigste manier om tot wel dertien jaar langer te leven. Hoe eerder je de veranderingen doorvoert, hoe meer jaren je wint. Als ik mijn dieet nu zou optimaliseren – ik ben halverwege de dertig – zou ik er 6,3 jaar bij kunnen krijgen. Ik ben ongeveer tien jaar geleden daadwerkelijk gestopt met bewerkt en rood vlees en eet dagelijks peulvruchten en volkorenproducten. Dat zou kunnen betekenen dat ik mijn leven heb verlengd met bijna negen jaar.

Was die aanpak nuttig? Dat zullen we pas weten als ik het schemergebied nader. Want ik ontkom er niet aan: ik heb mijn lichaam als vroege twintiger geteisterd met Vodka Red Bull, lange nachten en zelfs een onnadenkende periode van 'sociaal' roken (omdat mijn partner rookte). Je kunt niet zeggen dat ik altijd een schoolvoorbeeld van optimale gezondheid ben geweest. Ik moest als kind veel antibiotica gebruiken omdat ik vaak last had van ontstoken amandelen. En ik herinner me maar al te goed dat snacks deel uitmaakten van mijn dieet. Mijn moeder heeft me verteld dat het advies destijds was om kinderen veel peren, lamsvlees, wortelen en pasta te geven en hun jonge buikjes niet uit te dagen met veel groenten. Als dat klopt, dan heeft mijn arme darmflora het zwaar te verduren gehad!

INVESTEER IN JE GEZONDHEID

Maar dat gezegd hebbende: zodra ik me dankzij mijn opleiding bewust werd van de geaccumuleerde gevolgen van leefstijl en gedrag voor gezondheidsuitkomsten, koos ik een andere aanpak. Ik herinner me een grafiekje dat liet zien dat rokers die voor hun dertigste stopten zevenennegentig procent van de aan roken gerelateerde verhoogde risico's konden vermijden. De wetenschap dat mijn keuzes me macht geven over risico's, geeft me het gevoel dat ik geïnformeerde besluiten kan nemen. En geïnformeerde keuzes geven me een goed gevoel, omdat ik die kan maken met een optimaal begrip van de situatie waarin ik me bevind. Dat verlaagt de kans dat ik later spijt krijg. Ik zie mezelf als een gelukkig en tevreden mens. Dat is op zijn minst deels het gevolg van het feit dat er maar weinig dingen zijn waar ik spijt van heb.

Ik investeer mijn tijd doelbewust in dingen die ik waardevol vind en die aansluiten bij mijn kernwaarden. Ik ben ervan overtuigd dat voedsel een fundamentele investering is in mijn gezondheid en die van mijn gezin. Ik ben vaak en lang met mijn vak bezig, want ik vind het heerlijk om de kracht van voeding en aanpassingen van de leefstijl om gezonder te worden beter te begrijpen, erover te spreken en te schrijven en eraan bij te dragen. Ik geniet intens van de tijd die ik doorbreng met mijn kinderen. Mijn tijd met hen krijgt voorrang boven al mijn andere sociale verplichtingen, vooral nu ze jong zijn en graag tijd willen doorbrengen met mij. Ik maak zo veel mogelijk tijd vrij om te lopen en te wandelen en doe veel krachttraining. We hebben al gezien dat er soms niet voldoende uren in een dag zitten om alles te doen, maar een structurele investering in de loop van jaren en decennia leidt tot goede resultaten. Sommige weken zijn beter dan andere, en er zit zelfs weleens een beroerd jaar tussen omdat er nu eenmaal dingen gebeuren die we niet in de hand hebben. Maar consistentie en verantwoording afleggen zijn de sleutel, zeker als onze gezondheid op het spel staat.

Ik hoop dat je inmiddels hebt begrepen dat aanpassingen aan je dieet en leefstijl een enorm verschil kunnen maken, in welke levensfase je ook zit. Je kunt je leven en je bord verrijken met allerlei heerlijke soorten plantaardig voedsel. Je krijgt dan meer vezels binnen die je helpen gelukkig en gevuld te zijn, en ook nog eens gezondheidsversterkende vitaminen, mineralen en eiwitten van hoge kwaliteit uit noten, zaden, peulvruchten en bonen, volkorenproducten en vis en eieren van hoge kwaliteit. Elke dag bewegen – in de vorm van wandelen, tuinieren, dansen of met gewichten werken; wat je maar leuk vindt – en tegelijkertijd tijd doorbrengen met familie en vrienden is een heerlijke manier om je jaren te voorzien van meer leven. Schep vanaf morgen meer bonen op je bord, wat boekweit of gerst, paddenstoelen en noten (als je niet allergisch bent). De meeste mensen voegen die voedingsmiddelen niet toe aan hun dieet terwijl ze juist zo bevorderlijk zijn voor hun gezondheid.

De wetenschap over ouder worden, geluk en honderdjarigen speelt zich grotendeels af in de marge. Veel van wat we weten, is afkomstig uit research van blauwe zones en het beroemde onderzoek naar geluk van Harvard. Beide studies zijn longitudinaal, wat inhoudt dat mensen soms decennia lang worden gevolgd. De studies zoeken elementen die bijdragen aan gelukkige, gezonde ouderen. Beide onderzoeken hebben de krantenkoppen gehaald; van de bijbehorende boeken zijn miljoenen exemplaren verkocht en er zijn Netflixseries en podcasts over gemaakt. In beide gevallen is de boodschap luid en duidelijk: goede voeding is cruciaal voor een lang en gelukkig leven, en hetzelfde geldt voor sociale connecties en een sterk, actief lichaam. Het is niet heel ingewikkeld, want de bevindingen van de wetenschap komen maar al te vaak overeen met gezond verstand en biologische plausibiliteit. Het is goed voor ons om 's nachts te slapen; het is goed voor ons om te eten en de verkregen energie te gebruiken om te bewegen; voedsel eten dat bedoeld is om te eten, is goed voor ons; tijd doorbrengen met anderen is goed voor ons; het gevoel hebben dat we deel uitmaken van een groter geheel is goed voor ons.

EEN PARADIGMAVERANDERING OP HET GEBIED VAN OUDER WORDEN EN VOEDING

Het verhaal dat wordt verteld over ouder worden is drastisch aan het veranderen. Het is allang niet meer zo dat de latere jaren vooral worden gezien als een periode van onvermijdelijke achteruitgang. Veranderingen die je doorvoert als je in de zestig, zeventig of tachtig bent, kunnen impact hebben op je kwaliteit van leven en het aantal gezonde jaren dat je nog te leven hebt. We hebben tegenwoordig, nu er vijfenzestigjarigen rondlopen met het gezondheidsprofiel van vijfenvijftigjarigen, oog voor een nieuwe werkelijkheid: dat de oude dag een hoofdstuk over groei, doelgerichtheid en vitaliteit kan zijn. Een van mijn favoriete studies over het verschil dat dieetaanpassingen kunnen maken, uitgevoerd door een groep fantastische wetenschappers,[5] keek naar het aantal levensjaren dat we erbij kunnen krijgen als we overstappen op een gezonder dieetpatroon. De uitkomsten zijn verbijsterend! Een vrouw van in de veertig kan haar levensverwachting verlengen met tien jaar door haar ongezonde eetgewoonten in te ruilen voor een gezond mediterraan dieet. Een man van in de zeventig kan er nog vijf jaar bij verdienen! Zo zie je maar dat een krachtige aanpassing van het dieet op elke leeftijd goed is voor de gezondheid.

Afbeelding 19. Hoeveel levensjaren kunnen we winnen door te kiezen voor een gezond dieetpatroon?

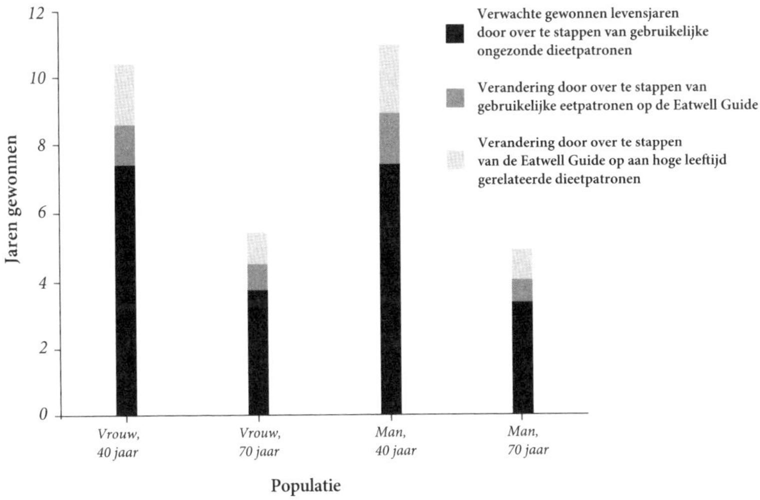

Gecorrigeerd voor sociaal-demografisch gebied, roken, alcoholgebruik en alcoholpeil

De moderne gezondheidszorg, keuzes op het gebied van onze leefstijl en de structuren van onze samenleving geven ons de kans om steeds ouder te worden. Daarnaast is het cruciaal dat we begrijpen hoe belangrijk ons dieet is als we ons aantal gezonde levensjaren willen vergroten. Elke maaltijd, elke snack en elk drankje is een krachtige interactie met de systemen van ons lichaam. Een voorbeeld: hoewel onze cellen floreren dankzij glucose, kan overconsumptie, vooral uit zwaar bewerkte levensmiddelen, leiden tot insulineresistentie en stofwisselingsziekten. Ook ons brein wordt beïnvloed door dieetgewoonten. Insulineresistentie wordt in verband gebracht met een gestage afname van de cognitieve functies, terwijl het eten van omega 3-rijke vetzuren en antioxidanten, die veel voorkomen in mediterrane diëten, ons juist beschermen.

Dit wordt ondersteund door bevindingen in de blauwe zones – gebieden zoals het Griekse Ikaria, het Italiaanse eiland Sardinië, het Japanse eiland Okinawa, het Nicoya-schiereiland in Costa Rica en Loma Linda in Californië – waar de mensen niet alleen langer leven, maar ook beter.

DEZE DIEETPATRONEN ZIJN BEPALEND VOOR DE HOGE LEEFTIJD VAN VEEL MENSEN IN DE BLAUWE ZONES

- **Plantaardige diëten**: bonen, granen en een overvloed aan fruit en groenten spelen de hoofdrol en leveren essentiële voedingsmiddelen en vezels.
- **Beperkte consumptie van vlees**: vlees is niet de hoofdmoot maar een bijgerecht dat niet al te vaak en met mate wordt gegeten.
- **Aandacht voor gezonde vetten**: van de olijfoliën van het Middellandse Zeegebied, rijk aan antioxidanten, tot de vis in Okinawa, boordevol omega 3, spelen gezonde vetten een belangrijke rol.
- **Weinig bewerkte suikers**: natuurlijke suikers uit fruit

zijn de norm en er wordt amper gebruikgemaakt van bewerkte suikers.

- **Gebruik van gezonde kruiden en specerijen**: natuurlijke kruiden, zoals het in Okinawa gebruikte kurkuma, dat anti-inflammatoire eigenschappen heeft, of kruiden zoals rozemarijn (antioxidanten) gebruikt op Sardinië, worden veel gegeten.
- **Eten met de juiste instelling:** het gaat niet alleen om wat er wordt gegeten; het hoe is ook belangrijk. Denk aan mindfulle eetgewoonten, zoals het op Okinawa gangbare *Hara Hachi Bu*, de gedachte dat je stopt met eten als je voor tachtig procent vol bent.

De blauwe zones zijn inspirerend, maar de essentie van ouder worden strekt zich verder uit. De inname van een verscheidenheid aan voedingsmiddelen is cruciaal. Als we onze voedselkeuzes verruimen, waarborgen we een evenwicht van essentiële vitaminen, mineralen en plantaardige chemicaliën. Verder hebben de gezondheid van onze darmen en de samenstelling van onze darmflora, zwaar beïnvloed door ons dieet, verstrekkende gevolgen voor zaken als spijsvertering en de regulering van onze geestelijke gezondheid. Een dieet dat de nadruk legt op onbewerkt voedsel en weinig plaats biedt aan zwaar bewerkte industriële producten, kan het risico op chronische ziekten drastisch terugdringen en is een toegangspoort tot een gezonde oude dag.

Het mediterrane dieet, dat in veel blauwe zones van oudsher wordt aangehouden, is de gouden standaard voor voeding om oud te worden. Het wordt gekenmerkt door een overvloed aan groenten en fruit, volkorenproducten, vis, noten en olijfolie. Dat is niet alleen ontzettend lekker, maar kan consistent in verband worden gebracht met afgenomen risico's van chronische ziekten zoals hart- en vaatziekten, depressie en diabetes type 2.

Het avontuur van ouder worden is onlosmakelijk verbonden

met onze voedingskeuzes. Oud worden met waardigheid, vitaliteit en gezondheid is geen verre droom maar een tastbare realiteit die we kunnen bereiken met geïnformeerde eetgewoonten. Het gaat er niet om dat we jaren langer leven, maar dat we in die jaren ook echt nog leven.

GEZOND ETEN NA JE TACHTIGSTE

De harde werkelijkheid is dat de meeste mensen tegen de tijd dat ze zeventig worden al te maken hebben gehad met een ernstige ziekte of lijden aan een chronische ziekte. Sommige mensen hebben kanker, een hartaanval of een beroerte overleefd, anderen hebben een nieuwe heup gekregen. Veel mensen hebben problemen gehad met hun geestelijke gezondheid of gebruiken medicatie om symptomen zoals pijn, hoge bloeddruk, een hoog cholesterolgehalte of hun suikerspiegel te beheersen. De risicofactoren eerder in het leven ontwikkelen zich, als er niets tegen wordt gedaan, tot de ziekten die we hebben besproken. Hart- en vaatziekten zijn nog altijd doodsoorzaak nummer één voor mannen en vrouwen. Ons voedsel heeft invloed op hoe we herstellen na dit soort problemen. Ik denk dat veel mensen er niet van doordrongen zijn dat we onze voeding later in ons leven moeten aanpassen.

Laten we beginnen met onze ingewanden. Naarmate we ouder worden, neemt de kans toe dat we divertikels ontwikkelen, kleine uitstulpingen in de darmwand die zich vormen door druk op de darmen (door constipatie) en de buik. Meer dan de helft van alle mensen heeft divertikels tegen de tijd dat ze vijfenzestig zijn. De druk kan het gevolg zijn van strakke kleren, in een hoek van negentig graden achter een bureau zitten of ons inhouden als we naar het toilet moeten. Veel mensen doen al dic dingen, jaar na jaar na jaar; dat is nu eenmaal hun leefstijl. Bij verreweg de meeste mensen worden de divertikels niet symptomatisch. Ze veranderen alleen de elasticiteit en het oppervlak van onze darmwand, die gaat lijken op een ballon die te vaak is opgeblazen en weer leeggelopen. Bij een kleine groep mensen – maar steeds meer als we ouder worden – gaan de zakjes ontsteken, wat leidt tot hevige buikpijn, diarree, bloedingen en in sommige gevallen potentieel dodelijke abcesvorming.

Divertikels en diverticulitis laten zien dat onze darmen in de loop van ons leven het een en ander te verduren hebben gehad. Ze geven het belangrijke signaal af dat onze darmen net als al onze andere organen wel degelijk ouder worden. Die veroudering en de bijbehorende schade gaan gepaard met een afname van de optimale werking. Het risico op constipatie neemt drastisch toe als we ouder worden. Dat is onaangenaam en in bepaalde gevallen levensbedreigend. Een van de redenen waarom de kans op constipatie toeneemt, is de afgenomen werking van onze darmen, die minder efficiënt bewegen dan ze eerder deden, waardoor de reistijd van vork naar toilet langer wordt. Tel daar de afgenomen mobiliteit en een verminderde dorstrespons bij op en je hebt de perfecte omstandigheden gecreëerd voor constipatie. Als je dit boek leest en in de veertig bent, ben je veel actiever dan je zult zijn wanneer je de tachtig bent gepasseerd.

Als je nooit de gewoonte hebt gehad om de trap te gebruiken of naar het station te lopen of te tuinieren, zul je niet opeens met die activiteiten beginnen als je tachtig bent. Zwaartekracht en beweging zijn je bondgenoten als je alles een beetje op gang wilt houden in je darmen, maar met zitten en liggen vertraag je de boel. Het valt me ook op dat veel van mijn cliënten en studenten geneeskunde niet beseffen dat onze lichamen ons, als we ouder worden, wat minder vlot laten weten dat we moeten eten en drinken. Honger- en dorstsignalen hebben minder impact dan eerder in ons leven, waardoor het niet ongebruikelijk is dat ouderen een groot deel van de dag vergeten water te drinken. Mensen met dementie of ernstig verlies van cognitieve vermogens verliezen vaak hun belangstelling om te eten. Dat kan leiden tot ondervoeding, aftakeling en zelfs hun dood.

Een andere belangrijke verandering die zich voltrekt in de darmen is het afgenomen vermogen om voedingsmiddelen op te nemen. Bij mensen die ook lijden aan dysbacteriose (een ongelukkige darmflora, bijvoorbeeld ten gevolge van diverticulitis, prikkelbaredarmsyndroom of een slecht dieet) zien we een afgenomen vermogen om de juiste synthese van essentiële vitamines en aminozuren, enzymen en hormonen te genereren. Dan sta je dus al met 2-0 achter, want er dreigt een tekort aan beschikbare microvoedingsstoffen en essentiële functionele eiwitten. Goede dieetadviezen kunnen in zo'n geval een wereld van verschil maken. Vaak adviseren we deze mensen juist om meer te eten, ook als ze zich zorgen maken over hun gewicht. De uitkomsten kunnen levens veranderen: mensen die altijd moe waren, zich slecht konden motiveren en regelmatig bezweken voor griep en verkoudheid kunnen met de juiste voeding vitaler, helderder en sterker worden.

Ik kan het gevaar van dehydratie niet voldoende benadrukken. We zien het vaak over het hoofd omdat we niet veel dorst hebben, maar chronische uitdroging kan verwarring, evenwichtsverlies en urineweginfecties veroorzaken. Simpele maatregelen om uitdroging te voorkomen kunnen levens redden. Toch wordt er zelden over gesproken. Veel mensen spreken wel over hydratatie bij jongeren, maar dat is een veel minder groot probleem omdat jongeren beschikken over een robuust homeostasemechanisme. Snacks en ultrabewerkt voedsel zijn vaak makkelijke keuzes. Ze zijn hapklaar, je kunt ze zelfs openen als je maar één hand kunt gebruiken en ze hebben een zachte, consistente textuur die handig uitkomt voor mensen met gebitsproblemen of een kunstgebit. Maar deze snacks bevatten geen water; juist dankzij het gebrek aan water zijn ze zo lang houdbaar. Water is een uitgelezen broedplaats voor bacteriën. Daarom is industrieel geproduceerd ultrabewerkt voedsel vaak droog. Dat geldt voor koekjes, knäckebröd en kant-en-klare maaltijden. Het kan een groot verschil maken om als het maar even kan verse soepen, gekookte zachte peulvruchten, smoothies boordevol voedingsstoffen, vis, gegrilde groenten, compote en yoghurt te eten. Je kunt om uitdroging tegen te gaan ook overwegen niet te veel alcohol te drinken, want alcohol veroorzaakt een afname van de afmetingen en de werking van het brein, wat kan leiden tot geheugenverlies en valpartijen. We moeten op alle leeftijden onze alcoholinname in de gaten houden en al helemaal als we ouder worden. Het zal je misschien verbazen, maar er overlijden jaarlijks wereldwijd meer dan 700 000 mensen na een val. Het overkomt vooral veel mensen van boven de zestig. Valpartijen zijn na verkeersongelukken de meest voorkomende oorzaak van sterfgevallen door ongelukken.

VIJF BELANGRIJKE TIPS VOOR GEZONDHEID EN VOEDING NA JE TACHTIGSTE

1. **Stop niet met bewegen!**

Fysieke bezigheden zijn van vitaal belang voor de lichamelijke en geestelijke gezondheid en om de kans op valpartijen, breuken en allerlei andere doodsoorzaken terug te dringen. Beweging is de beste manier om aftakeling tegen te gaan. Als je tachtig of ouder bent, is het verstandig om op een natuurlijke manier te bewegen, door als het ook maar even kan te lopen.

2. **Voorkom uitdroging, maar kijk uit voor alcohol**

’s Avonds met vrienden een drankje drinken bij de maaltijd is een prima manier om actief en sociaal te blijven. Maar de impact van alcohol neemt toe naarmate we ouder worden. Het heeft een negatieve invloed op onze cognitieve gezondheid en verhoogt de kans op valpartijen. Bovendien is onze dorstrespons minder effectief. Zorg er dus voor dat je naast die lekkere (kleine!) alcoholische versnapering ook voldoende water, thee en koffie binnenkrijgt.

3. **Vind een doel**
Het maakt niet uit hoe groot of klein het is: een doel houdt je brein en lichaam elke dag weer gemotiveerd en actief.

4. **Zet je familie en vrienden voorop**
Gemeenschap en sociale activiteiten zijn – zeker als we ouder worden – enorm belangrijk voor onze gezondheid en ons welzijn. Sociale media en telefoons geven je de kans om verbonden te blijven.

5. **Optimaliseer je voeding**
Probeer vast te houden aan het diverse dieet waarvoor ik in dit boek een lans breek. Verhoog de plantaardige diversiteit en laat ultrabewerkt voedsel zo veel mogelijk staan. Het is als je ouder wordt ook belangrijk om op een natuurlijke manier minder te eten, want je energiebehoefte neemt af.

Ouderen moeten hun uiterste best doen om valpartijen te voorkomen. Dat betekent dat je voldoende drinkt, niet te veel alcohol gebruikt, je goed blijft voeden en dat je je bewust bent van medicatie die de kans op valpartijen vergroot (hierover later meer). Ik vind het altijd leuk om manieren te bedenken om beweging veiliger te maken voor mensen op leeftijd. Te veel meubilair, spullen waarover je kunt struikelen en schoenen die het moeilijk maken om goed te voelen waar je loopt: het zijn allemaal zaken waarop we letten als we kleine kinderen hebben. Waarom doen we het niet ook voor ouderen? Om gezond en mobiel te blijven moeten we door ons huis kunnen lopen zonder het gevaar dat we ons stoten of struikelen. Het is verstandig om blootsvoets te lopen – of zo blootsvoets als maar mogelijk is – om meer zintuiglijke feedback van onze voeten te krijgen en zo misstappen te voorkomen. Het bedrijf Vivobarefoot maakt minimalistische schoenen en heeft met een klinische studie[6] aangetoond dat die in vergelijking met traditionele schoenen de houdingsstabiliteit verbeteren. Mijn kinderen en ik dragen altijd minimalistische schoenen. Ik raad ze ook aan mijn cliënten aan, want het vermogen om veilig en pijnvrij te lopen is een belangrijke voorwaarde om langer te kunnen blijven bewegen. Ik durf te beweren dat goed voor onze voeten zorgen en dagelijks bewegen uitstekende manieren zijn om te waarborgen dat we langer mobiel blijven.

Het is misschien goed om te weten dat een hogere BMI voor ouderen juist een beschermende werking heeft. Een hoge BMI is halverwege ons leven nauw geassocieerd met een slechte gezondheid. Maar als je boven de zeventig bent, wordt een licht verhoogde BMI van bijvoorbeeld vijfentwintig niet meer gezien als overgewicht. Het wordt dan zelfs in verband gebracht met een langer, gezonder leven. Nadat we ons hele leven lang dorst- en hongersignalen hebben onderdrukt, honger- en verzadigingssignalen hebben genegeerd en liters water hebben gedronken om te voldoen aan wetenschappelijk ongefundeerde doelstellingen die vaak zijn bepaald door bedrijven die water of waterflessen willen verkopen, neemt onze gevoeligheid voor die signalen opeens sterk af. Dat is wel een dingetje. De combinatie van een afgenomen vermogen om voedingsstoffen effectief op te nemen, het afgenomen vermogen van de darmflora om nuttige chemische stoffen en vitaminen aan te maken en de verminderde behoefte om te eten en te drinken leidt tot problemen met ondervoeding in verzorgingshuizen en bij ouderen die geen sociaal netwerk hebben van mensen die hen dagelijks verzorgen. Als je dan bedenkt dat ook een cocktail van geneesmiddelen en hun effect op onze darmflora en ons vermogen om voedingsstoffen op te nemen vaak een rol spelen, krijg je extra bewondering voor geriaters, artsen die zijn gespecialiseerd in ouderenzorg. We worden allemaal steeds ouder, dus we gaan nog veel van die mensen nodig hebben.

Wat eigenlijk nooit ter sprake komt in gesprekken over de oude dag en levensverwachtingen, die vaak worden gevoerd door welgestelde, fitte, gezonde mannen van in de vijftig of zestig, is de vraag: hoe is het eigenlijk om bejaard te zijn? Er is een tekort aan geriaters, zeker als je bedenkt hoe snel we ouder worden. Net als de pediatrie (geneeskunde voor kinderen) gebruikt de geriatrie specifieke hulpmiddelen. Deze artsen behandelen unieke aandoeningen die zich niet voordoen in andere levensfasen. Veel mensen denken bij geriatrie aan zorg aan het einde van het leven, maar het is veel meer dan dat. Een goede geriater kan levens op een nieuw spoor zetten, de kwaliteit van leven van zijn patiënten transformeren en hun levensverwachting met jaren verlengen.

Een goed begrip van de grootste risicofactoren voor ouderen biedt enig inzicht in hoe het is om op hogere leeftijd nog voor onze gezondheid te zorgen. Ik wil niets afdoen aan de inspirerende verhalen van tachtigers die nog in sportscholen met gewichten werken, bergen beklimmen en zelfstandig leven. Maar we kunnen er niet omheen: veel mensen (of hun dierbaren) zitten in een heel andere situatie. Verhalen over transformatie zijn de belangrijkste reden waarom ik graag lees over geriatrische geneeskunde, extra cursussen over dit onderwerp heb gevolgd en online een aantal fantastische medici volg. Transformatie van onze gezondheid en ons welzijn is op elke leeftijd mogelijk, zelfs in onze laatste levensjaren.

Er is als we ouder zijn sprake van een wankel evenwicht waaraan drie belangrijke factoren bijdragen: veranderingen die te maken hebben met ouder worden, veranderingen die te maken hebben met ziekten en veranderingen die te maken hebben met medicatie. We hebben al gesproken over een aantal veranderingen die te maken hebben met ouder worden, zoals het verlies van spiermassa, de afgenomen efficiëntie om voedingsstoffen op te nemen en de verminderde flexibiliteit van onze stofwisseling. Al die zaken worden beïnvloed door hoe we leven, wat we eten, waaraan we onszelf blootstellen, hoe we naar de wereld kijken en hoe we omgaan met anderen. Veranderingen die te maken hebben met ziekten draaien om de fysiologische gevolgen van ziek zijn. Hoge bloeddruk (hypertensie) verandert de werking van onze aderen, ons hart en onze nieren, die alle de verhoogde bloeddruk moeten compenseren. Dit is bijvoorbeeld actueel bij diabetes, andere cardiovasculaire ziekten en stofwisselingsziekten. Alle belangrijke ouderdomsziekten leiden tot fysiologische veranderingen en hebben daarnaast relatief 'ondergeschikte' gevolgen die wel degelijk veel impact kunnen hebben, zoals gehoorverlies. Ik trap misschien een open deur in, maar het principe van homeostase dat ik aan het begin van dit boek besprak, wordt weleens over het hoofd gezien als factor van het vraagstuk waarom de veerkracht van ouderen afneemt als ze ziek zijn.

En dan zijn er nog de veranderingen die worden veroorzaakt door het gebruik van medicatie. Alle medicijnen hebben bijwerkingen. Een pilletje dat we slikken tegen hoofdpijn heeft impact op het hele systeem. Iedereen weet dat ibuprofen op je darmen werkt. Het is minder bekend dat zuurremmers de kans op nierstenen verhogen. Weer andere medicijnen hebben ronduit ernstige bijwerkingen. Paracetamol heeft een negatieve invloed op de ontwikkeling van embryo's[7] en statines kunnen leiden tot de afbraak van spierweefsel. Het probleem is dat we allemaal, zeker als we wat ouder zijn, hebben leren leven met de gedachte dat we voor de rest van ons leven medicatie zullen gebruiken. Als tiener ging ik aan de anticonceptiepil. Die heb ik tien jaar lang elke dag geslikt. Toen besloot ik ermee te stoppen om te ontdekken wat mijn lichaam zou doen als het aan zijn lot werd overgelaten (dat is voor veel vrouwen van mijn leeftijd een merkwaardig en confronterend overgangsritueel).

Veel mensen gebruiken zonder nadenken zuurremmers,

omeprazol, paracetamol, codeïne, hormonen, antihistaminica, antidepressiva, anxiolytica, slaapmiddelen, middelen tegen misselijkheid en overgeven en talloze andere spullen. Naarmate we ouder worden, gebruiken we volgens de American Society of Consultant Pharmacists steeds meer medicijnen. Mensen tussen de tachtig en de vierentachtig gebruiken gemiddeld achttien op recept verkrijgbare medicijnen per jaar. Achttien verschillende medicijnen die alle hun eigen bijwerkingen hebben en op unieke manieren reageren op elkaar en op het lichaam, wat ook weer gevolgen heeft. Ik denk dat het onmogelijk is om de werking en interacties van zoveel medicijnen in kaart te brengen.

Laten we dus terugkeren naar homeostase, die toestand van evenwicht die ons lichaam wil aanhouden. Je dieet, leefstijl, context, genen en het lot hebben je gebracht naar een zeker peil van door ouder worden veroorzaakte veranderingen, het niveau waarop je lichaam kan functioneren. De ziekten die je in de loop van je leven hebt gehad en de schade die je hebt opgelopen, dragen bij aan de door ziekten veroorzaakte veranderingen die je ook nog eens in balans moet houden. En daar komen nog de medicijnen bij, en de door medicijnen veroorzaakte veranderingen die elke keer worden versterkt als je een medicijn gebruikt en dat medicijn de interactie aangaat met de andere medicijnen en de andere veranderingen. Het is onvermijdelijk dat je op een gegeven moment een kantelpunt bereikt; dan is de som van alle veranderingen nauwelijks meer bestand tegen nog een tegenslag.

De ruimte om nog tegen een stootje of nog meer veranderingen te kunnen, dat is wat ik veerkracht noem. We spreken vaak over veerkracht in het kader van de geestelijke gezondheid, als we bedenken hoe we veerkrachtige kinderen de kans kunnen geven om op te groeien tot veerkrachtige volwassenen. Maar in gesprekken over ouderen komt het concept veerkracht niet voor. Ik gebruik graag de analogie met de emmer. Veerkracht heeft niet te maken met 'een taaie' zijn of leren dat je alles binnen moet houden en sterk moet zijn. Het gaat erom dat je een stevige emmer bouwt, met een effectieve afvoer, zodat je alles kunt verwerken wat het leven je voor de voeten werpt. Deze analogie gaat op voor lichamelijke, maar ook voor geestelijke veerkracht. Ik zal een paar voorbeelden geven.

Stel je twee vrienden voor van in de tachtig. Laten we hen Alex en Bobby noemen. Alex is zijn hele leven lang boer geweest. Hij heeft een actieve leefstijl en eet veel voedsel van zijn eigen akkers. Hij heeft een grote familie waarmee hij veel tijd doorbrengt. Veel geld is er niet, dus Alex heeft niet altijd toegang gehad tot de beste medische zorg. Hij heeft een aandoening aan zijn tandvlees. Ondanks zijn hoge leeftijd is Alex nog altijd vaak buiten met de dieren. Hij doet nog allerlei soorten agrarisch werk. Hij gebruikt medicatie tegen gewrichtspijn en slikt een pil om zijn maag te beschermen tegen de pijnstillers. Alex heeft een grote, stevige emmer waar nog het nodige bij kan voordat er sprake is van overstromingsgevaar. De afvoer is meer dan groot genoeg voor de invoer van het leven dat hij leidt.

Alex' beste vriend Bobby woont in een nabijgelegen dorpje in een verzorgingshuis. Bobby heeft in een postkantoor gewerkt en heeft een groot gedeelte van zijn leven achter een bureau gezeten. Hij at voedsel uit de supermarkt en was een sociale roker. Bobby heeft een liefhebbende partner met wie hij samenwoont, maar die helaas lijdt aan vasculaire dementie. Bobby is een vrolijke, positief ingestelde vent, maar hij zorgt niet altijd goed voor zichzelf en zijn partner. Bobby heeft toegang tot goede zorg. Hij gebruikt al tientallen jaren lang statines voor zijn hoge cholesterolgehalte, bloeddrukmedicatie en insuline voor diabetes type 2. Hij slikt ook maagzuurremmers en – omdat hij al enkele jaren kampt met darmproblemen – een medicijn tegen constipatie. Bobby's emmer is iets kleiner dan die van Alex en ook iets voller omdat hij te maken heeft met meer door ouderdom, ziekten en medicijnen veroorzaakte veranderingen.

Zijn afvoerkraan is kleiner omdat hij minder de mogelijkheid heeft om sociale connecties te smeden en zijn kwaliteit van leven wordt beïnvloed door de ziekte van zijn partner.

Afbeelding 20. Leefstijl en veerkracht: een vergelijking tussen twee vrienden

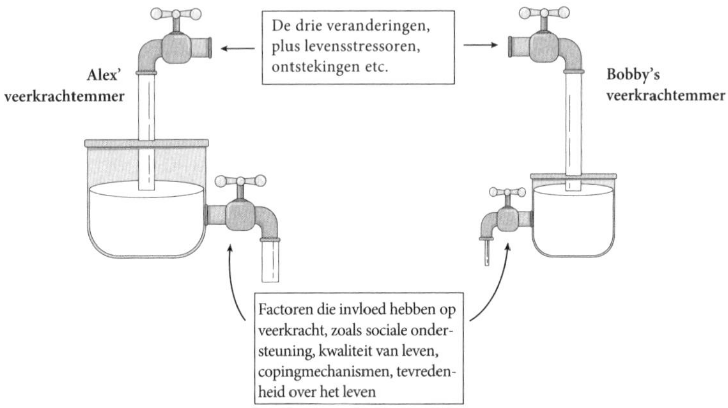

Zo op het oog zou je zeggen dat de gezondheidstoekomst van de twee vrienden er tamelijk rustig uitziet. Maar wat gebeurt er als ze beiden verkouden worden? De kans is groot dat een simpele virusinfectie de emmer van Bobby sneller zal laten overlopen dan die van Alex en ernstigere gevolgen zal hebben. Dat heeft alles te maken met de broosheid van ouderen. Een schijnbaar 'klein kwaaltje' kan de balans laten omslaan van zelfstandig wonen en functionele vermogens naar de totale afhankelijkheid van externe hulp en een onvoorspelbaar hersteltraject. Zo'n kantelpunt lijkt dan op een plotselinge negatieve omslag in het leven van ouderen.

Mijn lieve grootvader was op zijn zesennegentigste een energieke, levenslustige man die graag door de tuin wandelde om naar de bloemen te kijken. Maar binnen enkele weken veranderde alles en was hij opeens bedlegerig en bewusteloos. Een triviaal ogend geval van uitdroging (hij had amper dorst gehad en zei dat hij het Londense kraanwater nog niet eens aan geiten zou geven) leidde tot verwarring, een ziekenhuisopname en een TIA. Hij bracht zijn laatste dagen door in een hospice, met uitzicht op een tuin. Daar is hij uiteindelijk gestorven. Er werd niet goed voor hem gezorgd en hij werd te snel afgeschreven voor palliatieve zorg. Het was een bepalend moment in mijn leven, want ik ging met zijn zorgverleners in de clinch omdat ik vond dat ze onvoldoende patiëntgericht met hem omgingen. Het zorgtraject dat ze voor hem hadden gekozen, is inmiddels afgeschaft. Ik zag voor het eerst met eigen ogen hoe ver ons zorgsysteem was afgedwaald van de belangen van de patiënten. Dat is een van de redenen waarom ik vind dat mensen de touwtjes altijd zelf in handen moeten kunnen houden als het om hun gezondheid en die van hun dierbaren gaat.

Afbeelding 21. Impact van ziekte op het functionele vermogen van ouderen

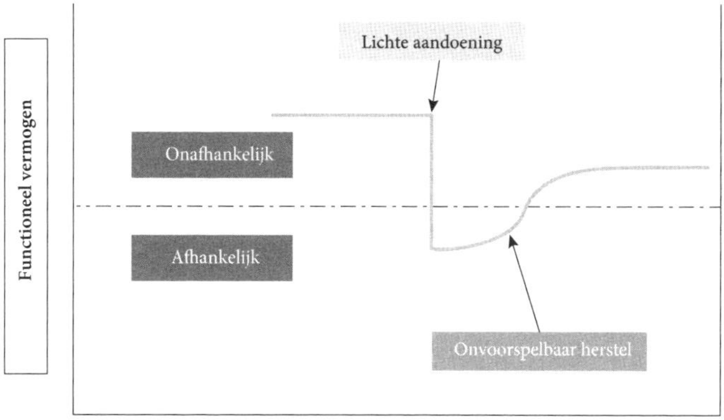

Als alle systemen van het lichaam dag in, dag uit druk bezig zijn om het evenwicht te bewaren, kan een simpele verandering rampzalig uitpakken. Weten welke factoren een rol spelen, is de eerste stap die we moeten zetten om het kantelpunt te voorkomen. De tweede stap is het inzicht dat kwetsbaarheid geen eindpunt is, maar een tijdelijke toestand die ook weer kan worden overwonnen. De geriater Elena Mucci deelt op haar Instagramaccount verhalen over transformatie. Ze is een schoolvoorbeeld van een medicus die in haar benadering de patiënt centraal stelt. Haar account laat niet alleen zien hoe waardig ouder worden eruit kan zien, maar maakt ook duidelijk wat we in overweging moeten nemen voor een vredige, comfortabele dood die voldoet aan onze wensen.

MICROBEN, GEESTELIJKE GEZONDHEID, PRUIMEN EN POLYFARMACIE

Het werk van professor Claire Steves, die is verbonden aan het Department of Twin Research, heeft te maken met de sterk verschillende manieren waarop mensen – zelfs identieke tweelingen – ouder worden. Ze gebruikt tweelingen om onderzoek te doen naar verschillen in veroudering om te ontdekken welke biomarkers die verschillen veroorzaken.[8] Ze heeft onder meer de connectie tussen darmflora en dieet in kaart gebracht, met name het mediterrane dieet. Recente studies doen vermoeden dat op de darmflora gerichte interventies veelbelovende uitkomsten kunnen hebben voor ouderdom en cognitieve functies.

Nieuw onderzoek lijkt uit te wijzen dat prebiotica al binnen twaalf weken veel goeds kunnen doen voor cognitieve functies. Prebiotica zijn in voedsel voorkomende vezels die ons lichaam niet kan verteren. Vandaar dat ze in onze darmen terechtkomen, waar ze onze gunstige darmflora voeden. Ze zitten in alle planten en stimuleren de positieve werking van behulpzame bacteriën. De studie, die ook gebruikmaakte van een placebogroep, laat zien dat dieetinterventies kunnen helpen om cognitieve aftakeling tegen te gaan. Het is cruciaal om al vroeg in het proces van veroudering in te grijpen. Interventies in een later stadium zijn vermoedelijk minder effectief, maar het lijkt erop dat preventieve maatregelen als we nog in de vijftig of in de zestig zijn, ingrijpende positieve gevolgen kunnen hebben.[9]

De ziekte van Alzheimer, die een verwoestende impact heeft op patiënten en hun dierbaren, valt onder de paraplu van 'dementie', een aandoening die onze cognitieve functies zo sterk aantast dat het ten koste gaat van onze dagelijkse bezigheden. Net als onder meer vasculaire dementie en lewybody-dementie is alzheimer een van de vaakst voorkomende vormen van dementie. Alzheimer wordt gekarakteriseerd door de vorming van klonten eiwitten in hersencellen, die daardoor na verloop van tijd neurotoxisch worden. De klonten beschadigen met name de gebieden die verantwoordelijk zijn voor het kortetermijngeheugen.

De cognitieve veranderingen worden pas zichtbaar als de stille aanslag op het brein al jaren aan de gang is. De ziekte kan zelfs al een heel decennium ongezien hebben gewoekerd tegen de tijd dat symptomen als geheugenverlies zich beginnen te manifesteren. Er zijn inmiddels hypotheses dat de schadelijke eiwitten zich vormen als reactie op darmbacteriën, wat de onderlinge verbondenheid tussen onze darmen en het brein eens te meer aantoont.

Hoe kunnen we die omstandigheden voorkomen? Slaap is een belangrijke pijler van de gezondheid van het brein. Slaapkwaliteit en de architectuur ervan helpen het brein zich te ontdoen van schadelijke eiwitten; opnieuw een bewijs van het belang van voldoende rust. Ook versterking van het immuunsysteem met behulp van een goed dieet en waarborgen dat we zo goed mogelijk kunnen zien en horen, dragen significant bij aan de werking van het brein. Recente studies lijken erop te wijzen dat gehoorapparaten dementie kunnen vertragen. Dat benadrukt het belang van zintuiglijke waarneming om het brein actief te houden.

Net als onze spieren is het brein gebaat bij stimulering en activiteit. En precies zoals fysieke inspanning onze spieren sterk houdt, zo zouden cognitieve uitdagingen en zintuiglijke waarneming weleens de weg kunnen wijzen naar een gezonder, scherper brein in onze levensavond. Ook de rol van de darmflora voor het behoud van gezonde spieren en een gezond brein is onontkoombaar. Je moet dus de hoogste prioriteit geven aan goede zorg voor de gezondheid van je darmen. Dat doet me denken aan een eenvoudige, maar verbijsterende interventie die ik mijn vrouwelijke cliënten vaak adviseer: pruimen. Ze ondersteunen de regulering van de stoelgang en bevatten veel calcium voor gezonde botten en polyfenolen, die allerlei voordelen hebben voor gezonde darmen. Pruimen zijn een heerlijk en betaalbaar instrument om altijd achter de hand te hebben.

Als wapen in de strijd voor een goede gezondheid is de zogeheten polyfarmacie – de cocktail van medicijnen die sommige mensen gebruiken – het tegenovergestelde van een paar pruimen. Het risico van medicatie die de kans op valpartijen verhoogt, is voor mensen op hogere leeftijd een ernstig probleem. Ik had in 2012 zulke sterke gevoelens over deze kwestie dat ik een bedrijf oprichtte om het te lijf te gaan. Ik vond zelfs wat startkapitaal, maar ik was nog te jong en onervaren om het project van de grond te krijgen. Ik had nog niet voldoende in huis om de enorme hoeveelheid benodigde data-analyse op poten te zetten. Het probleem is niet ingewikkeld: medicijnen hebben bijwerkingen, zeker als ze maanden- of zelfs jarenlang worden ingenomen. Patiënten krijgen vaak extra medicatie voorgeschreven om de bijwerkingen te verlichten. Dat verandert het plaatje enigszins, en bij het volgende bezoek aan de huisarts moet er weer een nieuwe aandoening worden bestreden, met nieuwe medicatie uiteraard. Voordat je er erg in hebt, gebruikt de patiënt onoverzichtelijk veel middelen, zonder dat ook maar iemand een holistisch beeld heeft van hoe de medicijnen op elkaar reageren en hoeveel van die middelen geen klachten bestrijden, maar bijwerkingen.

Het is belangrijk om de risico's van polyfarmacie goed te begrijpen. Dat wil natuurlijk niet zeggen dat je moet stoppen met al je medicatie. In een ideale wereld zou het risico afnemen als we de behoefte aan de medicijnen laten afnemen. We hebben eerder in dit boek al besproken dat we de behoefte aan statines en medicatie tegen hoge bloeddruk kunnen terugdringen met betere dieet- en leefstijlkeuzes. Als we diabetes type 2 voorkomen of ervan herstellen, zijn we ook minder afhankelijk van medicatie om onze bloedsuikerspiegel op een aanvaardbaar peil te houden. Het is altijd verstandig om een arts of apotheker te raadplegen om naar je medicatie te kijken, de bijwerkingen beter te begrijpen en te weten waar je op moet letten.

HET BELANG VAN SOCIALE CONNECTIE VOOR EEN BETERE GEZONDHEID

Ouderdom en de gevolgen ervan voor onze cognitieve functies zijn intrigerende onderzoeksgebieden die extra belangrijk zijn in de context van levensduur. Stemmingswisselingen en schommelingen in de cognitie behoren tot de meest voorkomende en ingrijpende symptomen van de menopauze. Onderzoek wijst uit dat het uitvoeren van cognitieve taken prestatieverhogend werkt en zorgt voor structurele veranderingen in het brein. Maar hoe gunstig die bezigheden ook zijn, de echte magie voltrekt zich pas met bezigheden die het hele brein aan het werk zetten. Ook lichamelijke inspanningen hebben een overweldigende invloed, vermoedelijk ten gevolge van de betrokkenheid van het cardiovasculaire systeem en de hormonen die onze spieren produceren als we ons inspannen.

Ik kan de rol van sociale activiteiten niet voldoende benadrukken. Sociaal actief zijn is alsof je het brein een *full body workout* gunt. Contact met je gemeenschap en connecties met anderen activeren allerlei breinfuncties, wat een enorme bijdrage levert aan je cognitieve welzijn. Levert de emotionele warmte die je eraan overhoudt of het cognitieve werk dat conversaties vereisen zo'n positieve bijdrage aan een gezonder brein? Misschien een beetje van beide. Ons enorme brein is primair ontworpen voor sociale interactie, dus ik zou me zomaar kunnen voorstellen dat sociale activiteit in al zijn facetten een sleutelrol speelt voor mentaal welzijn.

Studies wijzen op de connectie tussen een dieet dat rijk is aan groenten en fruit en een kleinere kans op dementie. De kans bestaat dat je cognitieve veroudering kunt afremmen door minder rood vlees te eten en over te stappen op een plantaardig dieet. Maar het onderzoek op dit gebied is moeilijk vanwege de complicaties van de analyse van dieetgewoonten op de lange termijn en verwarrende sociaaleconomische factoren.

Dementie en de ziekte van Alzheimer zijn in opkomst en zijn inmiddels de op een na belangrijkste doodsoorzaak[10] in landen met hoge inkomens, zoals het VK, de VS en Australië. In het VK is het zelfs de belangrijkste doodsoorzaak bij vrouwen. Ik was geschokt door het grafiekje van de World Health Organization hieronder, dat laat zien hoe snel deze vreselijke ziekte zich in de afgelopen twintig jaar heeft ontwikkeld, van ongeveer de achtste meest voorkomende doodsoorzaak naar plaats twee. De meeste diagnoses van alzheimer en dementie worden gesteld bij mensen van boven de vijfenzestig. Als mensen onder de vijfenzestig de ziekte krijgen, spreken we van 'jongdementie'.

Afbeelding 22. Belangrijkste doodsoorzaken in landen met de hoogste inkomens

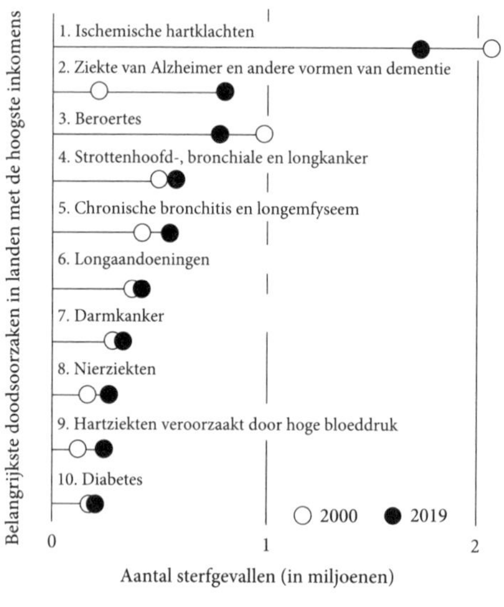

Er zijn hartverscheurende, schitterend geacteerde films gemaakt over dit onderwerp. Denk aan de klassieker *Iris* met Judi Dench. Het is onmogelijk om niet te worden aangegrepen door de voortgang van deze wrede ziekten. Tijdens mijn studie liet een van onze docenten beelden zien van de ziekte van Huntington, een zeldzame genetische aandoening die breincellen laat afsterven. Bij veel mensen manifesteert deze ziekte zich na hun vijftigste, als ze al kinderen hebben en het gen hebben doorgegeven. Het gen is dominant, dus alle kinderen van patiënten dragen het en zullen de ziekte ook krijgen. Als de ziekte voortschrijdt, wordt de werking van de motorische zenuwcellen aangetast (net zoals bij lijders aan multiple sclerose) en krijgt de patiënt te maken met chorea, ballisme – onbewuste bewegingen die we ook zien bij de ziekte van Parkinson – en een zich snel ontwikkelende dementie die ertoe leidt dat de patiënten niet meer kunnen communiceren en zelfs hun naasten niet herkennen.

Toen ik een ziekenhuis werkte om ervaring op te doen, bracht ik ook enige tijd door op de afdeling met dementiepatiënten. Net als in de meeste andere ziekenhuizen waren de afdelingen niet genoemd naar de ziekten die er werden behandeld. Ze waren genoemd naar bloemen of mensen, wat niet erg behulpzaam is als je negentien bent en de arts met wie je meeloopt je vraagt te bedenken welke aandoeningen er worden behandeld in de verschillende zalen. Dat lukt in sommige zalen beter dan in andere. Op de leverafdeling liggen veel patiënten met geelzucht, een ziekte die hun huid en ogen een uitgesproken gele of groenachtige tint geeft.

Ook de dementieafdeling was goed herkenbaar, maar om een andere reden. Ik nam toen ik de zaal binnenliep niet meteen een gemeenschappelijke eigenschap waar. Ik zag mensen van allerlei leeftijden en met uiteenlopende lichamelijke vermogens; geen beademingsbuisjes of de aantekening dat de patiënt niet mag eten, die je ziet als mensen wachten op een operatie. Maar plotseling sprong er een man over een aantal bedden heen. Hij trok gordijnen opzij, pakte me bij mijn schouders en zei dat ik de politie moest bellen. Ik had al bijna mijn telefoon gepakt toen ik zag dat twee verpleegsters heel kalm op hem af liepen. 'Ik ben ontvoerd!' riep hij. Ik keek naar de andere patiënten. Een dame die volstrekt onbeweeglijk in bed lag, was lang geleden de eerste vrouw die ooit haar PhD had gehaald aan de universiteit van Oxford. Er lag ook een man van negentien met alcoholdementie. Hij was al vanaf zijn twaalfde een zware drinker. Hij kon zich niets herinneren van de dag ervoor en bedacht verhalen om de gaten te vullen. Dat deed hij elke dag als we hem spraken. Er was ook een vrouw van in de zestig die werd gevoed door een verpleegster tegen wie ze vloekte. Soms was ik bang dat ze haar zou slaan.

Dementie en de ziekte van Alzheimer zijn complexe, wrede ziekten die onder meer te maken hebben met genetische factoren, bijvoorbeeld bij mensen die het APOE e4-gen dragen. Onder de factoren die de kans op deze ziekten verhogen, vinden we vertrouwde namen: hoge bloeddruk, diabetes, obesitas, roken, alcohol, een zittende leefstijl, sociaal isolement en depressie. Het zal niemand verbazen dat sommige mensen deze aandoeningen zien als stofwisselingsziekten, maar er is een cruciaal verschil met dementie (waarvan zestig à zeventig procent van de gevallen alzheimer betreft), en dat is de rol van slaap en sociale connectie. Slaap is cruciaal voor een goede werking van de stofwisseling en een gezonde immuunrespons op basis van een gezond microbioom. Het speelt een nog belangrijkere rol bij de activatie van het glymfatische systeem. Dat wordt ingeschakeld als we slapen en verwijdert afval uit de breincellen, een efficiënt sprinklersysteem dat zijn werk alleen kan doen als we slapen.

Niet voldoende slapen – consistent minder dan zes uur per nacht – is de grootste aan gedrag gerelateerde risicofactor voor dementie.[11]

We zitten met een groot probleem: de kans is aanzienlijk dat een groot deel van de bevolkingsgroep die nu opgroeit voldoet aan minimaal een van de acht risicofactoren van dementie.[12] Ongeveer een derde van de mensen slaapt te weinig. Denk ook aan problemen als sociaal isolement en depressie. Er woedt momenteel een epidemie van geestelijke-gezondheidsproblemen en eenzaamheid. We zouden veel meer oog moeten hebben voor onze sociale en emotionele gezondheid en die van onze buren en dierbaren.

LANG LEVE GOEDE RELATIES

Relaties zijn onmisbaar voor de geestelijke en lichamelijke gezondheid van de mens. Het fundament van die gedachte heeft niet te maken met de kwantiteit maar met de kwaliteit van relaties. Goede, positieve relaties voeden ons welzijn, terwijl giftige en moeizame relaties juist negatieve gevolgen hebben omdat ze fysieke stressreacties oproepen. Stresshormonen en het autonome zenuwstelsel raken overstuur van negatieve relaties, die dus schadelijk zijn voor de gezondheid.

Als familierelaties problematisch worden, is het zaak om duidelijkheid te scheppen, bijvoorbeeld door je gevoelens te bespreken met je familieleden en als het ook maar even kan te werken aan cohesie en verzoening. Je kunt vriendschappen beeindigen als ze geen positieve bijdrage leveren aan je welzijn en we moeten onze kinderen leren dat ook te doen. Er is overtuigend bewijs dat een groep vrienden op wie je kunt vertrouwen en een liefhebbende partner om je leven mee te delen goed zijn voor de gezondheid en je de kans geven om langer te leven. Dat geldt ook voor het ouderschap. Maar ongezonde relaties en een giftig huishouden vol conflicten zijn niet goed voor ons.

De moderne tijd heeft een nieuwe dimensie toegevoegd aan relaties: online contacten. Tot enkele jaren geleden werden online contacten positief beoordeeld. Maar de parameters van de studies, die zich vooral richtten op het aantal uren dat we online doorbrengen, schoren allerlei zaken over één kam. Niet alle vormen van online contact zijn gelijk. Hoewel deze contacten inspirerend en vermakelijk kunnen zijn, moeten we ervoor zorgen dat ze niet het echte contact vervangen. Fysieke interacties hebben zich ontwikkeld in de loop van duizenden jaren en gaan gepaard met subtiele aanwijzingen en lichaamstaal die onmogelijk zijn bij online communicatie.

Daar komt bij dat online platforms giftig kunnen worden, bijvoorbeeld door misleidende of schadelijke berichten. Niettemin mogen we de potentieel positieve impact van online connecties, mits met mate gebruikt, niet onderschatten. Het is een manier om met elkaar in contact te blijven, zeker in situaties waarin fysieke ontmoetingen niet mogelijk zijn. We hebben het bijna allemaal ervaren tijdens de pandemie. Maar er gaat niets boven de helende werking van de menselijke aanraking. Het beste advies dat ik je kan geven voor betere interactie, is: leg je telefoon weg en zet het geluid uit. We zijn het inmiddels gewend om altijd en overal onze telefoon in de hand te houden. Dat gaat ten koste van ons vermogen om wezenlijk contact te leggen.

Activiteiten waarbij sociale interactie hand in hand gaat met creativiteit, zoals kunstklasjes, danslessen en koren, zijn bij uitstek geschikt om goede menselijke connecties te smeden. Deze bezigheden voeden vaardigheden en passies en faciliteren sociale interactie. Voor mensen die geïsoleerd leven, is vrijwilligerswerk een lovenswaardige, effectieve manier om iets bij te dragen aan de samenleving en tegelijkertijd connecties op te bouwen.

Het gevoel van connectie is onmisbaar voor onze gezondheid. Ook een gevoel van zingeving is belangrijk. We zouden bijvoorbeeld ons pensioen niet moeten zien als een einde, maar als de transitie naar een nieuwe levensfase met een nieuw gevoel van zingeving. Ongeacht onze leeftijd is het goed voor onze geestelijke gezondheid om actief en zichtbaar te zijn.

We kunnen dankzij de moderne technologie eindeloos veel contacten hebben, maar we doen er verstandig aan om ons primair te richten op betekenisvolle relaties. Deze relaties hebben een onmiskenbare impact op de fysieke gezondheid en hebben bijvoorbeeld invloed op inflammatie. Goede relaties koesteren staat gelijk aan je gezondheid koesteren.

Je weet nu wat je te doen staat: leg contact. Het kan rimpeleffecten hebben als je iemand belt of oude banden aanhaalt. Je blaast persoonlijke relaties nieuw leven in en hebt een positieve invloed op de lichamelijke gezondheid van beide betrokken partijen. Ik zou dus zeggen: kom in actie. Laat van je horen, zoek de connectie en koester je relaties, ook om de holistische positieve invloeden die ze hebben op je gezondheid.

IEDER LICHAAM MOET DIT WETEN

- We weten meer over lang en gezond leven dan ooit. De belangrijkste zaken zijn: actief blijven, een dieet aanhouden met veel plantaardig voedsel dat rijk is aan voedingsstoffen, minder alcohol drinken en veel sociale connecties onderhouden.
- Als we onze kans willen vergroten om onverwachte problemen te overleven, is het cruciaal dat we veerkracht begrijpen. Naarmate we meer investeren in onze gezondheid en gewoonten die onze veerkracht versterken, zullen we beter gewapend zijn tegen de uitdagingen waarmee we te maken krijgen.
- Dementie is in opkomst als een belangrijke doodsoorzaak. Kies om dit risico af te wenden dezelfde aanpak als voor gevaren zoals de dood, hartproblemen en kanker. Blijf verbonden door vrijwilligerswerk te doen, je in te zetten voor je gemeenschap of je steunnetwerk te versterken. Die activiteiten verbeteren je kwaliteit van leven.

- Het voedsel dat we eten en de mensen met wie we omgaan, zijn cruciaal voor onze gezondheid. Maak verstandige keuzes en maak tijd vrij om met vrienden en familie te genieten van nieuwe recepten.
- Medicijnen redden levens, maar ze hebben ook bijwerkingen. Wees op je hoede voor polyfarmacie en zweer zo veel mogelijk medicatie af door goede keuzes te maken op het gebied van dieet, beweging en gewoonten die je veerkracht versterken. Doe dat vooral onder medische supervisie.

DEEL 6

GEZONDHEID IS DE NIEUWE RIJKDOM: ZO KUN JE RIJK WORDEN

Er is een fundamenteel concept dat me heeft geholpen om mijn focus te richten op gezondheid en voeding. Tijd is de enige echte valuta die we hebben. Je kunt het niet kopen, je kunt het niet lenen, je weet niet hoeveel je er nog van hebt. Tijd is de enige eindige valuta, en je kunt zelf kiezen hoe je het investeert in dingen die je waardevol vindt. Dat is volgens mij een fundamentele waarheid die verandering kan inspireren. We hebben altijd de individuele zeggingskracht om te kiezen hoe we onze tijd investeren en wat we ervoor terug verwachten. Ik zal een paar simpele voorbeelden geven: het lijkt erop dat veel tijd besteden aan sociale media niet goed is voor de geestelijke gezondheid, dat veel tijd doorbrengen achter de piano een betere pianist van je maakt, en dat veel tijd investeren in een betere gezondheid… tot een betere gezondheid leidt! Vrijwilligerswerk maakt je gelukkiger en geeft je een gevoel van voldoening; tijd doorbrengen met je familie en andere dierbaren maakt je gelukkiger. Bedenk ook dat ouder worden een voorrecht is. Denk niet dat je 'ouder' wordt, maar wees je ervan bewust dat nog maar vier generaties geleden alleen een kleine geprivilegieerde groep mensen de tachtig haalde. Voldoening en geluk nemen toe als we ouder worden. Ons unieke perspectief op de wereld, de geschiedenis en de veranderingen die we hebben meegemaakt, worden een fantastische eigenschap die we alleen verwerven door daadwerkelijk zo lang te leven.

Het is interessant om te zien hoeveel geld er wordt uitgegeven aan de wetenschap van ouder worden, 'gezondheidsoptimalisatie' en 'levensverlenging'. Er is een florerende industrie van supplementen, 'protocollen', therapieën, technologieën, niet-geregistreerd gebruik van medicatie (zoals de verstrekking van metformine aan mensen die niet aan diabetes lijden) en de nodige gebakken lucht. Deze snelgroeiende industrie, waarin astronomische bedragen omgaan, trekt grote investeringen aan en krijgt veel aandacht. Het is momenteel nog primair het speelveld van witte, overwegend Amerikaanse mannen van middelbare leeftijd – artsen of mannen die ooit artsen waren. Er gaat veel geld om in deze branche en het riekt naar privilege, al zie je dat niet terug in de protocollen. De echt interessante specialisten op het gebied van ouderdom zijn de mensen die ondanks hun relatief onbevoorrechte positie tot ver over de negentig nog floreren. Zij tonen aan dat de wetenschap van veerkracht het wint van strenge diëten en peperdure supplementen.

DE NIEUWE VALUTA

Wat gebeurt er als we nadenken over investeringen in gezondheid op het niveau van de populatie? De publieke gezondheidszorg is gericht op optimalisatie van de publieke gezondheid. Het is medische wetenschap voor de grote massa, niet voor het individu. Ik haalde mijn master in publieke gezondheid in 2010, het jaar waarin de National Health Service ingrijpend werd geherstructureerd. Ik heb sinds die tijd de indruk dat de communicatie rond de publieke gezondheidszorg duidelijk is, en de aanpak van publieke zorg voorspelbaar. Voorstellen op het gebied van gezondheidszorg zijn op bewijs gestoeld en kijken naar de lange termijn. De implementatie duurt soms lang. Het kan eindeloos lang duren voordat zaken die al tientallen jaren in het domein van de publieke gezondheidszorg rondwaren (zoals de vraag of we minder suiker moeten toevoegen aan ons voedsel) worden omgezet in beleidsmaatregelen (zoals de suikertaks). Dat gebeurt dan meestal op een kleinere schaal dan de experts hadden voorgesteld (de Engelse suikertaks heeft alleen betrekking op prikdrankjes en niet op yoghurt, snacks, ontbijtgranen, noem maar op).

Er staan allerlei zaken tussen aanbevelingen en de realiteit in, waaronder beleid (het is moeilijk om politici zo ver te krijgen dat ze verstrekkende gezondheidsmaatregelen nemen als de betreffende kwestie voor hen geen politieke prioriteit heeft) en de economische aspecten van de gezondheidszorg. Het is onvermijdelijk dat maatregelen op gezondheidsgebied pas lang na hun invoering impact hebben. Pas vijftig jaar nadat de klassieke paper van Doll en Hill (1950) overduidelijk had aangetoond dat roken dodelijk is, werd het verbod om binnen te roken ingevoerd.[1] Terwijl het toch zo simpel zou kunnen zijn: voorkom ziekten jaren voordat ze tot ontwikkeling kunnen komen met veranderingen die de risico's krachtig intomen en gegarandeerd tot betere uitkomsten leiden. Maar nee, het duurt eindeloos lang voordat er beleid is uitgestippeld en de benodigde maatregelen worden ingevoerd. De politieke wil en het kortetermijndenken van de politieke wereld verzetten zich tegen de gewenste aanpak.

Als je vier jaar lang de minister-president van een land bent en veranderingen wilt doorvoeren die zijn voorgesteld door experts en waarvan gezondheidseconomen zeggen dat ze kunnen slagen, moet je nu al dingen in werking zetten zodat de mensen er over vijf, tien, vijftien of zelfs twintig jaar de vruchten van kunnen plukken. Als die verandering bijvoorbeeld is dat je de verkoop van ultrabewerkt voedsel in supermarkten wilt terugdringen door een positieve prikkel te geven aan de agrarische sector en de verkoop van fruit, zul je geen vrienden maken bij bedrijven die een fortuin verdienen aan de verkoop van ultrabewerkt voedsel. Die steenrijke bedrijven hebben de financiële middelen om politici te paaien. Misschien hebben ze over vier jaar zelfs een goedbetaalde baan voor je als je geen premier meer bent.

Een ander voorbeeld: je bent de eigenaar van een filiaal van een supermarkt. Je wilt de voedselomgeving verbeteren door geen korting meer te geven op ongezond voedsel en die artikelen moeilijker bereikbaar te maken in je winkel: in de middelste gang, helemaal onderaan, waar vaak de noten en zaden zijn weggestopt. Weet je wat er dan gebeurt? Sommige merken dreigen hun leveranties stop te zetten en sommige klanten worden boos en gaan naar een andere supermarkt voor de aanbiedingen. Wat doe jij in zo'n geval?

In sommige landen zijn betere keuzes gemaakt en wordt een hogere prioriteit toegekend aan de publieke gezondheid dan aan financiële belangen. In Italië, Spanje, Frankrijk en Griekenland wordt veel minder ultrabewerkt voedsel verkocht dan in het VK en de VS. De leiders in die landen onderkennen het belang van een goede bescherming van de voedselomgeving. Ze waarborgen dat lokale producten goed beschikbaar zijn en steunen de agrarische sector om vers voedsel te telen en het beschikbaar te maken voor de hele bevolking. Het VK is de grootste importeur van Europees voedsel ter wereld,[2] maar er wordt in het land elk jaar 9,5 miljoen ton voedsel verspild.[3] Dat klopt gewoon niet. Het VK teelt onvoorstelbare hoeveelheden voedsel die uiteindelijk worden weggegooid terwijl naar schatting 8,4 miljoen Britten in voedselarmoede leven. En het heeft niets te maken met het bruto binnenlands product, want het VK behoort technisch gezien tot de rijkste landen van de wereld. De problemen worden veroorzaakt door een verrot systeem met onvoldoende focus om de juiste prioriteiten te stellen en oplossingen te vinden voor deze ellendige situatie.

EEN NIEUWE KIJK OP VOEDSEL EN VOEDING

Zelfs in landen als het VK en Australië, waar voedsel van een behoorlijke kwaliteit theoretisch gezien goed beschikbaar is, is het bijzonder moeilijk om een goed dieet aan te houden. Minder dan een half procent van de kinderen krijgt de dagelijkse aanbevolen hoeveelheid groente binnen en minder dan één procent van de volwassenen houdt zich aan alle aanbevolen voedingsrichtlijnen. Deze trend blijft niet beperkt tot bepaalde sociaaleconomische groepen. Over het hele spectrum vallen mensen ten prooi aan de verlokkingen van het geïndustrialiseerde voedingssysteem.

Dat systeem, een kolos waarin een bedrag omgaat ter grootte van het bruto binnenlands product van China, heeft onze consumptiepatronen fundamenteel veranderd. Dat heeft ingrijpende gevolgen voor de wereldwijde gezondheid en het milieu. Deze industrie investeert. onder leiding van een aantal megabedrijven die we Big Food noemen, enorme bedragen in de ontwikkeling van voedselproducten die doelbewust de beloningssystemen van ons brein stimuleren (zoals de dopaminegebieden) en ons aanmoedigen om meer te eten, ook als we geen honger hebben. Deze producten staan garant voor instant genot dat vergelijkbaar is met de vluchtige bevrediging die we overhouden aan roken, drinken en drugs. Op de korte termijn geven ze een prettig gevoel, een lekkere knabbel en de juiste dosis zoetheid. Maar de gevolgen op de langere termijn zijn schadelijk. We kunnen opnieuw een parallel trekken met de onmiddellijke bevrediging en de latere schade die wordt aangericht door andere dwangmatige gewoonten.

Omdat ultrabewerkt voedsel zich lijkt te onttrekken aan de natuurlijke systemen in ons lichaam die trek reguleren, zijn ze de makkelijke keuze in tijden van stress. De gerichte werking en marketing spelen in op de beloningssystemen van ons brein en zetten ons ertoe aan om meer te eten. Heerlijk voedsel kan gezond zijn – denk aan vers fruit en verse groenten – maar ook schadelijk, zoals junkfood. Ultrabewerkt junkfood is doelbewust ontworpen om een specifiek genotspunt te activeren dat natuurlijk voedsel nooit kan raken, waardoor we het bovennatuurlijk lekker vinden. Een voorbeeld is de razend populaire hazelnoot met een jasje van chocola, het perfecte ultrabewerkte product. Het heeft bite, het geeft een glad en romig mondgevoel, het heeft die degelijke vorm van een hazelnoot om je tanden in te zetten. Het voldoet aan onze behoefte aan zoetigheid, maar heeft een zekere gelaagdheid en diepgang. Dat simpele snackje levert vet, suiker en zout in een kleine, perfecte verpakking. Het is een industriële triomf die in de markt wordt gezet als luxeproduct. Ik vind dit een interessant geval (ik kreeg er trouwens meteen trek in toen ik erover schreef, hoewel ik ze al jaren niet meer heb gegeten), maar het opvallendste aspect is dat dit product drie grondstoffen bevat waarvoor kinderarbeid wordt ingezet: hazelnoten, cacao en suiker. Want het probleem met ultrabewerkt voedsel gaat verder dan de impact op onze gezondheid. We weten nog weinig over de morele impact ervan en de gevolgen voor onze leefomgeving. We weten wel dat een goed begrip van het belang van dieetkeuzes bij de voorkoming of behandeling van ziekten ons sterker maakt. Mensen die dat onderkennen, voeren vaak positieve veranderingen door in hun dieet. Het besef dat ook onze planeet er beter van wordt, is dan een bonus.

DE CONNECTIE TUSSEN BREIN EN VOEDSEL

Bij onderzoeken naar veelvoorkomende geestelijke aandoeningen als depressies en angststoornissen is de rol van het dieet altijd buiten beschouwing gelaten. Ik heb als postdoc data bestudeerd van de NHS-afdeling Increasing Access to Psychological Therapy, die in het leven was geroepen om meer mensen toegang te geven tot broodnodige psychologische steun. Een van de belangrijkste lessen die ik heb geleerd van mijn research naar de verbetering van uitkomsten in de geestelijke zorg en van de collega's met wie ik heb mogen samenwerken, was het belang van de interactie tussen slechte voeding en mentale gezondheid. Er zijn inmiddels studies verschenen die een verrassend nieuw licht werpen op dit thema. Zo liet het SMILES-onderzoek mensen met een ernstige depressie het mediterrane dieet volgen. De resultaten waren bemoedigend: de deelnemers vertoonden in slechts drie maanden een afname van de depressiesymptomen van wel dertig procent.[4] Deze fenomenale impact wordt vermoedelijk gemedieerd door de connectie tussen het brein en voedsel. Die connectie draait om het microbioom van onze darmen, dat zoals we weten invloed heeft op onze stemmingen. Professor John Cryan is een vooraanstaand expert op het gebied van de microbioom-darm-breinas. Zijn onderzoek heeft aangetoond dat wat we eten en aan onze darmmicroben voeden rechtstreeks van invloed is op onze breinfunctie, maar dat onze darmflora zelf deels onze voedingskeuzes bepaalt.[5] Door stress aangewakkerde verlangens worden versterkt door de voedselomgeving die Big Food heeft gecreëerd met producten die erop zijn gericht om ons op de korte termijn een kick te geven, die op de langere termijn vaak ten koste gaat van onze gezondheid.

Onze voedselomgeving maakt het ons niet makkelijk, maar ieder individu heeft de macht om geïnformeerde keuzes te maken. We kunnen ons fysiek en geestelijk welzijn significant bevorderen door te kiezen voor een grotendeels plantaardig, divers dieet en ultrabewerkt voedsel zo veel mogelijk te schrappen. Gefermenteerde producten worden niet rechtstreeks in verband gebracht met de geestelijke gezondheid, maar leveren een positieve bijdrage aan de darmflora en de werking van het immuunsysteem. En hoewel we ons geestelijk welzijn kunnen bevorderen met een verbeterd dieet, is het belangrijk om de balans te vinden en erop te letten dat ons streven naar het perfecte dieet niet onbedoeld leidt tot eetstoornissen, zeker niet als we al te maken hebben met bijvoorbeeld angststoornissen. Ik volg zelf graag de 80/20-regel. Ik probeer in tachtig procent van de gevallen zo goed mogelijk te eten en laat zo twintig procent over voor de flexibiliteit waarom het leven nu eenmaal vraagt.

Stel je eens voor dat we zouden kunnen investeren in een voedselomgeving die het voedsel dat we tot onze beschikking hebben maximaliseert en iedereen voedt op een manier die bevorderlijk is voor hun gezondheid en risico's verkleint. Het voedsel dat we eten, helpt ons om langer te leven, ons beter te voelen en productiever te zijn voor de economie door bedrijven te runnen en efficiënter te werken. Politici zijn nauw betrokken bij de verbeteringen. We stemmen op hen omdat we lang en gezond willen leven en niet langdurig willen lijden. Niemand wil terug naar de jaren zeventig van de negentiende eeuw, toen al het voedsel onbewerkt was maar de mensen gemiddeld slechts zevenendertig werden. Nee, we moeten nieuwe doelstellingen formuleren. In de jaren vijftig van de vorige eeuw namen voedselwetenschappers zich voor om de snelgroeiende wereldbevolking te voeden en hongersnoden te bestrijden. De relatief onbekende wetenschapper Howard Moskowitz kreeg de opdracht om legerrantsoenen aantrekkelijker te maken om te voorkomen dat soldaten ondervoed zouden raken. Hij vond ultrabewerkt voedsel uit. Hij ontwierp de perfecte combinatie en verhoudingen van vet, suiker, zout en een bevredigende verscheidenheid aan texturen. Hij deed zijn werk en creëerde onbedoeld een veel langer aanhoudende impact op het voedsel dat we tegenwoordig eten. We hebben superlekker voedsel ontwikkeld dat er in theorie voor kan zorgen dat niemand honger heeft. Het gevolg is dat mensen in landen met hoge inkomens dagelijks gemiddeld 4000 calorieën tot hun beschikking hebben. Onze voedselomgeving is excessief geworden. We zijn ons doel voorbijgeschoten.

Dit is het moment om eens goed te kijken naar de impact op onze gezondheid. Welgesteld zijn betekent inmiddels meer dan dat je een goedgevulde bankrekening en een comfortabele woning hebt. We kunnen het er allemaal over eens zijn dat niets belangrijker is dan onze gezondheid. Vooral mensen die niet meer gezond zijn, weten dat heel goed.

Als we nadenken over de economische aspecten van gezondheid, komen we uit bij een fundamentele waarheid: dat het vaak kostenefficiënter is om ziekten te voorkomen dan om ze te behandelen als ze zich manifesteren. In deze tijd, waarin de kosten van de gezondheidszorg torenhoog oplopen en zorgsystemen over de hele wereld onder zware druk staan, is het belangrijk dat we de financiële implicaties van ziektepreventie goed begrijpen.

Ziektepreventie – de dingen die we doen om ziekten te voorkomen of hun voortgang af te remmen – is een krachtig wapen tegen de toenemende lasten van zowel besmettelijke als niet-overdraagbare ziekten. Vanuit een louter economisch standpunt reduceren investeringen in preventie de toekomstige kosten die gepaard gaan met het management van ziekten, behandelingen en de resulterende complicaties.

Laten we de economische aspecten eens bekijken aan de hand van enkele praktische voorbeelden:

1. **Vaccinatie:** een van de meest kostenefficiënte maatregelen op het gebied van de gezondheidszorg, die veel besmettelijke ziekten die ooit verwoesting aanrichtten onder hele populaties hebben weggevaagd of in elk geval onder controle gekregen. Vaccins die ziekten voorkomen, zijn elk jaar weer goed voor miljoenen aan besparingen. De kosten van ziekten als de mazelen, de bof en polio overstijgen ruimschoots de bedragen die we investeren in vaccinaties.
2. **Management van chronische ziekten:** niet-overdraagbare ziekten zoals diabetes, hart- en vaatziekten en kanker slokken een groot deel van de zorgkosten op. Eenvoudige preventieve maatregelen zoals vroege testen kunnen potentiële aandoeningen aan het licht brengen en kosten te-

rugdringen. Een standaard mammogram is bijvoorbeeld veel goedkoper dan de behandeling van borstkanker in een vergevorderd stadium. Analoog daaraan: een gezonde leefstijl verkleint de kans op deze ziekten en dringt de latere uitgaven dus ook aanzienlijk terug.

3. **Initiatieven op het gebied van de geestelijke gezondheid:** problemen met de geestelijke gezondheid hebben enorme economische gevolgen. Denk daarbij niet alleen aan behandelkosten, maar ook aan productiviteit en verdienvermogen. Proactieve programma's op het gebied van de geestelijke gezondheid, die bijvoorbeeld vroege interventies en counseling aanbieden, kunnen deze kosten significant terugdringen.
4. **Antimicrobiële weerstand:** het ongepaste en excessieve gebruik van antibiotica heeft geleid tot een enorme stijging van het aantal gevallen van infecties die niet kunnen worden behandeld met antibiotica. Investeringen in programma's om deze immuniteit te beheersen door te focussen op een correct gebruik van antibiotica kunnen behandelkosten en zelfs het aantal sterfgevallen terugdringen.

De economische voordelen van ziektepreventie snoeien niet alleen in de medische kosten. Gezonde mensen zijn productiever, melden zich minder vaak ziek en dragen meer bij aan de economie. Ook huishoudens worden er beter van. Zonder de dreiging van dure behandelingen kunnen gezinnen hun beschikbare middelen uitgeven aan onderwijs, investeringen en verbeteringen van hun kwaliteit van leven.

Helaas brengt de implementatie van preventieve maatregelen ook weer complicaties met zich mee. De tijdelijke disconnectie tussen de investering en tastbare resultaten is vaak een probleem. De kosten moeten onmiddellijk worden gemaakt, maar de positieve gevolgen – zowel het gezondheids- als het financiële rendement – komen pas jaren, misschien zelfs decennia later. Die vertraging heeft soms een afschrikwekkende werking in de politieke arena, waar leiders op zoek zijn naar snel rendement, en in situaties met weinig middelen, waarin de onmiddellijke behoeften voorrang krijgen boven de voordelen op de langere termijn.

Het staat vast dat preventie kosteneffectief is, maar dat wil niet zeggen dat alle preventieve maatregelen economisch verantwoord zijn. Investeringen moeten altijd worden gebaseerd op door bewijs ondersteunde protocollen om te waarborgen dat de voordelen – zowel de gezondheidsuitkomsten als de financiële besparingen – de kosten rechtvaardigen.

WAAR WE DE FOUT IN GAAN EN WAT WE ERAAN KUNNEN DOEN

Nog los van de fysiologische aspecten zijn ook de economische gevolgen van chronische ziekten significant. Hoge behandelkosten, afgenomen productiviteit en de toegenomen kans op vroege sterfgevallen bedreigen wereldwijd de economische stabiliteit. Zorgsystemen gaan, zeker als ze te maken hebben met een gebrek aan middelen, gebukt onder het gewicht van het toenemende aantal chronische ziekten. Het gevolg is dat de middelen niet meer kunnen worden ingezet voor andere nijpende gezondheidsproblemen.

Maar er gloort enige hoop. De erkenning dat diëten en voeding de pijlers kunnen zijn van de aanpak van chronische ziekten reikt ons handvatten aan voor interventie. Ambitieuze strategieën om gezonde dieetgewoonten te promoten kunnen de dreiging van deze mondiale crisis verzachten. Zo kunnen beleidsinitiatieven de verwerking van schadelijke componenten in voedsel aan banden leggen, bij de toekenning van agrarische subsidies de nadruk leggen op gezonde producten en bij consumenten bewustzijn creëren met behulp van effectieve, informatieve etikettering.

Daarnaast kunnen fiscale maatregelen (belasting op suikerhoudende drankjes bijvoorbeeld) de consumptie van bepaalde producten afremmen en inkomsten genereren voor initiatieven op het gebied van de openbare gezondheid. Campagnes kunnen het bewustzijn verhogen over gezonde dieetpatronen en de risico's die verbonden zijn aan slechte voeding.

De aanpak moet veelzijdig zijn en vereist de samenwerking van overheden, internationale instanties, niet-gouvernementele organisaties (ngo's) en de voedingsindustrie. Deze synergie kan omgevingen creëren die gezonde dieetkeuzes promoten en het risico op chronische ziekten verlagen.

DE KRACHT VAN JE MICROBIOOM

Het darmmicrobioom is een microkosmos, een ecosysteem in je darmen dat net zo uniek is als je vingerafdrukken. Broers en zussen delen meer dan negenennegentig procent van hun genen, maar slechts twintig procent van hun darmmicrobioom. We kunnen gerust zeggen dat de rol van dit systeem tot voor kort schromelijk werd onderschat. Het hele maag-darmstelsel werd van mond tot anus gezien als een tube waar voedsel doorheen ging, met mechanische spijsvertering (kauwen) en chemische spijsvertering in de maag. De rest was gewoon een pijpleiding om afvalproducten af te voeren. Microben waren slecht. Ze veroorzaakten diarree en andere ziekten en moesten worden uitgeroeid met behulp van antibiotica.

'Darmgezondheid' was geen populaire zoekterm op Google. Darmspoeling gold als een prima manier om een lichaamsdeel te 'reinigen' dat we vooral zagen als poepbuis. We weten inmiddels dat het darmmicrobioom specifieke functies heeft die onze gezondheid ondersteunen. Uitspoelen met water is alsof je opzettelijk je tuin laat overstromen: het helpt niet en is nog onprettig ook. We hebben dankzij ons microbioom langere darmen dan andere primaten, waardoor de darmbacteriën alle tijd en ruimte krijgen om hun magische werk te doen door vezels en plantaardige chemische stoffen af te breken als het voedsel door de dikke darm gaat. De microben breken vezels af die onze enzymen niet kunnen afbreken en transformeren zo een ontoegankelijke bron van energie en voedingsstoffen tot honderden verschillende chemische stoffen, de zogeheten postbiotica of metabolieten. De microben bedanken ons voor deze vezel- en kleurrijke planten door chemische stoffen aan te maken waarvan we ons beter gaan voelen en beter gaan functioneren. De data zijn eenduidig: of we nu omnivoren zijn of veganisten, we leven langer en krijgen minder ziekten naarmate we meer plantaardig voedsel eten. Dat heeft op zijn minst deels te maken met de rol van de darmflora.

Als je voor je wilt zien hoe de darmflora ogenschijnlijk inerte plantvezels afbreekt en transformeert, raad ik je aan iets te fermenteren. Hak wat kool fijn (ik ben dol op rodekool), was die grondig, wrijf hem in met grof zout en doe hem in een schone glazen pot. Doe er wat venkel- en karwijzaad bij voor de smaak en eventueel wat geraspte wortel. Voeg water toe zodat de kool helemaal onder water staat en gebruik een dik blad als een natuurlijk 'deksel'. Zet de pot op een plank of in je voorraadkast en laat het fermenteren. Je zult na een paar dagen zien dat de kleur van de kool is veranderd en dat er kleine belletjes opstijgen naar het oppervlak van de fermenterende vloeistof, een teken dat de fermentatie zich live voor je ogen afspeelt. Misschien moet je het potje even laten 'boeren' en er wat lucht uit laten om te voorkomen dat de druk te hoog oploopt. De bacteriën die aan het oppervlak van de koolbladeren zaten, breken de vezels en kleurrijke polyfenolen in het potje af. Dankzij het zout en de afwezigheid van zuurstof komt er een proces van anaerobe fermentatie op gang, waardoor wordt voorkomen dat zich op de kool schadelijke schimmels en bacteriën vormen. Na een week heb je een pot gefermenteerd voedsel met een unieke smaak en textuur, een complexe samenstelling van voedingsstoffen en heerlijkheid. Die simpele rodekool heeft een voedingsmiddel voortgebracht met extra microvoedingsstoffen, makkelijk verteerbare vezels, probiotische bacteriële stammen en meer metabolieten en polyfenolen. En dat allemaal dankzij fermentatie! Geniet er dagelijks van en zet het in de koelkast om verdere fermentatie te voorkomen. Nu begrijp je de magie die zich afspeelt in je darmen als je een verscheidenheid aan kleurrijk plantaardig voedsel eet!

DE BIOOMKAMPIOEN: ZUURKOOL!

Ingrediënten:

- 1 kool (witte, rode of groene – persoonlijk ben ik dol op rode)
- 20 gram zeezout (of ongeveer twee à drie procent van het gewicht van de kool)

Instructies:

1. Fijnhakken en wassen: hak de kool fijn en was die grondig.
2. Zouten en laten rusten: leg de gehakte kool in een grote kom. Strooi het zeezout over de kool en wrijf goed in. Laat de kool een uur rusten om er water aan te onttrekken.
3. Vloeistof verwijderen: gebruik een zeef om zo veel mogelijk vloeistof uit de kool te persen.
4. Smaak toevoegen: op dit moment kun je er allerlei andere ingrediënten doorheen roeren, zoals knoflook, ui, chili, en kruiden en specerijen zoals dille, karwijzaad of jeneverbessen. Wat je maar wilt eigenlijk.
5. Prop in een potje: doe het koolmengsel in een glazen pot. Duw de kool stevig aan.
6. Opvullen met water: vul de pot tot aan de rand met

voorgekookt of gefilterd water; zorg ervoor dat de kool helemaal onder water staat.

7. Afdekken: leg een theedoek over de pot en bevestig die met een elastiekje.
8. Fermenteren: laat de pot op kamertemperatuur enkele dagen op een rustige plaats staan. Je zou tekenen van fermentatie moeten zien, zoals belletjes aan het oppervlak.
9. Aanduwen en opvullen: duw de kool dagelijks aan met een houten lepel en vul aan met water als dat nodig is om de kool volledig onder water te houden.
10. Koelere fermentatie: na enkele dagen, als het fermentatieproces actief is, zet je de pot op een koelere plaats om het proces te vervolgen.
11. Smaaktest: na ongeveer een week zou je zuurkool 'al dente' moeten zijn: knapperig en vol van smaak.
12. Opslaan: sla de zuurkool als die volledig is gefermenteerd enkele maanden op in een luchtdichte container op een koele plek.

Samenvatting:

- De kool fijnhakken en wassen.
- Zeezout inwrijven en laten rusten.
- Vloeistof eruit persen en extra smaken toevoegen.
- In een pot persen, onder water zetten en afdekken met een theedoek.
- Laten fermenteren op een warme plaats en na enkele dagen op een koele plaats zetten.
- Dagelijks persen en zorgen dat er voldoende water bij zit.
- Na een week proeven; de kool moet knapperig en smakelijk zijn.
- Voor gebruik op de langere termijn opslaan in een luchtdichte container op een koele plaats.

Als je niet dol bent op de geur van gefermenteerde kool, zie die dan als het aroma van miljoenen weldadige microben die een feestje bouwen in je toekomstige zuurkool!

De rol van de darmflora in de darm is al ronduit fascinerend, maar de rol die deze piepkleine organismen spelen bij de orkestratie van onze gezondheid en ons welzijn in de rest van het lichaam is compleet verbijsterend. Er bestaat een aparte wereld in onze darmen, met zijn eigen homeostase, zijn eigen chemie en zijn eigen vermogen om de manier waarop we ons gedragen naar zijn hand te zetten. Mensen zeggen weleens dat we superorganismen zijn, de thuisbasis van miljarden microben die in en op ons leven. We zijn dus een schoolvoorbeeld van symbiotisch bestaan. Onze darmflora beïnvloedt onze stemmingen, onze honger, onze voedselkeuzes, ons immuunsysteem, onze vruchtbaarheid en zelfs de gezondheid van onze botten. Huidaandoeningen zoals acne en psoriasis zijn rechtstreeks gerelateerd aan de samenstelling van de darmflora. Ook de kans dat we allergieën oplopen wordt gemedieerd door deze wereld in onze darmen.

DE SUPERKRACHTEN VAN DE DARMFLORA

De darmflora hanteert allerlei mechanismen om ziekten te voorkomen:

1. **Correlatie met gezondheidsmarkers:** de studie ZOE PREDICT 1[6] vond correlaties tussen darmflora, dieet en gezondheidsmarkers voor onder meer diabetes, hart- en vaatziekten en obesitas. De studie onderscheidt 'goede' en 'slechte' bacteriën en suggereert dat manipulatie van de darmflora met behulp van het dieet deze gezondheidsmarkers kan beïnvloeden.

2. **Interactie met het immuunsysteem:** de darmflora heeft interactie met het immuunsysteem. Gezonde darmflora ondersteunt het immuunsysteem in de strijd tegen infecties, het terugdringen van allergieën en de verdediging tegen ouder worden en kanker.
3. **Regulering van de stofwisseling:** microben hebben interacties met voedsel en fermenteren het. Zo wordt het absorptietempo van vetten, suikers en andere voedingsstoffen gereguleerd, wat invloed heeft op de stofwisseling. Een diverse darmflora met een goed evenwicht van microben zorgt ervoor dat dezelfde hoeveelheid geconsumeerd voedsel minder schadelijke effecten heeft.
4. **Productie van chemische metabolieten:** de darmflora produceert chemische metabolieten zoals butyraat en vitaminen zoals K, biotine, folaat B6 en B12, die cruciaal zijn voor ondersteuning van het immuunsysteem en de algehele gezondheid. Je kunt het zien als je eigen apotheek.
5. **Darm-longas:** studies wijzen uit dat er een connectie is tussen darm- en longgezondheid, en dat de immuniteitseffecten van de darmflora mogelijkerwijs de kans op en de ernst van ontstekingen van de luchtwegen kunnen doen afnemen. Dit werd extra interessant tijdens de COVID-19-pandemie, toen er evidente relaties aan het licht kwamen tussen de gezondheid van de darmflora en de ernst van aandoeningen aan de luchtwegen en meer in het algemeen het verloop en de uitkomst van de ziekte.[7]
6. **Regulering van inflammatie:** de darmflora beïnvloedt het peil van inflammaties in het lichaam. Een balans van 'goede' en 'slechte' microben kan chronische inflammatie – die is gerelateerd aan ziekten op de langere termijn – verminderen.

7. **Trek en dieetregulering:** microben kunnen het brein een seintje geven om de behoefte aan voedsel, trek en gewichtstoename te beïnvloeden en de consumptie te promoten van voedingssoorten die goed zijn voor de darmflora en dus ook voor de gezondheid in bredere zin.
8. **Diversiteit van de darmflora en een gezond hart:** onderzoek heeft een verband aangetoond tussen de diversiteit van microben en de gezondheid van het hart; bepaalde vezels etende microben blijken aderen flexibel te houden, een uitstekende verdediging tegen hartfalen en hoge bloeddruk.
9. **Geestelijke gezondheid:** het bestaan van de darmbreinas, een in beide richtingen bruikbaar communicatiekanaal dat het maag-darmstelsel verbindt met het zenuwstelsel, lijkt te suggereren dat de gezondheid van onze darmen invloed heeft op onze geestelijke gezondheid. Disbalans van de darmflora is onderzocht in de context van depressie, angststoornissen en neurogeneratieve ziekten.
10. **Oud worden:** omdat het een rol speelt bij de modulatie van onze stofwisseling, onze geestelijke gezondheid en onze immuniteit is de darmflora een belangrijke bepalende factor om oud te kunnen worden. Een lang en gelukkig leven is intrinsiek verbonden met het vermogen van ons lichaam om ons veerkrachtig te houden als we ziek worden; de darmflora speelt daarbij een sleutelrol.
11. **Bestrijding van chronische inflammatie:** chronische inflammatie is een sluipmoordenaar die in verband wordt gebracht met ouderdom en allerlei aan ouderdom gerelateerde ziekten. De darmflora kan inflammatie moduleren. Een evenwichtige darmflora kan inflammatie terugdringen en zo de kans op ziekten

verminderen en bijdragen aan een langer leven.

12. **Opname van voedingsstoffen:** de darmflora helpt bij de afbraak en opname van voedingsstoffen, waardoor ons lichaam essentiële vitaminen en mineralen krijgt. De opname van voedingsstoffen neemt af als we ouder worden, maar gezonde darmen kunnen deze trend tegengaan, wat tot optimale voeding leidt.
13. **Gepersonaliseerde voeding:** naarmate we de interactie tussen dieet, darmflora en gezondheid beter begrijpen, krijgen we de kans om dieetaanbevelingen op maat te geven, gebaseerd op individuele darmflora-profielen. Dat leidt tot optimale gezondheidsuitkomsten. ZOE'S METHOD,[8] een gerandomiseerd onderzoek met controlegroep, heeft aangetoond dat dieetaanpassingen invloed hebben op de samenstelling van de darmflora en er behulpzame stammen aan kunnen toevoegen.
14. **Aan de darmen ontleende therapieën:** de darmflora zou weleens de bakermat kunnen worden van nieuwe therapeutische middelen. Bepaalde bacteriële stammen of hun metabolieten kunnen worden gebundeld zodat we gebruik kunnen maken van hun voordelige eigenschappen, zoals anti-inflammatoire effecten, immuunmodulatie of neuroprotectieve eigenschappen.
15. **Darmfloratransplantaties:** fecestransplantaties, waarbij de microbiota van een gezonde donor worden ingebracht in de darmen van een patiënt, laten veelbelovende resultaten zien bij de behandeling van specifieke aandoeningen, zoals terugkerende besmettingen met *Clostridioides difficile*. Het zou zomaar kunnen dat deze transplantatie kan worden toegepast bij andere aandoeningen naarmate we meer over deze materie te weten komen.

De beste onderzoeken naar de darmflora tonen aan dat deze een belangrijke rol speelt bij gezondheidsuitkomsten. Mijn belangstelling gaat onder meer uit naar de manier waarop de darmflora de gunstige effecten van het mediterrane dieet medieert. Je zult inmiddels wel hebben begrepen dat het mediterrane dieet niets dan voordelen heeft voor je gezondheid. Maar waarom is dat zo? Welke specifieke aspecten van dat dieet hebben die positieve impact? Onderzoeken die kijken naar de impact van het mediterrane dieet op de darmflora, hebben enig licht geworpen op de medische werking. In een prachtig ontworpen studie die bekeek hoe dieetkeuzes kwetsbaarheid kunnen moduleren en terugdringen, brachten de onderzoekers in kaart welke effecten een interventie met het mediterrane dieet had op een groep bejaarden. Zoals verwacht verbeterde het dieet alle uitkomsten, zodat we die veranderingen in de gezondheid nu in verband kunnen brengen met veranderingen in de darmflora.

Het mooiste van alles is dat we de darmflora kunnen aanpassen zodat deze ons op elk moment in ons leven helpt gezond te blijven of nog gezonder te worden met behulp van voedselkeuzes. De verbijsterende controlekamer in onze darmen, die met behulp van chemische en neuronale signalen communiceert met ons hele lichaam, kan worden getransformeerd door het voedsel dat we eten. Dat is ook wat de METHOD-studie van ZOE aantoonde: als mensen voedingsadvies op maat kregen op basis van hun unieke biologie en de samenstelling van hun darmflora, zagen ze significant verbeterde gezondheidsmarkers, waaronder het vetgehalte van het bloed en hun tailleomtrek, een maatstaf van het ongezonde vet dat zich heeft opgehoopt in de buurt van de organen. Het doel van al het onderzoek naar de regulatie van de darmflora en de mogelijkheid om het profiel van onze darmbacteriën te verbeteren, is om ziekten te voorkomen, gezondheidsuitkomsten te verbeteren en zelfs de effecten van bepaalde aandoeningen om te draaien. Wat een fantastisch vooruitzicht! Ik schreef aan het begin van dit boek al dat het moeilijk is om onze genen te veranderen, maar de darmflora veranderen – en wat deze voor ons doet – is wel degelijk mogelijk. Er staat ons een opwindende tijd te wachten, want er lopen momenteel allerlei onderzoeken om beter te begrijpen welke factoren verantwoordelijk zijn voor een gezonde darmflora en welke mogelijke interventies uitkomsten kunnen beïnvloeden.

Het belang van de darmflora wordt nog duidelijker als we zien welke invloed deze heeft op stofwisselingsziekten zoals diabetes type 2 en hartproblemen. Zo kan een gebrek aan de gewenste balans in de darmflora – die we afmeten aan een grotere aanwezigheid van schadelijke bacteriën – leiden tot meer vet rond de organen en een slechte regulatie van de bloedsuikerspiegel, twee significante risicofactoren voor chronische aandoeningen. Het is cruciaal om te weten dat bacteriële diversiteit op zich geen goede voorspeller is van de gezondheid van de darmflora in algemene zin. Veganisten hebben bijvoorbeeld een minder diverse darmflora omdat ze minder verschillende voedselsoorten eten waaraan hun darmmicroben zich tegoed kunnen doen. Maar hun darmflora is grotendeels samengesteld uit nuttige, vezels minnende microben. Daaruit blijkt wel dat we de gezondheid van de darmen verkeerd kunnen interpreteren als we alleen naar diversiteit kijken. Het is beter om minder soorten microben te hebben waarvan de meeste nuttig zijn dan dat je talloze typen hebt waarvan de meeste geen positieve bijdrage leveren. Als je je voorbereidt op een reis door de Australische outback, heb je meer aan een fantastisch team van behulpzame mensen met allemaal dezelfde skills dan aan een bijeengeraapt zootje mensen met uiteenlopende kwaliteiten maar slechte bedoelingen.

We weten nog altijd niet precies hoe we kunnen meten wat er in onze darmen leeft. Toen ZOE zijn database over de darmflora bijwerkte met de modernste sequentietechnologie, werden bij een groep van iets meer dan 35 000 mensen 4992 nieuwe microben aangetroffen, duizenden typen die verband houden met onze gezondheid, maar nog nooit waren beschreven. We hebben inmiddels met de wetenschap van de darmgezondheid het punt bereikt dat we genoeg weten om het belang ervan te onderkennen en ons bewust zijn van een groot deel van de mechanismen die ze inzet om invloed te hebben. Maar we ontdekken nog altijd nieuwe typen. Ik stel me voor dat het is zoals toen mensen begonnen het regenwoud van het Amazonegebied te ontdekken: het was onvoorstelbaar groot en extreem belangrijk voor de planeet, en de verkenning is nu, tientallen jaren later, nog altijd niet voltooid.

DE DARM-LONGAS

De lever wordt vaak over het hoofd gezien en ondergewaardeerd. Je zou de lever net als de alvleesklier en de galblaas kunnen zien als een onderdeel van de darmen, want al die organen zijn op complexe manieren met elkaar verbonden. Het voedsel dat we eten, verhuist niet zomaar als bij toverslag van onze darmen naar ons bloed: alle vetten, suikers en eiwitten die we eten, worden afgebroken door enzymen en naar de lever vervoerd, de centrale verwerkingsplek.

Onze lever, het belangrijkste stofwisselingsorgaan, reguleert het evenwicht van de suikerspiegels. Het maakt zo nodig nieuwe suiker aan en triggert de afgifte van insuline uit de alvleesklier als we te veel hebben. De lever is het enige orgaan dat eiwitten kan aanmaken als we die nodig hebben en pakketjes vetten en cholesterol kan maken voor verzending door het hele lichaam.

De lever is een wonderbaarlijk orgaan dat zichzelf kan regenereren en gifstoffen uit het bloed kan halen. Het is voortdurend in dialoog met de darmflora. Het is dan ook logisch dat de lever eronder te lijden heeft als de darmflora uit balans is.

Als ons dieet de gezondheid van lever en darmflora niet ondersteunt (ze zijn beide dol op hetzelfde, plantrijke dieet), gaat dat ten koste van de gezondheid van onze stofwisseling. Steeds meer mensen hebben last van niet aan alcoholgebruik gerelateerde leverververvetting, een ziekte die met het juiste dieet kan worden voorkomen en bestreden.

VOEDSEL WAAROP JE DARMFLORA DOL IS

Voedseltype	Voorbeelden	Opmerkingen
Planten met veel polyfenolen	Aardbeien, kersen, rodekool zwarte bonen, kruiden en specerijen en extra virgine olijfolie	Wordt in verband gebracht met een betere samenstelling van de darmflora; stimuleert de aanwezigheid van behulpzame microben
Gefermenteerd voedsel	Yoghurt (met levende culturen), zuurkool, kimchi, kefir, zuurdesembrood	Bevat nuttige probiotische microben die de gezondheid van de darmflora en de modulering van het immuunsysteem bevorderen
Prebiotisch voedsel	Vezels	Dient als voedsel voor de darmflora, waardoor de groei van goede darmbacteriën wordt gestimuleerd
Plantaardig voedsel	Een verscheidenheid van dertig plantsoorten per week	Aanbevolen voor een rijkgeschakeerde, gezonde darmflora
Onbewerkt plantaardig voedsel	Groenten, peulvruchten, volkorenproducten, noten, zaden en paddenstoelen	Stimuleert evenwichtige darmflora en bestrijdt inflammatie

Grootschalige studies hebben aangetoond dat de darmflora in de loop van ons leven een aantal malen ingrijpend verandert. We nemen bijvoorbeeld veranderingen waar bij vrouwen voor en na de menopauze. Die verschuivingen in de darmflora kunnen een tastbaar effect hebben op de gezondheid van de stofwisseling. Daar komt bij dat we specifieke typen bacteriën hebben gevonden die ervoor zorgen dat sommige mensen aanleg hebben voor obesitas. Dat toont opnieuw aan dat de darmflora een belangrijke rol kan spelen in de strijd tegen de mondiale obesitascrisis.

Omdat het probleem van chronische ziekten wereldwijd toeneemt, moeten we meer werk maken van onze darmen. De data tonen aan dat betere dieetgewoonten het risico op die ziekten significant kunnen terugdringen. Onderzoek heeft onder meer geleid tot de belangrijke aanbeveling om elke week minimaal dertig verschillende plantsoorten te eten. Tot de planten rekenen we ook noten en zaden, kruiden en specerijen, peulvruchten, bonen en volkorenproducten, en natuurlijk fruit, groenten en paddenstoelen. Er is een overweldigend aanbod aan overheerlijke voedselsoorten dat elk seizoen weer anders is. Deze gewoonte verrijkt onze darmflora en beschermt tegen allerlei chronische aandoeningen.

Er wordt steeds meer onderzoek gedaan naar de darmflora en er is daarnaast een groeiende belangstelling voor postbiotica. We weten inmiddels het een en ander over de voordelen van de consumptie van levende probiotica – gefermenteerd voedsel zoals kefir en kimchi – maar recent onderzoek laat zien dat zelfs inactieve (dode) microbiële vormen onze gezondheid significant ondersteunen.

De darmflora onderwijst al vanaf de geboorte het immuunsysteem. Het laat de immuuncellen kennismaken met eindeloos veel bacteriële componenten om te waarborgen dat het immuunsysteem het onderscheid kan maken tussen vriendelijke commensalen en potentiële ziektekiemen. Deze training is cruciaal omdat zo overreacties op ongevaarlijke entiteiten worden vermeden, een mechanisme dat de basis vormt voor allergische reacties en de respons op auto-immuunziekten.

Naast die educatieve rol versterkt de darmflora de darmwand. Daarmee voorkomt ze de translocatie van schadelijke bacteriën in de bloedbaan. Dit proces vereist de aanmaak van mucus en ondersteuning van de integriteit van de darmwand om te waarborgen dat potentiële ziektekiemen in het maagdarmstelsel blijven en daarna uit het lichaam worden verwijderd.

Er zijn ook typen darmbacteriën die de werking van immuuncellen zo beïnvloeden dat de balans van het immuunsysteem wordt gehandhaafd. Zo zijn er bacteriën die de ontwikkeling van regulerende T-cellen bevorderen, immuuncellen die excessieve inflammatoire reacties onderdrukken. Door dergelijke processen te beïnvloeden speelt de darmflora een sleutelrol in de strijd tegen aandoeningen zoals chronische inflammatie.

Daar komt nog bij dat een robuuste, diverse darmflora fungeert als de eerste verdedigingslinie van het lichaam door een competitieve ambiance te creëren. Zo'n omgeving maakt het moeilijker voor schadelijke ziektekiemen om zich te vestigen in ons systeem. De voordelige darmbacteriën beschermen onze gezondheid door de concurrentie om voedingsstoffen aan te gaan met ziektekiemen en stoffen te genereren die hun groei afremmen.

De gunstige werking van de darmflora strekt zich uit tot ver buiten onze ingewanden. De modulatie van immuniteit die wordt aangestuurd door deze micro-organismen beïnvloedt systeemresponsen. Zo zijn er bacteriën die invloed hebben op longimmuniteit en de respons van het lichaam op ontstekingen van de luchtwegen.

Afsluitend kunnen we zeggen dat de darmflora een actieve bijdrage levert aan onze gezondheid en een onmisbare rol speelt bij de vorming en verfijning van immuunresponsen. De gezondheid van de darmflora houdt nauw verband met ons welzijn, ons vermogen om veerkrachtig te reageren op ziekten, en het vermogen van ons lichaam om de gepaste immuunreactie te genereren. Een goede zorg voor onze darmen staat dus gelijk aan de versterking van afweermechanismen en legt het fundament voor gezondheid en vitaliteit op de lange termijn.

HET MEDITERRANE DIEET EN HET MICROBIOOM

Zoals ik al heb gezegd staat het mediterrane dieet bekend om zijn gezondheidsvoordelen, die in veel gevallen kunnen worden toegeschreven aan de interactie met de darmflora. Hier is een samenvatting van de manieren waarop de verschillende componenten interactie hebben met onze microben:

- **Plantendiversiteit en vezels:** de ruime verscheidenheid aan plantaardig voedsel in het mediterrane dieet levert een rijk scala aan vezels en polyfenolen. Deze componenten worden niet afgebroken door menselijke enzymen, maar door darmbacteriën. Dit proces noemen we fermentatie. De fermentatie van vezels leidt tot de productie van korteketenvetzuren zoals butyraat, die anti-inflammatoire effecten hebben en bevorderlijk zijn voor de darmgezondheid. Een dieet met een ruime verscheidenheid aan plantaardige vezels bevordert de groei van nuttige bacteriën en verhoogt de microbiële diversiteit, wat in verband wordt gebracht met betere gezondheidsuitkomsten.
- **Gezonde vetten:** het mediterrane dieet bevat veel poly-onverzadigde vetzuren, vooral in olijfolie, en omega 3-vetzuren die voorkomen in vis. Deze vetten zijn goed voor het hart en de darmflora. Ze hebben invloed op de samenstelling van de darmflora en bevorderen de groei van voordelige bacteriën. Zo is van omega 3-vetzuren

aangetoond dat ze zorgen voor de toename van de bacteriën die korteketenvetzuren produceren.

- **Polyfenolen:** ook polyfenolen, die overvloedig voorkomen in fruit, groenten, noten, zaden, olijfolie en rode wijn, zijn een hoofdbestanddeel van het mediterrane dieet. Ze ondersteunen de darmflora. Deze samengestelde stoffen hebben antioxidante eigenschappen en moduleren de darmflora door de groei van pathogene bacteriën af te remmen en de groei van gunstige bacteriën te bevorderen.
- **Vis en magere eiwitten:** het mediterrane dieet omvat de regelmatige consumptie van vis en zeevruchten, die rijk zijn aan magere eiwitten en omega 3-vetzuren. Deze componenten hebben een positieve impact op de darmflora omdat ze inflammatie tegengaan en de groei van schadelijke bacteriën afremmen.
- **Gematigde hoeveelheden zuivel en gefermenteerd voedsel:** hoewel het mediterrane dieet zuivel bevat, wordt die doorgaans gebruikt in gematigde hoeveelheden en in gefermenteerde vormen zoals yoghurt en kaas. Gefermenteerde voedselsoorten bevatten probiotica, gunstige levende bacteriën die een gezonde balans van de darmmicroben handhaven.

HOE JE JE DARMFLORA MOET VOEDEN

- **Dieetdiversiteit:** een van de beste manieren om je darmflora te koesteren is met behulp van je dieet. Door een brede verscheidenheid aan voedsel te eten, waarbij de nadruk moet liggen op plantaardig voedsel zoals groenten, fruit, peulvruchten en volkorenproducten, bevorder je de diverse darmflora die we associëren met een goede gezondheid.

- **Probiotica en prebiotica:** probiotica zijn gunstige levende bacteriën die een positieve uitwerking hebben op de samenstelling van het microbioom. Prebiotica zijn voedselcomponenten die de groei van gunstige darmbacteriën bevorderen. Producten zoals yoghurt, zuurkool en kimchi zijn rijk aan probiotica; knoflook, uien en asperges zijn voortreffelijke bronnen van prebiotica.
- **Gebruik niet te veel antibiotica:** hoewel antibiotica essentieel zijn bij de behandeling van bacteriële infecties, kan overvloedig gebruik het microbioom verstoren omdat gunstige bacteriën worden gedood. Het is van groot belang om verstandig om te gaan met antibiotica, en ze alleen te gebruiken wanneer ze zijn voorgeschreven door een zorgverlener.
- **Beperk de consumptie van ultrabewerkt voedsel:** in hoge mate bewerkt voedsel, dat veel voedingsadditieven, suikers en ongezonde vetten bevat, heeft een negatieve invloed op het microbioom. Het is verstandig om de inname van dit voedsel te beperken en vooral natuurlijk en onbewerkt voedsel te eten.
- **Lichamelijke activiteiten:** regelmatig bewegen heeft een positieve invloed op de samenstelling van het microbioom en bevordert de ontwikkeling van gunstige bacteriële stammen.
- **Stressreductie:** chronische stress kan een negatieve impact hebben op het microbioom van de darmen. Je kunt de schadelijke gevolgen van stress verlichten met ontspanningstechnieken zoals meditatie en ademhalingsoefeningen en door voldoende te slapen.

DE DARM-BREINAS EN GEESTELIJKE GEZONDHEID: EEN GEÏNTEGREERDE AANPAK

De term darm-breinas, een onderwerp dat steeds meer de aandacht trekt in de neurobiologie en de gastro-enterologie, slaat op het communicatiekanaal tussen de darmen en het brein, dat in beide richtingen wordt gebruikt. Uitvoerig onderzoek heeft aan het licht gebracht dat onze darmen en ons brein weliswaar verschillende entiteiten zijn, maar dat ze een diepzinnige dialoog voeren die een significante impact heeft op fysiologische functies en gedragsprocessen.

De kern van deze as wordt gevormd door het enterische zenuwstelsel, dat vaak het 'tweede brein' wordt genoemd. Het enterische systeem, gevestigd in de darmen, is een enorm netwerk van meer dan honderd miljoen neuronen die de mobiliteit, afscheidingen en bloedstroom in de darmen reguleren. Maar het werkt niet geïsoleerd; het communiceert voortdurend met het centrale zenuwstelsel, een connectie die mogelijk wordt gemaakt door de nervus vagus, de zwervende zenuw.

De communicatie tussen darmen en brein speelt zich niet uitsluitend af op het neuronale niveau. Ook de darmbacteriën spelen een belangrijke rol. De microbiota van onze darmen, een complexe gemeenschap van biljoenen micro-organismen, produceert verschillende metabolieten, neurotransmitters en andere bioactieve samengestelde stoffen. Deze stoffen beïnvloeden de werking en het gedrag van het brein door de bloedbaan binnen te gaan of de interactie aan te gaan met cellen die hormonen en mediators van het immuunsysteem produceren.

Serotonine, een neurotransmitter die een cruciale rol speelt bij stemmingsregulatie, is een goede illustratie van dit type interacties. Hoewel ze doorgaans wordt geassocieerd met het brein, wordt negentig procent van de serotonine aangemaakt in de darmen. Ze moduleert de beschikbaarheid van de neurotransmitter in het brein met de vagus nervus. We zien dus opnieuw een voorbeeld van het belang van darmgezondheid voor ons emotionele welzijn en onze cognitieve functies.

De darm-breinas en de (complexere) microbiota-darm-breinas spelen een centrale rol. De darmen en het brein overleggen veel met elkaar. Er is vooral veel communicatie vanuit de darmen naar het brein: berichten over het voedsel dat we binnenkrijgen en eventuele gevaren. De darmen huisvesten allerlei microben die voedsel afbreken dat onze lichamen niet kunnen afbreken, zoals plantaardige vezels en polyfenolen. Als deze microben hun werk doen, geven ze moleculen af die van invloed zijn op verschillende systemen in ons lichaam, waaronder het immuunsysteem, stressreacties en systemen van neurotransmitters. Onderzoek wijst uit dat darmbacteriën neurotransmitters kunnen produceren die van invloed zijn op onze stemmingen, ook al bereikt het merendeel ervan nooit het brein.[9, 10] Maar ze beïnvloeden wel de beschikbaarheid van cruciale neurotransmitters zoals serotonine. Interessant genoeg is het merendeel van de kennis waarover we inmiddels beschikken over de relaties tussen darmen en brein afkomstig van onderzoeken bij dieren. Maar er zijn ook aan onderzoek bij mensen ontleende data die erop wijzen dat aandoeningen zoals schizofrenie, bipolaire stoornis en depressie in verband kunnen worden gebracht met veranderingen in de microbiota van de darmen.[11] De relatie tussen dieet en geestelijke aandoeningen zoals angststoornissen en depressie is genuanceerd. Er is een duidelijke connectie tussen de kwaliteit van het dieet en depressie, maar de link met angststoornissen is ingewikkelder.[12] Een te grote nadruk op een streng dieet kan leiden tot orthorexia, een eetstoornis die wordt gekenmerkt door een ongezonde obsessie met gezonde voeding die kan bijdragen aan andere problemen met de geestelijke gezondheid.

De consensus rond dieetadviezen om de geestelijke gezondheid te ondersteunen is dat de nadruk moet liggen op voedsel dat een gezond en divers microbioom creëert. Je zult inmiddels wel begrijpen dat zo'n dieet veel plantaardig voedsel bevat en weinig ultrabewerkte troep, met een extraatje van gefermenteerd voedsel. Het advies is altijd om een balans te vinden. Gezond voedsel moet een hoge prioriteit krijgen, maar we mogen onszelf ook weleens verwennen en erkennen dat geen enkele voedselsoort helemaal taboe hoeft te zijn.

De darm-breinas speelt ook een belangrijke rol bij stressrespons.[13] Blootstelling aan stressoren kan de samenstelling van het microbioom veranderen, wat kan leiden tot een verschijnsel dat we dysbacteriose noemen. Deze aandoening kan stressresponsen uitvergroten, waardoor een vicieuze cirkel ontstaat waarin stress de darmen beïnvloedt en de veranderde darmen vervolgens het brein beïnvloeden. Deze interacties verhogen de kans op neurologische en psychiatrische aandoeningen, waaronder angststoornissen, depressie en mogelijk ook neurodegeneratieve ziekten.

De darm-breinas is het ultieme bewijs van de stelling dat alles in ons lichaam met elkaar samenhangt. Een goed begrip van de complexe dialoog geeft ons inzichten in de gezondheid van darmen en brein los van elkaar, maar brengt ook de mogelijke therapeutische interventies aan het licht waarvoor we de kracht van deze as kunnen gebruiken. Regulatie van het microbioom – door dieetinterventies, probiotica of andere middelen – geeft ons de kans om de werking van ons brein en welzijn positief te beïnvloeden.

De darm-breinas is met name onderzocht om de rol die hij speelt bij de regulatie van fysiologie en gedrag. De diepe connectie van de as met de geestelijke gezondheid is een significante ontdekking. Het werk van professor Felice Jacka, dat voortbouwt op de kennis van de interactie tussen darmen en brein, heeft ons veel wijzer gemaakt over de complexe relatie tussen dieet, darmgezondheid en geestelijk welzijn.[14]

Dieetpatronen bepalen grotendeels de samenstelling en diversiteit van de darmflora. Wat we eten, heeft directe implicaties voor de microbiële gemeenschappen in ons lichaam. Die microben produceren op hun beurt een breed scala aan metabolieten en neurotransmitters die langs de darmwand de bloedbaan betreden en uiteindelijk onze breinfuncties beïnvloeden. Jacka's onderzoek benadrukt dat een dieet dat rijk is aan bewerkt voedsel, suikers en ongezonde vetten de lichamelijke gezondheid schaadt en risico's van geestelijke stoornissen oplevert zoals depressie en angststoornissen.

Het westerse dieet, dat wordt gekenmerkt door veel suikers, ongezonde vetten en weinig vezels, wordt in verband gebracht met een afgenomen diversiteit van de darmflora. Die afgenomen diversiteit kan dysbacteriose veroorzaken, wat weer in verband wordt gebracht met toegenomen permeabiliteit van de darmwand. Deze aandoening geeft inflammatoire stoffen de kans om zich toegang te verschaffen tot de bloedbaan, wat mogelijkerwijs inflammatoire processen in het brein kan veroorzaken of verergeren. We weten dat chronische inflammatie van het brein bijdraagt aan verschillende geestelijke aandoeningen.

Daar staat tegenover dat diëten met een overvloed aan onbewerkt voedsel – met name groenten, fruit, volkorenproducten, magere eiwitten en gezonde vetten – een robuuste en diverse darmflora ondersteunen. Zulke diëten kweken gunstige bacteriën en dragen belangrijke voedingsmiddelen aan, die fungeren als het substraat voor de synthese van neurotransmitters als serotonine en dopamine. Onderzoek heeft de enorme impact aan het licht gebracht die het mediterrane dieet, dat zo rijk is aan groenten, fruit, zaden, peulvruchten en olijfolie, heeft op de gezondheid van onze darmen en ons geestelijk welzijn.

Daar komt bij dat vroege studies de indruk wekken dat een

verbetering van de kwaliteit van ons dieet depressiesymptomen kan verlichten. Deze bevindingen geven aan dat medicaties en therapieën een centrale rol blijven spelen bij de behandeling van geestelijke aandoeningen, maar dat ook interventies op het gebied van dieet en leefstijl een cruciale bijdrage kunnen leveren.

De darm-breinas werkt als een communicatiekanaal dat naar beide kanten openstaat. Het is voor een optimale werking afhankelijk van de door ons aangeleverde voeding. Een holistische benadering van de geestelijke gezondheid die het belang van dieet en darmflora erkent en integreert, effent het pad voor grootschalige welzijnsstrategieën. Het werk van professor Jacka benadrukt dat de bescherming van onze geestelijke gezondheid letterlijk moet beginnen in onze darmen.

IEDER LICHAAM MOET DIT WETEN

- Industrialisatie heeft niet alles beter gemaakt. Industrieel geproduceerd voedsel heeft een plaats in onze toekomst, mits goed gereguleerd.
- Het is economisch gezien verstandig om ziekten te voorkomen en in te grijpen op het niveau van de openbare gezondheidszorg.
- Darmflora is het opwindendste terrein van onderzoek naar voeding.
- Het mediterrane dieet is het best begrepen en gezondste voedingspatroon, dat we allemaal zouden moeten overnemen en beschikbaar maken met interventies op scholen en in ziekenhuizen.
- De darm-breinas is een deel van de oplossing van het toenemende probleem van geestelijke en hersenaandoeningen. Ons dieet is rechtstreeks van invloed op onze geestelijke gezondheid, en onze geestelijke gezondheid heeft invloed op ons algehele welzijn. Dat verklaart

waarom de darm-breinas zo'n belangrijk onderzoeksthema is geworden.

- Darmmicroben correleren met gezondheidsmarkers voor ernstige ziekten.
- Het microbioom ondersteunt de cruciale regulatie van immuunfuncties en de stofwisseling.
- Microben produceren cruciale metabolieten en vitaminen.
- Een divers microbioom wordt in verband gebracht met een gezond hart en flexibele aderen.

Je kunt gezonde darmen vergelijken met een goed onderhouden tuin: als je er niet naar omkijkt, kun je worden overwoekerd door onkruid in plaats van de bloemen van een goede gezondheid.

AFSLUITEND

Het is mijn missie om op bewijs gebaseerd, praktisch advies te geven dat als routekaart kan dienen voor mensen die hun gezondheid willen verbeteren met het beste instrument dat we daarvoor hebben: het voedsel dat we dagelijks eten. Er zijn geen prescriptieve diëten, specifieke boodschappenlijstjes, of plannen die je in zes weken kunt afwerken. Je begrijpt inmiddels wel waarom.

Elk nieuw venster dat zich voor ons opent, geeft ons de kans om onze gezondheid en die van onze dierbaren te verbeteren. Een beter begrip van de fundamentele rol die voeding speelt vanaf het moment dat we worden verwekt tot het moment van onze dood is een opwindende tool die ons de touwtjes in handen geeft. Zodra we begrijpen dat voedsel kan helpen ons een beter gevoel te geven, ons beter kan laten presteren en ons meer kan laten bereiken en genieten van het leven, verandert onze relatie met ons dieet. We zijn allen unieke individuen met specifieke behoeften die op unieke manieren reageren op voedsel, en we bevinden ons allen in onze eigen levensfase. Dat betekent dat er op het gebied van gezondheid en voeding geen standaardoplossingen zijn die voor iedereen passend zijn. Dit boek wil je helpen de coördinaten voor een gezond leven in kaart te brengen, de ingrediënten voor een leven met een rijke verscheidenheid aan voedselsoorten en voedingsstoffen, zodat iedereen een manier kan vinden die werkt voor hem of haar.

Ik ben ervan overtuigd dat een beter begrip van de principes van de medische wetenschap en de wonderbaarlijke fysiologische zaken die de moderne wetenschap aan het licht heeft gebracht iedereen kan helpen om adviezen te beoordelen en te handelen op een manier die goed voor ons zal uitpakken. Weten waar je op moet letten in een wetenschappelijk rapport of hoe je de waarde moet inschatten van wat je leest in andere media is een bruikbare tool die ieder individu helpt om keuzes te maken over welke adviezen ze moeten opvolgen. Er is ontzettend veel witte ruis en er wordt angst gezaaid. Meninkjes over voeding en gezondheid worden gepresenteerd als feiten. Het is belangrijk dat we bij alles wat we tegenkomen zelfstandig vraagtekens kunnen plaatsen en zelf conclusies kunnen trekken.

Ik hoop vooral dat dit boek mensen helpt om beter naar hun lichaam te luisteren. Ieder lichaam weet wat het nodig heeft om te floreren, maar daarvoor moeten we luisteren naar de signalen die het lichaam afgeeft. We zijn perfect gecreëerde meesters van homeostase. We moeten gewoon onze biologische constitutie de kans geven om haar werk te doen. Baby's, peuters en jonge kinderen zijn nog niet de connectie met hun lichaam verloren. Peuters maken er geen geheim van als ze honger hebben of als ze niet willen eten. Ze slapen als ze moe zijn en maken hun behoeften duidelijk (en soms iets te luidruchtig) kenbaar. Als volwassenen hebben we geleerd dat we ons bord leeg moeten eten, dat we altijd moeten ontbijten, dat we water moeten drinken als we trek hebben, dat we twintig minuten voordat we naar de sportschool gaan eiwitten moeten eten, dat we de dag moeten beginnen met citroenwater, dat we planten van de nachtschadefamilie moeten vermijden, dat we calorieën moeten tellen en dat we weinig en vaak moeten eten (maar niet mogen snacken!). Is het dan vreemd dat we niet meer vertrouwen op signalen uit onze onderbuik?

Een goed begrip van onze stofwisseling, de rol van onze darmflora, de interacties van onze hormonen en de invloed van onze voedselomgeving is fundamenteel. Het is behulpzaam om te weten welke impact ons dieet heeft op onze gezondheid en wat we kunnen doen om het risico dat we ziek worden en jong sterven in te dammen. We moeten beseffen dat alles draait om consistentie en niet om perfectie; naar perfectie streven gaat ten koste van je levensgeluk en spontaniteit. Niemand wil honderdtien jaar oud worden maar diepongelukkig zijn. En niemand wil naar perfectie streven, toch eerder dan verwacht gezondheidsproblemen krijgen en dan boos zijn omdat je jezelf nooit iets hebt gegund. Ik hoop dat je inmiddels begrijpt hoe belangrijk de gemeenschap, onze natuurlijke omgeving en onze sociale aard zijn voor onze gezondheid en ons geluk. Ik wens iedereen een leven toe vol heerlijke, gezonde maaltijden voor een heerlijk, gezond leven.

In het laatste deel van het boek vat ik de belangrijkste lessen uit elk hoofdstuk samen zodat je die later makkelijk kunt terugvinden.

VOORTPLANTING

Gezondheid bij de voortplanting heeft te maken met de eicel én de zaadcel en is een samensmelting van erfelijke factoren en omgevingsinvloeden in de periode van ongeveer negentig dagen van rijping. De toestand van het baarmoederslijmvlies, dat cruciaal is voor de innesteling van het embryo, is afhankelijk van stress, hormonen, voeding en lichamelijke activiteit. Succes bij de voortplanting draait niet om één enkele factor, maar om een combinatie van factoren. Hoe kunnen we ons potentieel om ons voort te planten optimaliseren, vooral nu veel mensen het ouderschap uitstellen tot later in hun leven?

Voortplanting is in feite de continuering van de genetische nalatenschap, met een bonus voor genetische combinaties die leiden tot veerkrachtigere nakomelingen. Onze reukzin is een intrigerend aspect van de partnerselectie. Feromonen, die een romantische allure zouden hebben, spelen een belangrijke rol bij de partnerselectie. We zijn niet zeker van de herkomst van feromonen, maar we nemen aan dat ze afkomstig zijn uit huidklieren, de adem en mogelijk lichaamsvocht. Recente theorieën stellen dat het microbioom van onze darmen en onze huid invloed heeft op de productie van feromonen. Feromonen hebben verschillende functies. Ze signaleren immuniteitscompatibiliteit – een cruciale factor voor vruchtbaarheid – en geven genetische en epigenetische informatie door. Je zou ze in dat opzicht kunnen vergelijken met een partituur met een unieke annotatie die het ritme en de cadans van een muziekstuk voorschrijft.

Het immuunsysteem en de darmflora hebben een symbiotische relatie. De darmflora helpt bij de modulatie van het immuunsysteem, en ook die intieme interactie is van invloed op onze lichaamsgeur. Je zou kunnen zeggen dat onze lichaamsgeur de directe reflectie is van de gezondheid van ons interne microbioom, vergelijkbaar met het versturen van een biologische statusupdate. Deze dynamische interactie wordt nog intrigerender als we kijken naar de impact van hormonen op het microbioom en vice versa. Een en ander toont aan dat al die systemen (het voortplantingssysteem, het immuunsysteem en de darmen) nauw met elkaar zijn verstrengeld.

Bij jongvolwassenen wordt de interactie nog versterkt door de samenwerking van hormonen, microben en genetica. Tussen de twintig en de vijfentwintig zijn we optimaal in staat om ons voort te planten. Tegen de dertig nemen de kansen op bevruchting af en dat wordt tegen de veertig nog erger. Elke menstruatiecyclus is goed voor slechts zes of zeven dagen van optimale vruchtbaarheid, dus de kans om zwanger te worden is vergelijkbaar met het winnen van de loterij.

Hoewel de genetische blauwdruk essentieel is, moeten we beseffen dat succes bij de voortplanting niet alleen te maken heeft met genetische compatibiliteit. Het is negentig dagen lang een intens proces van oerkiemcel tot aan de bevruchting, een proces dat exacte timing en ideale omstandigheden vereist.

Het proces van in-vitrofertilisatie (ivf) heeft het speelveld van vruchtbaarheid gedemocratiseerd, maar onderstreept ook het belang van de kwaliteit van zowel de eicel als de zaadcel. Die kan worden beïnvloed door leefstijl en dieet.

Er worden vaak aanpassingen van het dieet en de leefstijl geadviseerd om de vruchtbaarheid te verbeteren. Stoppen met roken, minder of geen alcohol drinken en een optimaal gewicht bereiken zijn essentieel. Ook voedingssupplementen als foliumzuur en ijzer kunnen de vruchtbaarheid ondersteunen, maar de klinische onderbouwing van bijvoorbeeld selenium en zink is twijfelachtig. Gebruik van supplementen tijdens de fasen van bevruchting en zwangerschap kan behulpzaam zijn, maar wordt niet vaak geadviseerd.

Een significant deel van de zwangerschappen in het VK is ongepland. Wat gebeurt er met vrouwen die omdat ze niet dachten zwanger te zijn, een paar keer uit de band zijn gesprongen? Het antwoord is geruststellend. Die paar vergissingen hebben meestal geen nadelige gevolgen als de vrouw er doorgaans een gezonde leefstijl op nahoudt. De holistische symfonie van de voortplanting wordt pas verstoord door de cumulatieve effecten van consistent slechte invloeden.

De complexiteit van de menselijke voortplanting is ronduit wonderbaarlijk. Met slechts één bruikbare eicel en ongeveer 200 miljoen zaadcellen in een optimale zaadlozing is de kans op een succesvolle bevruchting op de ideale dag – en bij ontvankelijk baarmoederslijmvlies – onmogelijk klein. De berekeningen van Binazir toonden aan hoe onwaarschijnlijk zo'n bevruchting is en lieten zien dat de kans dat een mens bestaat nagenoeg nul is als je alle factoren – van de kans dat onze ouders elkaar ontmoeten tot specifieke genetische combinaties – in aanmerking neemt.

De mannelijke vruchtbaarheid, die vaak over het hoofd wordt gezien, is cruciaal. Hoewel je mensen alleen hoort spreken over de biologische klok van vrouwen, neemt ook de vruchtbaarheid van een man wel degelijk af na zijn vijfendertigste. Vooral bij procedures zoals kunstmatige inseminatie is de leeftijd van de man een bepalende factor. De DOHaD-hypothese (Developmental Origins of Health and Disease) stelt dat foetale programmering een belangrijke voorspellende factor is voor de gezondheid van een volwassene. Een nieuw onderzoeksgebied binnen DOHaD kijkt naar programmering van de ouders, waarbij de gezondheid van de man – factoren als dieet, stress, BMI, leeftijd en blootstelling aan hormoonverstorende stoffen – wordt gezien als bepalend voor de kwaliteit van het sperma en de kans op bevruchting. Rudimentair plasma – meer dan zomaar een vervoermiddel voor sperma – bevat stoffen die de baarmoederomgeving en de genexpressie van de baarmoeder modificeren. Dit toont aan dat een goede gezondheid voorafgaand aan de conceptie belangrijk is voor beide partners.

Dit onderzoek weerspiegelt onvermijdelijk mijn eigen perspectief van iemand die al jong wist dat ze een gezin wilde stichten. Het is belangrijk om te onderkennen dat vruchtbaarheid, zeker als er gebruik wordt gemaakt van geassisteerde voortplantingstechnieken zoals ivf, sterk verschilt van persoon tot persoon, van land tot land en van techniek tot techniek. Sommige landen laten veel genetische screenings uitvoeren bij voortplantingsprocedures. In andere landen, zoals het VK, gebeurt dat veel minder vaak. Het moderne narratief, dat wordt versterkt door verhalen over beroemdheden die ver over de veertig kinderen baren, schetst een rooskleurig beeld van zwangerschap op hogere leeftijd. Er zijn zelfs bedrijven die het invriezen van eicellen aanbieden als onderdeel van de secundaire arbeidsvoorwaarden. Maar we moeten oog blijven houden voor de fysiologische, psychologische, emotionele en financiële gevolgen van vruchtbaarheidsbehandelingen en de objectieve slagingskans in verschillende levensfasen.

Als een zaadcel succesvol samengaat met een eicel, begint er een complexe dans van cellulaire ontwikkelingen. Voordat het embryo zich innestelt, bereidt de baarmoederwand zich voor op de voeding van de embryo door baarmoedermelk aan te maken. Dit voedende element is ook een signaal aan de baarmoeder dat ze ruimte moet maken voor een transformerend proces dat in het prille begin nog zeer kwetsbaar is. Zelfs tijdens de optimale ovulatieperiode is de kans dat een vruchtbaar stel tot bevruchting komt slechts een op vijf. Het eerste trimester wordt bovendien overschaduwd door het gevaar van een mogelijke miskraam. De data lijken uit te wijzen dat misschien wel een kwart van alle zwangerschappen in deze fase wordt beëindigd.

De rol van de vader wordt niet altijd op waarde geschat. De mannelijke vruchtbaarheid – met name de kwaliteit van het sperma – is bij de bevruchting van het grootste belang. Hoewel vaak de nadruk wordt gelegd op de tikkende biologische klok van de vrouw, kan er geen twijfel over bestaan: bevruchting is een gedeelde verantwoordelijkheid.

De eerste weken van de ontwikkeling zijn sterk afhankelijk van de voedingsstoffen die het embryo erft van de zaadcel en de eicel. Als het embryo de transitie maakt en een foetus wordt, verschuift de verantwoordelijkheid voor de voeding. Rond het begin van het derde trimester begint de foetus zijn omgeving levendiger te ervaren, van veranderingen in het licht tot de smaken van het voedsel dat de moeder eet. Deze smaken, die het embryo binnenkrijgt via het vruchtwater, kunnen al bepalend zijn voor wat het kindje later lekker vindt.

De eerste weken zijn vaak loodzwaar voor de moeder. Acht van de tien vrouwen hebben in het eerste trimester last van misselijkheid. Het is geen sinecure om onder zulke omstandigheden een evenwichtig dieet aan te houden. Maar ik kan het belang van goede voeding niet voldoende benadrukken. Het dieet van de moeder ondersteunt niet alleen haar eigen welzijn, maar beïnvloedt ook rechtstreeks de ontwikkeling van de baby. Daar komt bij dat het lichaam van de moeder naarmate de zwangerschap vordert grote veranderingen ondergaat als voorbereiding op de geboorte. Het microbioom van de moeder – de verzameling micro-organismen in haar lichaam – maakt ingrijpende veranderingen door voorafgaand aan de geboorte. Deze micro-organismen spelen een cruciale rol bij de kolonisatie van de darmen van de baby en leggen het fundament voor het immuunsysteem van het kindje.

Borstvoeding heeft voor moeders en kinderen onvergelijkbare voordelen. Borstvoeding helpt moeders om na de bevalling te herstellen, verkleint het risico op bepaalde vormen van kanker en versterkt de botten. Voor baby's is moedermelk een complexe, zich voortdurend aanpassende cocktail van essentiële voedingsstoffen, levende microben en eiwitten die de immuniteit versterken. Elke voeding is uniek en is op basis van factoren als de tijd van de dag en het seizoen aangepast aan de behoeften van de baby.

Helaas zijn de bevalling en borstvoeding niet gevrijwaard van door de samenleving opgelegde druk en uitdagingen. Jonge moeders hebben te maken met een stortvloed aan informatie en keuzes, van de constante druk van de markt om te kiezen voor flesvoeding tot de verwachtingen van de samenleving. Hoewel er zeker plaats is voor andere opties (flesvoeding) moeten we moeders voldoende informeren over de unieke voordelen van borstvoeding.

Het is voor ouders waar ook ter wereld een onvergetelijk moment als ze hun kinderen dat eerste hapje geven. Ze doorlopen het hele scala van emoties, van vrolijke opwinding tot gespannen afwachting. Maar dit overgangsritueel, onmiskenbaar gelukzalig, wordt deels overschaduwd door angsten voor onder meer verstikking en problemen met troep, verspilling en de aanschaf van alle voor de voeding benodigde spullen.

In mijn werk met moeders en mijn workshops over voeding zie ik vaak dat moeders bang zijn voor de mogelijke complicaties van deze cruciale ontwikkelingsfase. Ik stel een simpele aanpak voor: een staafmixer, een paar zachte lepels, een paar slabbetjes. De enige onmisbare investering is een aanpasbare kinderstoel. Die stoelen kunnen moeiteloos worden gebruikt in combinatie met de eettafel en geven de kleine de autonomie om deel te nemen aan de gezinsmaaltijden.

Een groot probleem bij de voeding van baby's in de moderne westerse samenleving is dat het kind vaak wordt weggehouden van de gedeelde eetervaring. De moderne trend van alleen eten in stoelen met losse dienbladen gaat ten koste van de connectie van het kind met de gezamenlijke maaltijd. Het belang van het goede voorbeeld geven en kinderen leren hoe ze moeten eten wordt onderschat. In vermakelijke maar veelzeggende filmpjes op sociale media zien we kinderen die gespannen en vaak vergeefs wachten op dat hapje van hun verzorgers. Zulke momenten zeggen iets over het aangeboren gedrag van kinderen: ze leren door te observeren en te imiteren.

Door kinderen niet af te zonderen met plastic slabbetjes en eenzame maaltijden, maar hen onder te dompelen in de collectieve maaltijdervaring, laten we hen kennismaken met een wereld van zintuiglijke waarnemingen. Als we hun de kans geven om voedsel te betasten, te proeven en er speels in te knijpen, kweken we een tactiel begrip van wat ze eten. Het observeren van hun verzorgers en broers en zussen helpt hen het onderscheid te maken tussen voedsel dat ze lekker vinden en voedsel waarmee ze voorzichtig willen zijn. Het moderne traject, waarbij ze van flesvoeding direct overstappen op knijpzakjes met gehomogeniseerd voedsel, ontzegt kinderen de kennismaking met verschillende smaken en texturen.

Voor alle duidelijkheid: ik ben niet mordicus tegen knijpzakjes, die goed kunnen uitkomen als je op pad bent. Wel maak ik me op grond van klinische observaties en harde data zorgen over de nodeloos grote rol die ultrabewerkt voedsel speelt in het dieet van veel kinderen. Britse kinderen halen verontrustend genoeg twee derde van hun dagelijkse energie-inname uit dat spul, meer dan kinderen in de VS, Australië of waar dan ook. Ik adviseer ouders om proactief te zijn, hun kinderen te laten kennismaken met overheerlijk natuurlijk voedsel en hen te laten genieten van de textuur van vers fruit, het proces van een ei pellen of de unieke smaak van een uit de hand gegeten maiskolf.

De veiligheid moet altijd vooropstaan. Het is van levensbelang dat je het onderscheid kunt maken tussen kokhalzen en stikken, dat je de gevaren van voedsel begrijpt en riskante producten zoals chips en olijven vermijdt. Je waarborgt de veiligheid van het kind ook door een hoge standaard van hygiëne aan te houden en voedsel goed te wassen en te bereiden. Wees voorzichtig, maar houd ook het grotere doel voor ogen: dat je kind een boeiend en rijkgeschakeerd voedselavontuur beleeft.

We moeten het ook even over allergenen hebben. In de jaren negentig gegeven adviezen over allergeen voedsel veroorzaakten onbedoeld meer allergieën. Nieuwe wetenschappelijke inzichten hebben ons veel geleerd over de rol van het microbioom van kinderen bij de vorming van hun immuunresponsen. Vandaar dat we inmiddels denken dat het goed is om de belangrijkste allergenen al jong te introduceren, tenzij de moeder zelf allergisch is. Deze proactieve stap kan het risico op allergieën significant verlagen. Maar bedenk als ouders hun kindjes laten kennismaken met allerlei smaken, van broccoli tot tofu, dat dit nog maar het heerlijke begin is. De peuterjaren zijn in aantocht, en die gaan gepaard met nieuwe problemen en pleziertjes.

KINDERTIJD EN PUBERTEIT

De vroege jaren van de menselijke ontwikkeling worden gekenmerkt door een snelle groei die vooral in de twee eerste jaren goed zichtbaar is. Kinderen hebben in deze fase altijd honger.

Voedsel is de hoeksteen van hun leven. De fundamentele kaders van ons fysieke en cognitieve wezen worden gevormd. Na deze periode vlakt de groei af en wordt met name op het gebied van het bewegingsapparaat en de voortplantingsorganen een plateau bereikt. Het brein van een kind van drie is al voor tachtig procent volgroeid. De primaire structuur van het orgaan ligt dus al op jonge leeftijd vast. Rond het tiende levensjaar verandert het brein nog wel, maar deze fase draait minder om groei dan om de verfijning en versterking van synaptische banen. Dit proces kennen we als 'synaptische pruning'. De volgende significante piek in de ontwikkeling van het bewegingsapparaat en de voortplantingsorganen doet zich voor tussen het twaalfde en het veertiende levensjaar, als de puberteit begint.

Het vaak onderbelichte lymfevatenstelsel is onmisbaar voor onze gezondheid. Dit systeem, dat bestaat uit vaten, banen en klieren, speelt een sleutelrol bij de bescherming van de integriteit van weefsel en is de eerste verdedigingslinie van ons systeem van verkregen resistentie. In tegenstelling tot het aangeboren immuunsysteem, dat waarschuwt voor generieke gevaren zoals inflammatie, genereert onze verkregen resistentie, die zich in de loop van de tijd ontwikkelt door infecties en vaccinaties, efficiënte responsen op maat tegen specifieke ziektekiemen.

De evolutie van lymfoïde organen is een wonder op zich. Voorafgaand aan de geboorte initiëren cellenclusters in de darmen de vorming van lymfeweefsel. Deze connectie tussen de darmen en ons immuunsysteem versterkt de bepalende rol die onze darmen spelen voor onze immuniteit. Dat blijkt ook uit het feit dat secundaire lymfoïde organen, zoals de amandelen en de neusamandelen, zich pas na de geboorte ontwikkelen en bijdragen aan het zichtbare groeitraject van de babytijd tot aan de puberteit.

Het enterische zenuwstelsel, vaak het 'tweede brein' genoemd, is een enorme verzameling zenuwcellen in de wand van ons maag-darmstelsel. Het functioneert los van het centrale zenuwstelsel en communiceert voortdurend met het immuunsysteem. Deze dialoog tussen de immuniteit van ons lichaam en de inname van voedingsstoffen sluit naadloos aan op het slaap-waakritme en wekt de indruk van een zorgvuldig georkestreerde dans van timing en activatie. Het bereidt het lichaam voor op de strijd met externe ziektekiemen en wapent het om de aanmaak van potentieel schadelijke cellen van binnenuit tegen te gaan.

Het lymfeweefsel speelt ook een centrale rol bij de werking van ons immuunsysteem. De ontwikkeling van dit weefsel, die al vroeg in ons leven begint, legt het fundament waarop immuuncellen de kans krijgen om strategieën uit te stippelen, het lichaam te zuiveren van rebelse cellen en interne gevaren te detecteren. Bij opgroeiende kinderen stuurt de blootstelling aan allerlei externe elementen – van natuurlijke omgevingen of infecties – de groei van het lymfeweefsel aan, vooral in hun schoolgaande jaren. Deze frequente interactie met allerlei ziektekiemen verfijnt en versterkt het lymfeweefsel, dat je zou kunnen zien als een verzameling op maat gemaakte trainingsvelden waarop rekruten worden klaargestoomd die altijd zijn voorbereid op de volgende uitdaging. Het is een reis van groei en aanpassing, van de snelle lichamelijke verruimingen van de babytijd tot de complexe ontwikkelingen van het immuunsysteem in de schooljaren.

Groei en ontwikkeling gaan gepaard met talloze fysiologische en externe factoren, zeker tijdens de puberteit. De overgangsfase begint bij meisjes doorgaans als ze ongeveer elf zijn. Jongens beginnen rond hun dertiende aan dit avontuur. De transitie wordt in gang gezet door adrenarche, de activatie van de bijnieren. Dat ontketent een wervelwind van veranderingen, van het eerste schaamhaar en een toenemend libido tot een verheviging van lichaamsgeur, die zich voordoen omdat de bijnieren zijn begonnen met de aanmaak van androgenen en andere geslachtshormonen. De door hormonen opgestookte woestheid piekt rond het twintigste levensjaar en neemt daarna af.

Hormonen fungeren als de onzichtbare regisseurs van onze lichaamsfuncties. Hormonen als het groeihormoon ontstaan in de hypofyse, terwijl insuline wordt aangemaakt in de alvleesklier. Schildklierhormonen worden afgescheiden door de schildklier, glucocorticoïden zijn een product van de bijnieren. Ook prolactine, dat ook uit de hypofyse komt, en geslachtshormonen (die bij vrouwen in de eierstokken worden geproduceerd en bij mannen in de teelballen) dragen bij aan de symfonie van groei. Als collectief geven deze hormonen signalen af aan weefsel door het hele lichaam heen om te helpen met groei, differentiatie en andere functies. Dat hele samenspel culmineert rond het achttiende levensjaar in een volwassen lichaam.

Hormoontherapie wordt tegenwoordig gebruikt als remedie, maar altijd onder toezicht van een gespecialiseerde kinderarts. Een voedzaam dieet is uiteraard een onmisbare voorwaarde voor adequate hormoonproductie. Het aloude 'je bent wat je eet' is gewoon waar, vooral tijdens deze fase van snelle lichamelijke transformatie.

Een van de meest cruciale fases van deze transitie is de synaptische pruning die zich afspeelt rond het tiende levensjaar. We zien in deze fase enorme veranderingen in de structuur en de werking van het brein die zich vaak voltrekken in de schaduw van academische en sociale verwachtingen. De puberteit is paradoxaal genoeg de periode waarin onze samenleving tieners belast met de zwaarste studiedruk. Ze moeten zich in deze periode een enorme hoeveelheid kennis toe-eigenen om hun examens te halen. Die verplichtingen vallen samen met de belangrijke fase waarin hun brein overbodige neurale banen verwijdert. Het is ook nog eens een periode vol groepsdruk, hoge stress, hormonale activiteit en in veel gevallen slechte dieetgewoonten.

Tieners krijgen maar al te vaak het gevoel dat ze niet worden gezien of verkeerd worden begrepen. Net als ouderen worden ze vaak gezien als ballast, moeilijk in de omgang, en dan worden ze aan hun lot overgelaten. Vroeger zochten verveelde tieners buiten de deur naar opwinding en vermaak. In het huidige digitale tijdperk worden ze aangetrokken door sociale media, online gokken en de virtuele wereld. Dat is zorgwekkend, want steeds meer studies wijzen uit dat al die schermtijd weliswaar zorgt voor onmiddellijke behoeftebevrediging maar hun oordeel aantast over blootstelling aan bepaalde vormen van riskant gedrag.

Daar komt bij dat ze online een eindeloze stroom advertenties voor junkfood, suikerhoudende drankjes en ultrabewerkt voedsel langs zien komen. De onderbewuste invloed van al die advertenties mag niet worden onderschat, want we zien dat veel tieners dankzij dat bombardement ongezonde keuzes maken.

Het hedendaagse voedsellandschap is voor tieners verre van ideaal, zeker als je bedenkt dat ze zich bevinden in een kritieke fase van de ontwikkeling van hun brein. Het is cruciaal dat stakeholders, van overheden tot het bedrijfsleven, het probleem onderkennen en er iets aan doen. Initiatieven zoals Bite Back 2030, dat is opgericht en wordt gerund door jongeren, zetten zich in voor een ruimere beschikbaarheid van gezond voedsel.

Sommige landen zetten al stappen in de juiste richting. Landen als Denemarken, Finland, IJsland, Noorwegen en Zweden hebben wetgeving ingevoerd die beperkingen oplegt aan op kinderen gerichte advertenties voor junkfood. Frankrijk moedigt ouders aan om de consumptie van ultrabewerkt voedsel door hun kinderen te beperken, en in Italië wordt al weinig ultrabewerkt voedsel gegeten.

Meisjes krijgen in de puberteit te maken met unieke problemen. Ze doorlopen een maandelijkse fysiologische cyclus van creatie die ertoe leidt dat het lichaam zich moet ontdoen van een deel van de voering van de baarmoederwand. Dat maakt de regelmatige inname van essentiële voedingsstoffen noodzakelijk. IJzer komt op de eerste plaats, vooral omdat aandoeningen als ijzergebrek en bloedarmoede wereldwijd zo vaak voorkomen. Zware menstruele bloedingen en de wissel die ze trekken op het fysieke en cognitieve welzijn van meisjes maken het extra wenselijk om deze gebreken aan te pakken.

Met alleen supplementen komen we er niet. Een evenwichtig dieet, rijk aan ijzer, is de beste, duurzaamste aanpak. Als voedselschaarste geen rol speelt, moet de nadruk liggen op de kwaliteit van het voedsel, niet op de kwantiteit.

Samenvattend: het is pure noodzaak dat we onze kinderen gezonder voeden. Hun groeiperiode is meer dan alleen lichamelijke expansie; het is een transformerende fase die hun ziel vormt en de fundering legt voor hun toekomst. Ook andere factoren dragen bij aan hun welzijn, maar het mooie van voedsel is dat we er zelf de controle over hebben. We moeten de huidige dieettrends onder jongeren eens goed tegen het licht houden, want die hebben enorme implicaties voor hun geestelijke en lichamelijke welzijn.

VOLWASSENHEID EN MIDDELBARE LEEFTIJD

Mensen spreken vaak vol verbazing over alle aandacht die in hun jeugd werd besteed aan de voorkoming van zwangerschap. Het traditionele narratief van ons onderwijs over seks en vruchtbaarheid is primair gericht op anticonceptie. Een meer genuanceerde aanpak zou ertoe kunnen leiden dat we jongeren vertellen over de grote kans op bevruchting als ze jong zijn en uitleg geven over de rol van de menstruatiecyclus bij vruchtbaarheid. Hoewel deze informatie bij uitstek belangrijk is voor heteroseksuele en cisgender mensen, moet eigenlijk iedereen die overweegt in de toekomst een gezin te stichten deze dingen weten.

De DOHaD-theorie onderzoekt de invloed van foetaal programmeren op de gezondheid van mensen op de lange termijn. De eerste duizend dagen van een leven, het zogeheten gouden venster, zijn cruciaal voor de vorming van iemands gezondheidstraject. Naarmate we meer te weten komen, zien we dat programmering van de vader een significante factor blijkt te zijn, die intrigerende inzichten biedt. De gezondheid van de vader, met inbegrip van bijvoorbeeld rookgewoonten, BMI, dieetkeuzes, stressniveau, leeftijd en blootstelling aan hormoonverstorende stoffen, heeft een rechtstreekse invloed op de gezondheid van sperma en rudimentair plasma. Deze factoren beïnvloeden niet alleen de vruchtbaarheid, maar hebben ook hun uitwerking op de gezondheid van de placenta, potentiële neurocognitieve veranderingen en het risico op ziekten. Het sperma verplaatst niet alleen maar de zaadcellen; het moduleert de omgeving van de baarmoeder en de genexpressie. Het belang van de gezondheid van de vader voor de bevruchting mag dus niet worden onderschat.

Het bevruchtingsavontuur is gecompliceerd en heel persoonlijk omdat het wordt gekleurd door ieders unieke ervaringen en perspectieven. Ook alle aspecten van geassisteerde bevruchtingstechnieken zoals ivf zijn eindeloos gevarieerd: de patiëntenzorg, de behandeling van eicellen en embryo's, de kostenstructuur, slagingskansen, de nazorg. De beschikbaarheid en slagingspercentages van deze therapieën lopen in verschillende landen sterk uiteen. Zo wordt in het VK veel minder vaak gebruikgemaakt van genetische screenings dan in de VS. Populaire verhalen over bekende actrices en zangeressen willen nog weleens zorgen voor een verwrongen kijk op de werkelijkheid; veel mensen onderschatten daardoor de complicaties van zwangerschappen boven de veertig.

Van mensen in de leeftijdscategorie 25-35 wordt aangenomen dat ze op de piek van hun lichamelijke vermogens zitten. Deze fase wordt gekenmerkt door veerkracht, fysieke kracht, vruchtbaarheid en andere lichamelijke eigenschappen. De grafieken voor geluk pieken vaak pas later, maar dit decennium is bij uitstek geschikt om een stevig fundament te leggen voor latere jaren. De nadruk moet in deze periode liggen op preventieve geneeskunde en de verwerving van gezonde gewoonten. We zien dat de jongere generaties minder roken en minder alcohol drinken en meer aan fitness en krachttraining doen. Je gebruikt de mogelijkheden van deze levensfase optimaal als je de holistische gezondheid op de eerste plaats zet en veel verscheidenheid aanbrengt in je voedselpatroon.

Veerkracht in deze fase kan soms uitmonden in gemakzucht op het gebied van zelfzorg. De hinderlagen van het moderne leven, zoals excessieve alcoholconsumptie, een chaotisch slaappatroon en een ongezond dieet, kunnen gevolgen hebben op de lange termijn. Terugkijkend op mijn eigen ervaringen zie ik dat de energie van de jeugd ertoe kan leiden dat je het belang van een evenwichtige leefstijl onderschat. Maar het is essentieel om je hele leven lang aan je fitheid te werken en een goed gezondheidsprofiel te onderhouden. In plannen voor de toekomst moet een hoofdrol zijn weggelegd voor vitaliteit, mobiliteit en zelfstandigheid.

We krijgen steeds meer oog voor de afnemende kloof tussen postnataal herstel en het begin van de perimenopauze. Veel vrouwen hebben jaren na de bevalling nog aanhoudende postnatale klachten. Deze twee fasen lijken steeds meer samen te smelten. Dat heeft onder meer te maken met demografische verschuivingen en het feit dat we steeds later in ons leven gezinnen stichten.

Ook de nadering van de middelbare leeftijd gaat gepaard met specifieke uitdagingen en kansen. Carrièrepaden, de familiedynamiek en zelfperceptie zijn in deze periode aan veranderingen onderhevig. Een groots opgezette studie toonde aan dat jongere leeftijdsgroepen het goed doen, maar dat aan leeftijd gerelateerde ziekten steeds vaker voorkomen. De aan leeftijd gerelateerde aandoeningen als dyslipidemie en hoge bloeddruk komen verontrustend vaak voor en vragen om preventieve maatregelen. Bij vrouwen begint in deze periode ook de menopauze, met alle bijbehorende symptomen en complicaties. Het is belangrijk dat we ons goed voorbereiden op deze veranderingen en zelfs al verder kijken in de richting van een holistische benadering van de postmenopauzale gezondheid. We moeten vrouwen in hun kracht zetten met de kennis en middelen die ze nodig hebben om met veranderingen om te gaan.

HET SCHEMERGEBIED

Mensen ervaren tussen de vijftig en de zeventig een kantelmoment in hun gezondheid. Juist in deze decennia beginnen de geaccumuleerde effecten van de leefstijlkeuzes die ze in hun leven hebben gemaakt zich te manifesteren, wat gevolgen heeft voor hun toekomstige gezondheid en de waarschijnlijkheid dat ze oud zullen worden. Verontrustend genoeg heeft tachtig procent van de vijfenzestigjarigen te maken met minimaal één chronische ziekte. Hartziekten en kanker zijn in deze leeftijdscategorie de meest voorkomende doodsoorzaken. Veel wetenschappers en instellingen duiken diep in deze materie om te ontdekken wat de beste aanpak is om de levenskwaliteit in deze fase te verhogen en langer te leven.

Klinisch onderzoek naar de mogelijke voordelen van populaire dieetsupplementen zoals vitamine D3 en omega 3 uit visolie bevestigen dat het algehele dieetpatroon belangrijker is dan individuele voedingsstoffen. De VITAL-studie, waarvoor gebruik werd gemaakt van de data van 25 871 personen van boven de vijftig die aan het begin van het onderzoek geen van allen hartziekten of kanker hadden, wilde uitzoeken of deze supplementen het risico op die ziekten zouden verminderen. De uitkomsten waren niet bepaald revolutionair. Hoewel Afrikaans-Amerikaanse mannen met een tekort aan vitamine D en een dieet met weinig vette vis (bij deze groep leidde vitamine D tot een mogelijk hogere overlevingskans bij kanker, terwijl omega 3 een afgenomen risico op hartaanvallen aanduidde) er wel wat beter van werden, toonde de studie vooral aan dat supplementen geen tovermiddeltjes zijn die voor iedereen werken. Dit benadrukt hoe belangrijk het is om altijd op bewijs gebaseerde manieren te vinden om ziekten te bestrijden; met alleen supplementen komen we er niet.

We stuiten op een verontrustend feit als we wat beter kijken naar de wereldwijde sterfelijkheidspatronen: veel van de belangrijkste risicofactoren zijn rechtstreeks gecorreleerd met dieetgewoonten. Een verhoogde systolische bloeddruk, een hoge bloedsuikerspiegel en BMI zijn verdachte symptomen die – zeker accumulatief – een gigantisch risico op hart- en vaatziekten veroorzaken. Afgezien van roken hebben alle risicofactoren met het dieet te maken. Deze ontdekking heeft een enorme invloed op medisch onderwijs en onderstreept het cruciale belang van voeding voor de gezondheid. Het is onontkoombaar dat zorgverleners en medisch personeel het een en ander moeten weten over voeding, want ze kunnen met die kennis talloos veel levens redden.

DE GEZONDHEID VAN MANNEN

Voeding speelt een sleutelrol bij de mannelijke gezondheid en heeft invloed op allerlei factoren, van het dagelijkse energiepeil tot ziektepreventie op de lange termijn. We raken collectief steeds meer geobsedeerd door specifieke voedingsstoffen en supplementen, maar de echte sleutel tot een betere gezondheid schuilt in de complexiteit en diversiteit van onze voeding. Dat betekent voor mannen dat ze moeten focussen op een verscheidenheid aan voedsel met een breed scala aan voedingsstoffen. Dat is veel beter dan een obsessie met specifieke vitaminen en mineralen.

Een evenwichtig dieet, rijk aan fruit, groenten, volkorenproducten en magere eiwitten, houdt de spiermassa op peil, ondersteunt de gezondheid van het hart en verkleint het risico op chronische ziekten zoals diabetes type 2 en bepaalde vormen van kanker die veel voorkomen bij mannen.

Het moderne dieet met veel ultrabewerkt voedsel is een ernstige bedreiging voor de mannelijke gezondheid en draagt bij aan de toename van het aantal gevallen van obesitas en stofwisselingsziekten. We kunnen dat type voedsel beter laten staan en ons richten op onbewerkte of minimaal bewerkte opties die beter zijn voor de individuele gezondheid en het klimaat. De voedingsbehoeften van mannen veranderen in de loop van hun leven; factoren als het microbioom en individuele reacties op verschillende macrovoedingsstoffen gaan een steeds belangrijkere rol spelen. Sommige mannen kunnen koolhydraten makkelijker verwerken dan vetten. Die onderlinge verschillen kunnen worden gebruikt om gepersonaliseerde, effectievere diëten samen te stellen.

Omdat mannen gemiddeld iets jonger sterven, is het belangrijk om de mogelijkheden van voedsel als preventief medicijn optimaal te benutten. Een dieet dat perfect aansluit bij je unieke fysiologie kan tot wel de helft van de lasten van vaak voorkomende aandoeningen als hartproblemen en artritis voorkomen of vertragen. Dat is met name relevant voor mannen, die een grotere kans hebben om bepaalde aandoeningen te krijgen.

Door de kracht van voedsel te begrijpen en voor zich te laten werken kunnen mannen hun gezondheidsuitkomsten en kwaliteit van leven significant verbeteren en langer leven. De sleutel is dat je de complexiteit van voeding moet omarmen en geïnformeerde voedingskeuzes moet maken die individuele gezondheidsbehoeften en -doelen ondersteunen.

- Voeding is cruciaal voor de gezondheid van mannen. Een evenwichtig dieet ondersteunt spiermassa en een gezond hart, en verkleint het risico op chronische ziekten.

- Overstappen van ultrabewerkt voedsel naar minimaal bewerkt voedsel is voor mannen van groot belang om obesitas en stofwisselingsziekten te vermijden.
- Voedsel kan dienen als preventieve medicatie. Een goed begrip van persoonlijke voedingsbehoeften kan allerlei veelvoorkomende ziekten voorkomen of vertragen, de mannelijke gezondheid versterken en levens verlengen.

GEZOND OUDER WORDEN

Ouder worden is een onontkoombaar natuurlijk proces dat iedereen ervaart. Toch kunnen de effecten van persoon tot persoon sterk verschillen. De verschillen worden gevormd door talloze aspecten, zoals onze genetische constitutie, omgevingsfactoren en leefstijlkeuzes. Als we aandachtig kijken naar de complexiteit van het proces van ouder worden, zien we dat verschillende elementen een belangrijke bijdrage leveren aan onze kwaliteit van leven als de jaren verstrijken.

Fysieke activiteit is een significante factor. Er wordt vaak gedacht dat vooral geestelijke activiteiten onze cognitieve functies aanscherpen. Maar ook lichamelijke inspanningen – zelfs heel simpele, zoals lopen – kunnen enorm bevorderlijk zijn voor onze cognitieve gezondheid. Door fysiek bezig te blijven en ernaar te streven onze bewegingspatronen dagelijks te versterken kunnen we betere gezondheidsuitkomsten genereren voor onze oude dag.

Ook ons dieet heeft invloed op onze cognitieve functies. Overstappen op een dieet dat rijk is aan fruit, groenten en plantaardige eiwitten kan ons cognitief sterker maken en vermindert de risico's die worden geassocieerd met dementie. Een bewuste overstap van een dieet met veel rood vlees en bewerkt voedsel naar maaltijden waarin plantaardig voedsel centraal staat, effent het pad naar een betere cognitieve gezondheid.

Gezonde zintuigen zijn onmisbaar voor de manier waarop

we de wereld ervaren als we ouder zijn. Door ervoor te zorgen dat onze zintuiglijke systemen, en dan met name ons zicht en ons gehoor, optimaal functioneren, kunnen we beter in contact blijven met de wereld om ons heen. Dat voedt betere sociale contacten en houdt ook nog eens ons brein in topconditie.

Ik kan ook de waarde van goed slapen niet voldoende benadrukken. Slaap is fundamenteel voor ons welzijn. Goed slapen heeft een verjongende werking, verstrekkende gevolgen voor ons proces van veroudering en een positieve invloed op onze cognitieve functies. Het loont de moeite om erin te investeren.

Werk en stress zijn nauw met elkaar verbonden en hebben samen een genuanceerde relatie met ouder worden. Als het werk ons vervult met vreugde en het gevoel dat we iets nuttigs doen zonder dat het ons veel stress oplevert, kan het voordelig zijn voor de cognitieve gezondheid. Maar chronische stress, of die nu voortkomt uit werk of uit andere factoren, heeft schadelijke gevolgen voor de gezondheid. Het is belangrijk om de zich opstapelende effecten van stress nauwlettend in het oog te houden, want ze zetten mensen vaak aan tot ongezonde gewoonten zoals een slecht dieet, overmatig alcoholgebruik en roken.

Menselijke interactie en zintuiglijke input zijn verweven met de essentie van wie we zijn. Hoewel emotionele relaties en de warmte die we ontlenen aan sociale interacties van onschatbare waarde zijn, zorgt de cognitieve inspanning die we investeren in gesprekken, begrip en connecties smeden ervoor dat elke sociale interactie een mentale oefening is. Het onderhoud van de zintuiglijke gezondheid is dus een onmisbare voorwaarde voor hoogwaardige sociale contacten.

Tot slot wil ik nog een mythe over ouder worden doorprikken: dat ouder worden alleen een kwestie van aftakeling zou zijn. In feite bepalen omgevingsfactoren veel meer dan genetica hoe en in welk tempo we verouderen. Door mensen die waardig oud worden te observeren en van hen te leren kan iedereen gewoonten aanleren die hun proces van veroudering soepeler laten verlopen.

Ouder worden is een constant proces, maar de manier waarop we ouder worden, is sterk afhankelijk van de keuzes die we maken in de loop van ons leven. Veel lichamelijke activiteit, de keuze voor een gebalanceerd dieet, onderhoud van de zintuiglijke gezondheid, slaap een hoge prioriteit geven, effectief met stress omgaan en tijd maken voor sociale contacten zijn zaken die ons de kans geven om waardig en energiek oud te worden.

WAT JE OP JE BORD LEGT

Elke maaltijd geeft je de kans om je lichaam te voeden op basis van de principes die ik in dit boek toelicht. Wie zijn bord vol legt met een overvloed aan plantaardig voedsel – inclusief de heilige drie-eenheid peulvruchten, volkorenproducten en noten en zaden – is verzekerd van een heerlijke, voedzame maaltijd. Begin met de plantaardige component en voeg de rest eraan toe, of je nu thuis eet of in een restaurant.

Er is altijd ruimte voor een beetje vlees, zuivel, vis of eieren als je daarvan houdt, en ook voor koolhydraten zoals pasta, rijst of brood. Maar ze mogen nooit meer dan de helft van je bord innemen en ze zijn niet nodig bij elke maaltijd. Het gaat nu om jou en om wat je lichaam nodig heeft!

Gerechten die je hele bord vullen zoals risotto, lasagne en quiches zijn fantastisch en kunnen worden gemaakt op basis van dezelfde principes.

Afbeelding 22. Belangrijkste doodsoorzaken in landen met de hoogste inkomens

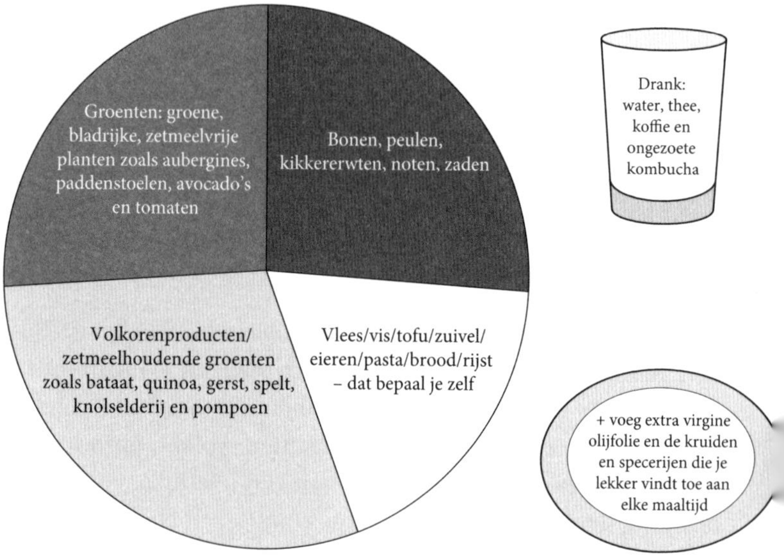

NOTEN

VOORWOORD

1. Parnham, J.C., Chang, K., Rauber, F. et al, 'The Ultra-processed food content of school meals and packed lunches in the United Kingdom', *Nutrients*, 20 juli 2022, 14 (14), 296.

INLEIDING

1. Soliman, G.A., 'Dietary cholesterol and the lack of evidence in cardiovascular disease', *Nutrients*, 16 juni 2018, 10 (6), 780.
2. Martinez-Lacoba, R., Pardo-Garcia, I., Amo-Saus, E. et al, 'Mediterranean diet and health outcomes: A systematic meta-review', *European Journal of Public Health*, oktober 2018, 28 (5), 955-961.

DEEL 1. HET GOUDEN VENSTER: DE EERSTE DUIZEND DAGEN EN ONS VROEGE LEVEN

1. 'Human Fertilisation and Embryology Authority, Fertility treatment in 2012: trends and figures.' Beschikbaar op: http://ifqtesting.blob.core.windows.net/umbraco-website/1143/fertilitytreatment2012trendsfigures.pdf [Geraadpleegd 14 dec 2023].
2. Reed, K.E., Carmago, J., Hamilton-Reeves, J. et al, 'Neither soy nor isoflavone intake affects male reproductive hormones: An expanded and updated meta-analysis of clinical studies', *Reproductive Toxicology*, 2021, 100, 60-70.
3. Hempstock, J., Cindrova-Davies, T., Jauniaux, E. et al, 'Endo metrial glands as a source of nutrients, growth factors and cytoklines during the first trimester of human pregnancy: A morphological and immunohistochemical study', BMC, *Reproductive Biology and Endocrinology*, 2004. Beschikbaar

op: rbej.biomedcentral.com/articles/10.1186/1477-7827-2-58.
4. Perry, A., Stephanou, A., Rayman, M.P., 'Dietary factors that affect the risk of pre-eclampsia', *BMJ Nutrition, Prevention & Health*, 2022, 5.
5. Diguisto, C. et al, 'Maternal mortality in eight European countries with enhanced surveillance systems: Descriptive population based study', *BMJ*, 2022. Beschikbaar op: www.bmj.com/content/379/bmj-2022-070621.
6. Neu, J., Rushing, J., 'Caesarean versus vaginal delivery: Long-term infant outcomes and the hygiene hypothesis', *Clinics in Perinatology*, juni 2011, 38 (2), 321-331.
7. Zhou, L., Qiu, W., Wang, J., 'Effects of vaginal microbiota transfer on the neurodevelopment and microbiome of caesarean-born infants: A blinded randomized controlled trial', *Cell Host & Microbe*, 2023, 31 (7), 1232-47.e5.
8. Future Market Insights (2023), 'Infant formula market is ready to rise at 8.5% CAGR due to adoption of baby milk escalates exponentially', Rapport van Future Market Insights Inc. Beschikbaar op: www.globenewswire.com/en/news-release/2023/02/27/2615654/0/en/Infant-Formula-Market-is Ready-to-Rise-at-8-5-CAGR-Due-to-Adoption-of-Baby Milk-Escalates-Exponentially-Report-by-Future-Market-Insights-Inc.html [Geraadpleegd 14 december 2023].
9. Neves, P.A.R., Vaz, J.S., Maia, F.S. et al, 'Rates and time trends in the consumption of breastmilk, formula and animal milk by children younger than 2 years from 2000 to 2019: Analysis of 113 countries', *The Lancet*, 2021. Beschikbaar op: www.thelancet.com/journals/lanchi/article/PIIS2352-4642(21)00163-2/fulltext.
10. World Health Organisation, 'Exclusive breastfeeding under 6 months: Data by country, 2022'. Beschikbaar op: apps.who.int/gho/data/view.main.NUT1730 [Geraadpleegd 14 december 2023].
11. Iacobucci, G., 'Ultraprocessed food: Report calls for

action to reduce levels in infant and baby food', *BMJ*, 2023, 381, 1318.

12. Scarpone, R., Kimkool, P., Ierodiakonou, D. et al, 'Timing of allergenic food introduction and risk of immunoglobulin e-mediated food allergy: A systematic review and meta-analysis', *JAMA Pediatrics*, 2023, 177 (5), 489-497.

13. Wallén, E., Auvinen, P., Kaminen-Ahola, N., 'The effects of early prenatal alcohol exposure on epigenome and embry onicdevelopment', *Genes*, 2021, 12 (7), 1095.

14. James, J.E., 'Maternal caffeine consumption and pregnancy outcomes: a narrative review with implications for advice to mothers and mothers-to-be', *BMJ Evidence-Based Medicine*, 2021, 26,114-115.

DEEL 2. DE ACHTBAANJAREN: PUBERTEIT EN ADOLESCENTIE

1. Greene, M.F., Samuel, L., '30 years ago, Romania deprived thousands of babies of human contact', *The Atlantic*, 2020. Beschikbaar op: www.theatlantic.com/magazine/archive/2020/07/can-an-unloved-child-learn-to-love/612253/ [Geraadpleegd 14 december 2023].

2. Pavert, S. van de, Mebius, R., 'New insights into the development of lymphoid tissues', *Nature Reviews Immunology*, 2010, 10, 664-674.

3. Klose, C.S.N., Artis, D., 'Innate lymphoid cells control signaling circuits to regulate tissue-specific immunity', *Cell Res.*, 2020, 30, 475-491. Beschikbaar op: doi.org/10.1038/s41422-020-0323-8.

4. World Bank, (n.d.) 'Prevalence of stunting, height for age (% of children under 5) – United Kingdom'. Beschikbaar op: data.worldbank.org/indicator/SH.STA.STNT.ZS?locations=GB&most_recent_value_desc=true [Geraadpleegd 14 december 2023].

5. North/South Ireland food consumption survey:

summary report, 2001. Beschikbaar op www.lenus.ie/handle/10147/265434.
6. Marciano, L., Camerini, A., Morese, R., 'The developing brain in the digital era: a scoping review of structural and functional correlates of screen time in adolescence', *Frontiers in Psychology*, 2021, 12,
7. Scamp: Study of cognition, adolescents and mobile phones, (n.d.).' Beschikbaar op: scampstudy.org/ [Geraadpleegd 14 december 2023].
8. Anastasiadis, X., Matsas, A., Panoskaltsis, T. et al, 'Impact of chemicals on the age of menarche: A literature review', *Children*, 2023, 10 (7), 1234.
9. Balaji, R., Subramanian, V. Meenakshi, Vijayakrishnan, G., Study on age of menarche between generations and the factors associated with it, *Clinical Epidemiology and Global Health*, 2021, 11, 100758
10. Schoenaker, D., Mishra, G., 'Association between age at menarche and gestational diabetes, mellitus: The Australian longitudinal study on women's health '*American Journal of Epidemiology*, 1 april. 2017, 185 (7), 554-561.
11. Choudhury, Nishat, 'Research finds that 97% of women in the UK have been sexually harassed', in *Open Access Government*, 2022. Beschikbaar op: www.openaccessgovernment.org/97-of-women-in-the-uk/105940/ [Geraadpleegd 14 december 2023].
12. Stevens, G.A. et al, 'National, regional, and global estimates of anaemia by severity in women and children for 2000-19: a pooled analysis of population-representative data', *Lancet Global Health*, 2022, 10, e627-e639.
13. World Health Organization, 'Anaemia in women and children', 2021. Beschikbaar op: www.who.int/data/gho/data/themes/topics/anaemia_in_women_and_children.
14. Munro, M.G., 'Heavy menstrual bleeding, iron deficiency, and iron deficiency anemia: Framing the issue', *International*

Journal of Gynecology and Obstetrics, 2023, 162 (2) 7-13.
15. Kessler, R.C., Berglund, P., Demler, O. et al, 'Lifetime prevalence and age-of-onset distributions of DSM-IV disorders in the national comorbidity survey replication', *Archives of General Psychiatry*, 2005, 62 (6), 593-602.

DEEL 3. DE CYCLI VAN HET LEVEN: VOLWASSENHEID

1. Royal College of Psychiatrists, 'Hospital admissions for eating disorders increased by 84% in the last five years', 2022. Beschikbaar op: www.rcpsych.ac.uk/news-and-features/latest-news/detail/2022/05/18/hospital-admissions-for-eating-disorders-increased-by-84-in-the-last-five-years [Geraadpleegd 15 december 2023].
2. Riaz, M.N., Asif, M., Ali, R., 'Stability of vitamins during extrusion', *Critical Reviews in Food Science and Nutrition*, april 2009, 49 (4), 361-368.
3. Via, M., 'The malnutrition of obesity: micronutrient deficiencies that promote diabetes'. *ISRN Endocrinology*, 2012, 2012, 103472.
4. Spector, D., 'The odds of you being alive are incredibly small', 2012. Beschikbaar op: www.businessinsider.com/infographic-the-odds-of-being-alive-2012-6?r=US&IR=T [Geraadpleegd 14 december 2023].
5. Harris, I.D., Fronczak, C., Roth, L. et al, 'Fertility and the aging male'. *Rev. Urol.*, 2011, 13 (4) e184-e190.
6. Watkins, A.J., Rubini, E., Hosier, E.D. et al, 'Paternal programming of offspring health', *Early Human Development*, 2020, 150, 105185.
7. United Nations Population Fund, 'Nearly half of all pregnancies are unintended – a global crisis, says new UNFPA report, 2022'. Beschikbaar op: www.unfpa.org/press/nearly-half-all-pregnancies-are-unintended-global-crisis-says-new-unfpa report [Geraadpleegd 15 december 2023].
8. Gov.uk., 'Health matters: reproductive health and

pregnancy planning', (n.d.). Beschikbaar op: www.gov.uk/government/publications/ health-matters-reproductive-health-and-pregnancy-planning/health-matters-reproductive-health-and-pregnancy-planning [Geraadpleegd 15 december 2023]
9. Office for National Statistics, 'Sexual offences victim characteristics, England and Wales: Year ending March 2022, 2023'. Beschikbaar op: www.ons.gov.uk/peoplepopulationandcommunity/crimeandjustice/articles/sexualoffencesvictimcharacteristicsenglandandwales/yearendingmarch2022#:~:text=In%20the%20year%20ending%20March%20 2022%2C%203.9%25%20of%20women%20andMarch%20 2020%20(Figure%202) [Geraadpleegd 15 december 2023].
10. Atella, V., Piano Mortari, A., Kopinska, J. et al, 'Trends in age-related disease burden and healthcare utilization', *Aging Cell.*, februari 2019 18 (1), e12861.
11. Appiah, D., Nwabuo, C.C., Ebong, I.A. et al, 'Trends in age at natural menopause and reproductive life span among US women', 1959-2018. *JAMA*, 2021, 325 (13), 1328-1330.
12. Choe, S.A., Sung, J., 'Trends of premature and early menopause: A comparative study of the US national health and nutrition examination survey and the Korea national health and nutrition examination survey', *Journal of Korean Medicine Science*, 13 april 2020, 35 (14), e97.

DEEL 4. VERMIJD HET SCHEMERGEBIED: WERKEN AAN JE LEVENSSPANNE

1. Ford, E.S., Bergmann, M.M., Kröger, J. et al, 'Healthy living is the best revenge: Findings from the European prospective investigation into cancer and nutrition-Potsdam study', *Arch. Internal Medicine*, 10 augustus 2009, 169 (15), 1355-1362.

2. *The Lancet*, Menopause [serie], in *Diabetes & Endocrinology*, 2022. Beschikbaar op: www.thelancet.com/series/menopause [Geraadpleegd 15 december 2023].
3. Bermingham, K. et al, 'Menopause is associated with post prandial metabolism, metabolic health and lifestyle: The ZOE PREDICT study', *eBioMedicine*, 2022, 85, 104303.
4. Menstrual Migraine Centre, 'Menstrual migraine: A national migraine centre factsheet', (n.d.). Beschikbaar op: www.national migrainecentre.org.uk/understanding-migraine/factsheets and-resources/menstrual-migraine/ [Geraadpleegd 14 december 2023].
5. Blell, M., 'Grandmother hypothesis, grandmother effect, and residence patterns. In Callan, H., (Ed.)', *The International Encyclopedia of Anthropology*, 2017, 1-5.
6. Tiplady, B., Amati, F., Dunn, C. et al, 'Alcohol and memory: A selective reminding word-number test administered on a mobile phone', *Journal of Psychopharmacology*, 2009, 63, A72.
7. Gould, D.C., Petty, R., Jacobs, H.S., 'The male menopause – does it exist? For and against', *BMJ*, 2000. Beschikbaar op: www.ncbi.nlm.nih.gov/pmc/articles/PMC1127205/#:~:text=281.
8. NHS, 'The male menopause', 2022. Beschikbaar op: www.nhs.uk/conditions/male-menopause/#:~:text=If%20the%20specialist%20confirms%20thisan%20injection%20or%20a%20gel [Geraadpleegd 14 december 2023].
9. Vallat, R., Berry, S.E., Tsereteli, N. et al, 'How people wake up is associated with previous night's sleep together with physical activity and food intake', *Nature Communications*, 2022, 13, 7116.
10. Furman, D., Campisi, J., Verdin, E. et al, 'Chronic inflammation in the etiology of disease across the life span', *Nature Medicine*, 2019, 25, 1822-1832.
11. Cooper, J., Pastorello, Y., Slevin, M.A., 'Meta-analysis

investigating the relationship between inflammation in autoimmune disease, elevated CRP, and the risk of dementia', *Front Immunol.*, 27 januari 2023, 14, 1087571.
12. Mazidi, M., Valdes, A.M., Ordovas, J.M. et al, 'Meal-induced inflammation: postprandial insights from the Personalised Responses to Dietary Composition Trial (PREDICT) study in 1000 participants', *American Journal of Clinical Nutrition*, september 2021;114(3):1028-1038.
13. Bermingham, K.M., May, A., Asnicar, F. et al, 'Snack quality and snack timing are associated with cardiometabolic blood markers: the ZOE PREDICT study', *European Journal of Nutrition*, 2023. Beschikbaar op: link.springer.com/article/10.1007/s00394-023-03241-6.
14. NHS Better Health, Self-help CBT techniques. Beschikbaar op: www.nhs.uk/every-mind-matters/mental-wellbeing-tips/self-help-cbt-techniques/.
15. Williams, M., Penman, D., *Mindfulness: A practical guide to finding peace in a frantic world*, Piatkus Books, 2011.
16. Derakhshandeh-Rishehri, S.-M., Kazemi, A., Shim, S.R. et al, 'Effect of olive oil phenols on oxidative stress biomarkers: A systematic review and dose-response meta-analysis of randomized clinical trials', *Food Science & Nutrition*, 2023. Beschikbaar op: www.ncbi.nlm.nih.gov/pmc/articles/PMC10171518/.
17. Valdes, A.M., Walter, J., Segal, E. et al, 'Role of the gut microbiota in nutrition and health', *BMJ*, 2018, 361, k2179.
18. Parker, A., Romano, S., Ansorge, R. et al, 'Fecal microbiota transfer between young and aged mice reverses hallmarks of the aging gut, eye, and brain', *Microbiome*, 2022, 10, 68.
19. Dongyue, L., Lanrong, C., Yanhong, G. et al, 'Fecal micro biota transplantation improves intestinal inflammation in mice with ulcerative colitis by modulating intestinal flora composition and down-regulating NF-kB signaling pathway', *Microbial Pathogenesis*, 2022, 173 (A), 105803, ISSN 0882-4010.

20. Bosco, N., Noti, M., 'The aging gut microbiome and its impact on host immunity', *Genes & Immunity*, 2021, 22, 289-303.
21. Dattani, S., Spooner, F., Ritchie, H. et al, Causes of Death, OurWorldInData.org, 2023. Gevonden op: ourworldindata.org/causes-of-death.
22. Manson, B., Welcome to the VITAL Study. Beschikbaar op: www.vitalstudy.org/index.html [Geraadpleegd 14 december 2023].
23. O'Connor, E.A., Evans, C.V., Ivlev, I. et al, 'Vitamin and mineral supplements for the primary prevention of cardio vascular disease and cancer: Updated evidence report and systematic review for the US Preventive Services Task Force', *JAMA*, 2022, 327(23), 2334-2347.
24. Murray, C.J.L. et al, 'Global burden of 87 risk factors in 204 countries and territories, 1990-2019: A systematic analysis for the Global Burden of Disease Study 2019', *The Lancet*, 2020, 396, 1223-1349.
25.UN WPP (2022); HMD (2023); Zijdeman et al (2015); Riley (2005). Beschikbaar op: ourworldindata.org/grapher/life-expectancy?tab=map [Geraadpleegd 14 december 2023].
26. Statista, 'Age-specific death rate per 1,000 population in the United Kingdom in 2021, by gender, 2022'. Beschikbaar op: www.statista.com/statistics/1125118/death-rate-united-kingdom uk-by-age/ [Geraadpleegd 14 december 2023].
27. World Health Organization, 'Global report on hypertension: the race against a silent killer, 2023'. Beschikbaar op: www.who. int/southeastasia/publications/i/item/9789240081062 [Geraadpleegd 14 december 2023].
28. Cancer Research, Cancer incidence statistics, (n.d). Beschikbaar op: www.cancerresearchuk.org/health-professional/cancer statistics/incidence [Geraadpleegd 15 december 2023].
29. Cancer Research, Cancer survival statistics, (n.d).

Beschikbaar op: www.cancerresearchuk.org/health-professional/cancer-statistics/survival#:~:text=More%20 than%2080%25%20of%20peoplemore%20(2010%2D11) [Geraadpleegd 15 december 2023].
30. Cancer Research, Statistics by cancer type, (n.d). Beschikbaar op: www.cancerresearchuk.org/health-professional/cancer statistics/statistics-by-cancer-type [Geraadpleegd 15 december 2023].
31. World Health Organization, Preventing cancer, (n.d). Beschikbaar op: www.who.int/activities/preventing-cancer#:~:text=Between%2030%E2%80%9350%25%20of%20 allfor%20 the%20control%20of%20cancer [Geraadpleegd 15 december 2023].
32. Stride Foundation, 'Helping people walk away from addiction', (n.d). Beschikbaar op: stridefoundation.com [Geraadpleegd 15 december 2023].
33. Nutt, D., Equasy – 'An overlooked addiction with implications for the current debate on drug harms', *Journal of Psychopharmacology*, 2009, 23 (1), 3-5.
34. Hope, C., 'Ecstasy: No more dangerous than horse riding', *Telegraph*. Beschikbaar op: www.telegraph.co.uk/news/uknews/law-and-order/4537874/Ecstasy-no-more-dangerous-than horse-riding.html [Geraadpleegd 15 december 2023].
35. Nutt, D.J., King, L.A., Phillips, L.D., 'Drug harms in the UK: A multicriteria decision analysi', *The Lancet*, 2010, 376, 1558-1565.
36. Papadimitriou, N., Markozannes, G., Kanellopoulou, A. et al., 'An umbrella review of the evidence associating diet and cancer risk at 11 anatomical sites', *Nature Communications*, 2021, 12, 4579.
37. World Cancer Research Fund/American Institute for Cancer Research, Continuous project Update Project Expert Report 2018. Meat, fish and dairy products and the risk of cancer, 2018. Beschikbaar op: www.wcrf.org/wp-

content/uploads/2021/02/Meat-fish-and-dairy-products.pdf [Geraadpleegd 15 december 2023].
38. World Health Organization, Human cancer: 'Known causes and prevention by organ site IARC monographs on the identification of carcinogenic hazards to humans and hand books of cancer prevention [monographs], 2019'. Gedownload van: https://monographs.iarc.who.int/wp-content/uploads/2019/12/OrganSitePoster.PlusHandbooks.pdf. [Geraadpleegd 15 december 2023].
39. Bolte, L.A., Lee, K.A., Björk, J.R. et al, 'Association of a Mediterranean diet with outcomes for patients treated with immune checkpoint blockade for advanced melanoma', *JAMA Oncology*, 1 mei 2023, 9 (5), 705-709.
40. Amati, F., McCann, L., Castañeda-Gutiérrez, E. et al, 'Infant fat mass and later child and adolescent health outcomes: A systematic review', *Archives of Disease in Childhood*, 8 november 2023, archdischild-2023-325798.
41. Wood, R., 'Anthropometric measurements of 100m olympic champions', Topend Sports Website, December 2015, www.topend sports.com/events/summer/science/athletics-100m.htm [Geraadpleegd 15 december 2023].
42. National Institute for Health and Care Excellence, 'Keep the size of your waist to less than half of your height, updated NICE draft guideline recommends, 2022'. Beschikbaar op: nice.org.uk/news/article/keep-the-size-of-your-waist-to-less-than-half-of-your-height-updated-nice-draft guideline-recommends [Geraadpleegd 15 december 2023].
43. Ross, R., Neeland, I.J., Yamashita, S. et al, 'Waist circumference as a vital sign in clinical practice: A Consensus Statement from the IAS and ICCR Working Group on Visceral Obesity', *Nature Reviews Endocrinology*, 2020, 16, 177-189.

DEEL 5. NAAR EEN HOGE LEEFTIJD EN DAAR VOORBIJ!

1. AARP, Second Half of Life Study, 2022. Beschikbaar op: www.

aarp.org/content/dam/aarp/research/surveys_statistics/life-leisure/2022/second-half-life-desires-concerns-report.doi.10.26419-2Fres.00538.001.pdf [Geraadpleegd 15 december 2023].
2. Galambos, N.L., Krahn, H.J., Johnson, M.D., 'The U shape of happiness across the life course: Expanding the discussion', *Perspect Psychol. Sci.*, juli 2020, 15 (4), 898-912. doi: 10.1177/1745691620902428.
3. Fadnes, L.T., Økland, J.M., Haaland, Ø.A. et al, 'Correction: Estimating impact of food choices on life expectancy: A modeling study', *PLOS Medicine*, 2022, 19 (3), e1003962.
4. PriorityApp, Food for healthy life, (n.d.). Beschikbaar op: priorityapp.shinyapps.io/Food/ [Geraadpleegd 15 december 2023].
5. World Health Organization, Preventing cancer, (n.d.). Available at: www.who.int/activities/preventing-cancer#:~:text=Between%2030%E2%80%9350%25%20of%20allfor%20 the%20control%20of%20cancer [Geraadpleegd 15 december 2023].
6. Cudejko, T., Gardiner, J., Akpan, A. et al, 'Minimal shoes improve stability and mobility in persons with a history of falls', *Scientific Reports*, 2020, 10, 21755 286 references.
7. Bauer, A.Z., Swan, S.H., Kriebel, D. et al, 'Paracetamol use during pregnancy – a call for precautionary action', *Nature Reviews Endocrinology*, 2021, 17, 757-766.
8. King's College London, Our people: Professor Claire Steeves, (n.d.). Beschikbaar op: www.kcl.ac.uk/people/claire-steves [Geraadpleegd 15 december 2023].
9. Ni Lochlainn, M., Bowyer, R.C.E., Steves, C.J., 'Dietary protein and muscle in aging people: The potential role of the gut microbiome', *Nutrients*, 20 juli 2018, 10 (7), 929.
10. World Health Organization, The Top 10 causes of death, 2020. Beschikbaar op: www.who.int/news-room/fact-sheets/detail/the-top-10-causes-of-death.

11. World Health Organization Dementia, (n.d.). Beschikbaar op: www.who.int/news-room/fact-sheets/detail/demen tia/?gclid=CjwKCAjwkNOpBhBEEiwAb3MvvYX_JDY-DoLPsEhAlTM40zC-t_03brK73y2XyCK66zGi0Y6WQ 32rOBoCvggQAvD_BwE [Geraadpleegd 15 december 2023].
12. World Health Organization Dementia, (n.d.). Beschikbaar op: www.who.int/news-room/fact-sheets/detail/demen tia/?gclid=CjwKCAjwkNOpBhBEEiwAb3MvvYX_JDY-DoLPsEhAlTM40zC-t_03brK73y2XyCK66zGi0Y6WQ 32rOBoCvggQAvD_BwE [Geraadpleegd 15 december 2023].

DEEL 6. GEZONDHEID IS DE NIEUWE RIJKDOM: ZO KUN JE RIJK WORDEN

1. Doll, R., Bradford Hill, A., 'Lung cancer and other causes of death in relation to smoking', *British Medical Journal*, 10 november 1956, 2 (5001), 1071-1081.
2. Directorate-General for Agriculture and Rural Development 92-22, Monitoring EUagri-food trade: Developments in 287 every body should know this 2022. Beschikbaar op: agriculture.ec.europa.eu/system/files/2023-04/monitoring-agri-food-trade_dec2022_en.pdf [Geraadpleegd 15 december 2023].
3. Dray, S., In focus: Food waste in the UK, 2021. Beschikbaar op: lordslibrary.parliament.uk/food-waste-in-the-uk/ [Geraadpleegd 15 december 2023].
4. Jacka, F.N., O'Neil, A., Opie, R. et al, 'A randomised con trolled trial of dietary improvement for adults with major depression (the 'SMILES' trial)', *BMC Medicine*, 2017, 15 (23).
5. Cryan, J.F., O'Riordan, K.J., Cowan, C.S.M. et al, The microbiota-gut-brain axis, *Physiological Reviews*, 2019, 99 (4) 1877-2013.
6. Berry, S.E., Valdes, A.M., Drew, D.A. et al, 'Human postprandial responses to food and potential for precision nutrition', *Nature Medicine*, 2020, 26, 964-973.

7. Yeoh, Y.K., Zuo, T, Lui, G.C. et al, 'Gut microbiota composition reflects disease severity and dysfunctional immune responses in patients with COVID-19', *Gut*, 2021, 70.698-70.706.
8. Bermingham, K.M., Linenberg, I., Polidori, L. et al, 'Improved cardiometabolic health using a personalized nutrition approach': the ZOE METHOD study, *MDPI*, 2023. Beschikbaar op: www.mdpi.com/2504-3900/91/1/55.
9. O'Donnell, M.P., Fox, B.W., Chao, P.H. et al, 'A neurotransmitter produced by gut bacteria modulates host sensory behaviour', *Nature*, 2020, 583, 415-420.
10. Dinan, T.G., Stilling, R.M., Stanton, C. et al, 'Collective unconscious: How gut microbes shape human behavior', *Journal of Psychiatric Research*, 2015, 63, 1-9, ISSN0022-3956.
11. McGuinness, A., Davis, J.A., Dawson, S.L. et al, 'A systematic review of gut microbiota composition in observational studies of major depressive disorder, bipolar disorder and schizophrenia', *Mol. Psychiatry*, 2022, 27, 1920-1935 288 references.
12. Butler, M.I., Bastiaanssen, T.F.S., Long-Smith, C. et al, 'The gut microbiome in social anxiety disorder: evidence of altered composition and function' *Transl. Psychiatry*, 2023, 13, 95.
13. Valdes, A.M., Walter, J., Segal, E. et al, 'Role of the gut microbiota in nutrition and health', *BMJ*, 2018, 361, k2179.
14. Deakin University, Alfred Deakin Professor Felice Jacka, (n.d.). Beschikbaar op: www.deakin.edu.au/research/researcher-stories/professor-felice-jacka. [Geraadpleegd 15 december 2023].

VERKLARENDE WOORDENLIJST

Bacteriën: kleine microben die bijna overal aanwezig zijn, ook in onze lichamen.

Blauwe zones: de gebieden in de wereld waar mensen het langst leven, zoals Japan, Griekenland en Italië, waar men er doorgaans een plantaardig dieet op nahoudt, weinig drinkt en dagelijks beweegt.

BMI: een bekende formule om het vetgehalte van het lichaam te berekenen door het gewicht (in kilo's) te delen door de lengte (in meters) in het kwadraat. Het is een simpel hulpmiddel, dat geen onderscheid maakt tussen vet en spiermassa.

Carcinogeen: een substantie met het vermogen om kanker te veroorzaken in levende cellen.

Co-enzym: organische samengestelde stoffen; noodzakelijk om enzymen te laten functioneren.

Eerste duizend dagen: een venster van mogelijkheden tussen de conceptie en de tweede verjaardag van het kind, de periode waarin het brein, lichaam en immuunsysteem significante ontwikkelingen doormaken.

Eclampsie: een zeldzame, maar levensbedreigende aandoening die zich doorgaans voordoet tijdens de tweede helft van de zwangerschap en ertoe leidt dat vrouwen toevallen krijgen of in coma raken.

Endometrium/baarmoederslijmvlies: een van de lagen baarmoederweefsel die wordt gereguleerd door de vrouwelijke geslachtshormonen. Het vlies wordt deels afgestoten, wat de bloeding veroorzaakt tijdens de menstruatie.

Enzymen: eiwitten die reacties initiëren of versnellen.

Epidemiologie: de wetenschap die populaties onderzoekt om de oorzaken van ziekten vast te stellen.

Genen: chemische stoffen in ons DNA die coördineren hoe onze lichamen eiwitten aanmaken. Er zitten er ongeveer 20 000 in elke cel.

Geslachtshormonen: worden geproduceerd in de gonaden (de teelballen bij mannen, de eierstokken bij vrouwen).

Glucocorticoïden: een natuurlijk voorkomend steroidhormoon dat een sleutelrol speelt bij de beheersing van de bloedsuikerspiegel, eiwitten en de vetstofwisseling in onze lichamen.

Groeihormoon: een hormoon dat essentieel is voor de groei, vooral in de kindertijd, en dat wordt geproduceerd in de hypofyse, die niet groter is dan een erwt en zich bevindt aan de onderkant van ons brein.

Hormonen: chemische stoffen die functies in ons lichaam coordineren en aangeven; ze versturen door het hele lichaam berichten over wat er gebeurt en wanneer.

Hormoonverstorende stoffen: natuurlijke of industriële stoffen die de hormonen in een lichaam verstoren en zo gezondheidsproblemen kunnen veroorzaken.

Hyperemesis gravidarum: ernstige zwangerschapsmisselijkheid die leidt tot gewichtsverlies, uitdroging en verstoring van de elektrolytenbalans. In sommige gevallen is behandeling in het ziekenhuis nodig met antimisselijkheidsmedicatie en extra vloeistoffen.

Hypoallergeen: iets wat een lage kans heeft om een allergie te veroorzaken; deze term wordt vaak gebruikt voor bepaalde hondenrassen of plantsoorten.

Hypofyse: een klier ter grootte van een erwt aan de onderkant van ons brein, die hormonen produceert die essentieel zijn voor de werking van ons lichaam.

Insuline: het hormoon dat reageert op een hoge bloedsuikerspiegel en het peil laat zakken door het om te zetten in glycogeen (opgeslagen energie) in de lever en vetcellen.

Lactobacillus: een bacterie die voorkomt in allerlei soorten voedsel, zoals yoghurt, kaas en augurken. De bacterie breekt lactose in melk en andere suikers af tot melkzuur, dat helpt het voedsel te conserveren en de zuurgraad aan te passen.

Microbioom: alle biologische soorten die deel uitmaken van een gemeenschap. Mensen hebben talloze verschillende microbiomen in hun lichaam.

Moederlijk microbioom: de blauwdruk van het microbioom van een vrouw, die voorkomt in haar darmen en vagina en de eerste blauwdruk wordt voor het darmmicrobioom van de baby. Aangenomen wordt dat de samenstelling ervan ook invloed heeft op zwangerschapsuitkomsten en het gevaar op vroegtijdige weeën.

Parasiet: een organisme dat overleeft door gebruik te maken van een andere soort (de gastheer).

Pre-eclampsie: een medische aandoening tijdens de zwangerschap waarbij de bloeddruk hoog is (hypertensie) en er eiwitten in de urine terechtkomen (proteïnurie). Kan indien niet behandeld leiden tot de levensbedreigende aandoening eclampsie.

Prolactine: een hormoon dat de productie van melk/lactatie aanstuurt en bij zoogdieren zorgt voor de ontwikkeling van borstklierweefsel.

Stofwisseling: de manier waarop onze lichamen energie gebruiken en maken, afhankelijk van factoren zoals fysieke activiteit, temperatuur en ziekten.

Ultrabewerkt voedsel: voedsel dat is gemaakt met behulp van industriële processen en dat chemische stoffen bevat die je doorgaans niet aantreft in keukens, zoals emulgatoren, kunstmatige zoetstoffen, kleur- en smaakmiddelen en zetmeelderivaten. Ze zijn zeer aantrekkelijk en bevatten weinig voedingsstoffen en vezels, maar veel energie. Frequent gebruik ervan wordt in verband gebracht met een slechte gezondheid.

Virussen: de kleinste microben, die grotendeels onschadelijk zijn maar ook problemen kunnen veroorzaken. Ze leven in ons lichaam en leveren doorgaans een positieve bijdrage.

ZOE: een bedrijf waarvoor ik werk dat op datawetenschap gebaseerde adviezen op maat geeft op het gebied van voeding en gezondheid, met de missie om de gezondheid van miljoenen te verbeteren.

Zwangerschapsdiabetes: een medische aandoening die zich voordoet bij ongeveer vijf procent van de zwangerschappen, en die tot een hoge bloedsuikerspiegel leidt. Hoewel de symptomen meestal verdwijnen na de bevalling, zijn er risico's voor moeder (het gevaar van latere diabetes) en kind (de foetus kan groter worden dan normaal, aangeboren misvormingen, ademhalingsproblemen).

MEER BRONNEN VOOR NIEUWSGIERIGE LICHAMEN

Vijf boeken:

- *Food for Life: Your Guide to the New Science of Eating Well*, Tim Spector
- *Ultra-Processed People: Why do we all eat stuff that isn't food… and why can't we stop?*, Chris van Tulleken
- *The Body Keeps the Score*, Bessel van der Kolk
- *Bad Science*, Ben Goldacre
- *The Well-Lived Life*, Gladys McGarey

Vijf favoriete ZOE-podcasts:

- 'How to maximize health in your later years'
- 'Gut microbiome testing: What can it reveal about your health?'
- 'Why unhealthy carbs are making you sick, and what to do about it'
- 'How body fat impacts health and ageing'
- 'The shocking way ultra-processed foods damage your brain'

Vijf Instagramaccounts om te volgen:

- Sarah Berry – @drsarahberry
- Tim Spector – @tim.spector
- Zoe – @zoe
- Will Bulsiewicz – @theguthealthmd
- Karan Rajan – @drkaranrajan

Vijf documentaires:

- BBC Maestro Tim Spector, *The Science of Eating Well*

- *You Are What You Eat: A Twin Experiment* (Netflix), 2024
- *Fed Up* (geregisseerd door Stephanie Soechtig), 2014
- *Food, Inc.* (geregisseerd door Robert Kenner), 2008
- Davina McCall: *Sex, Myths and the Menopause*, Channel 4, 2021

DANKWOORD

Ik wil alle mensen bedanken die dit boek mogelijk hebben gemaakt. Om te beginnen mijn familie, de mensen die me inspireren en mijn creatieve vuur laten branden. Mijn man, Paul Sculfor, en mijn fantastische mama, die me steunden als ik in de weekends en laat op de avond nog schreef.

Michael Joseph, mijn fantastische redacteur bij Penguin, Karolina Kaim, die me carte blanche gaf om het boek te schrijven dat ik wilde schrijven, de rest van het team van MT, dat in actie kwam om het tot werkelijkheid te maken. Mijn grote zus en Griekse godin Georgie Wolfinden, die met haar briljante prvaardigheden het artikel in de pers regelde dat Karolina ertoe aanzette om contact met me op te nemen. Mijn rechterhand dr. Lucy McCann, zonder wie ik dit boek niet op tijd zou hebben voltooid, en de onvervangbare Emma die me gezond houdt, net als Cristina, onze magische oppas.

Ik wil Tim Newman bedanken omdat hij me te hulp schoot om chocola te maken van de soms ingewikkelde wetenschap. Ik bedank mijn fantastische agent Amanda Harris, die voor me op de bres staat en altijd naar mijn ideeën wil luisteren, al is het negen uur zondagavond. Ik bedank de fantastische mensen van mijn ZOE-team, die mijn werk steunen en met me meegroeien, met name Tim Spector, die me hielp om beter te schrijven en beter te communiceren over wetenschap.

En last maar zeer zeker niet least bedank ik mijn cliënten, mijn vrienden, mijn studenten en al die mensen met wie ik heb gesproken bij lezingen en events. Jullie unieke menselijke verhalen en belangstelling voor deze onderwerpen geven vorm aan mijn passie om te communiceren over wetenschap.

VERANTWOORDING ILLUSTRATIES

1. Met dank aan Tyler Vigen.
2. iStock.com/DmytroDonets.
3. iStock.com/Bezvershenko.
4. © Fondazione Barilla.
5. Illustration 71548656 © Alla72 | Dreamstime.com.
7. © 2020 Jansen, C.H.J.R., Kastelein, A.W., Kleinrouweler, E., Van Leeuwen, E., De Jong, K.H., Pajkrt, E., Van Noorden, C.J.F., *Acta Obstetricia et Gynecologica Scandinavica*, uitgegeven door John Wiley & Sons Ltd uit naam van de Nordic Federation of Societies of Obstetrics and Gynecology (NFOG).
11. © 2016 Dulac, C., Autry, A.E., Kohl, J., *BioEssays*, uitgegeven door WILEY Periodicals, Inc.
13. WHO (2019), ourworldindata.org/grapher/number-of-deaths by- risk-factor?country=~European+Region+%28WHO%29, online gepubliceerd op OurWorldInData.org. Overgenomen van: ourworldindata.org/global-rise-of-education.
16. © 2015 © SAGE Publications.
19. Overgenomen uit © 2023, Lars T. Fadnes, L. T., Celis Morales, C., Økland, J., Parra-Soto, S, Livingstone, K.M., Ho, F.K., Pell, J.P., Balakrishna, R., Arjmand, E.J., Johansson, K.E., Haaland, Ø.A., Mathers, J.C.
22. © 2020 WHO, The top 10 causes of death, WHO Global Health Estimates.

De uitgever heeft getracht alle rechthebbenden te traceren. Mocht u van mening zijn dat daarbij vergissingen zijn gemaakt, dan kunt u contact opnemen met de uitgever zodat die voor latere edities kunnen worden gecorrigeerd.